AF452901

MANUEL

DE LA COUR D'ASSISES.

AVIS DE L'ÉDITEUR.

Le *Manuel de la Cour d'assises*, s'adressant à toutes les classes de la société, devait être édité de manière à pouvoir prendre place dans toutes les bibliothèques; c'est pourquoi il a été tiré sous deux formats différens.

Les exemplaires in-8° forment un volume de 430 pages d'impression et se vendent 6 fr. Les exemplaires in-18, format Charpentier, conviennent aux personnes qui tiennent à une édition portative; ils se vendent 3 fr. 50 c.

IMPRIMÉ CHEZ PAUL RENOUARD,
rue Garancière, n. 5.

MANUEL

DE LA

COUR D'ASSISES

DANS LES QUESTIONS D'EMPOISONNEMENT

A L'USAGE DES MAGISTRATS, DES AVOCATS, DES EXPERTS,
DES JURÉS ET DES TÉMOINS,

OU RECUEIL DES

PRINCIPES DE LA TOXICOLOGIE

RAMENÉS A DES FORMALITÉS JUDICIAIRES, CONSTANTES ET INVARIABLES,

Depuis le commencement de l'instruction d'une affaire,
jusqu'à sa décision en Cour d'assises.

Par M. JULES BARSE (DE RIOM),

Expert chimiste près les tribunaux de Paris, en matière civile et criminelle,
l'un des auteurs du Manuel de l'appareil de Marsh.

CONTENANT DES TRAVAUX INÉDITS SUR PLUSIEURS POINTS DE LA SCIENCE

Par M. ORFILA.

« Car les médecins sont des *experts* et
« ne sont pas des *juges*. Leurs rapports
« doivent être vérifiés et jugés. »
Théorie du Code pénal, par MM. FAUSTIN
HÉLIE et CHAUVEAU.)

PARIS.

LABÉ, LIBRAIRE DE LA FACULTÉ DE MÉDECINE,
PLACE DE L'ÉCOLE-DE-MÉDECINE, N° 4.

1845.

TABLE DES CHAPITRES.

CHAPITRE V.

CHAPITRE VI.

CHAPITRE VII.

CHAPITRE VIII.

TITRE DEUXIÈME.

CHAPITRE PREMIER.

CHAPITRE II.

CHAPITRE III.

CHAPITRE IV.

CHAPITRE V.

CHAPITRE VI.

CHAPITRE VII.

CHAPITRE VIII.

CHAPITRE IX.

CHAPITRE X.

TITRE TROISIÈME.

TITRE QUATRIÈME.

CHAPITRE PREMIER.

CHAPITRE II.

CHAPITRE III.

CHAPITRE IV ET DERNIER.

APPENDICE.

FIN DE LA TABLE DES CHAPITRES.

PRÉFACE.

« Car les médecins sont des *experts* et
« ne sont pas des *juges*. Leurs rapports
« doivent être vérifiés et jugés. »
(*Théorie du Code pénal*, par MM. FAUSTIN
HÉLIE et CHAUVEAU.)

Quand on entreprend d'écrire sur un sujet qui n'est pas neuf, on peut tenter d'attirer l'attention publique par trois moyens différens :

En faisant mieux que ses devanciers tout en

suivant leurs traces et en respectant leurs doctrines ;

En sacrifiant à son ambition des réputations
justement acquises ; en attaquant dans l'espoir
de le faire crouler, l'édifice de la science autour duquel on tourne vainement dans une obs-
curité profonde ;

Enfin, en recueillant l'héritage de tous ceux
qui ont enrichi son domaine de productions
utiles, en classant ses richesses avec symétrie,
en en coordonnant les élémens épars, en rapprochant les semblables ; pour créer des familles au
moyen des espèces, des genres au moyen des
familles : en d'autres termes, en groupant des
faits qui, isolés, paraissent être sans importance, pour établir des principes. Employer
ce dernier moyen, c'est faire la philosophie de
la science.

Je présente au public un manuel de toxicologie : comment puis-je espérer faire lire un

livre qui vient après tant d'ouvrages spéciaux, estimés à juste titre ? J'ai l'espoir de ce succès, parce que pour l'obtenir, je ne crois pas qu'il soit nécessaire de déplacer un nom pour jouir en son lieu de la faveur dont on l'entoure ; aussi n'ai-je point la prétention d'élever des doctrines nouvelles en face de celles des grands maîtres. Me posant au point de vue de celui qui veut ou qui doit invoquer les lumières de la toxicologie, mon but est de le conduire à la connaissance des problèmes de la science, en présentant à son esprit les principes qui découlent de la classification des travaux de tous ceux qui m'ont précédé sur ce sujet. Mon but est de ramener ces travaux à des formalités judiciaires constantes et invariables, depuis le commencement de l'instruction d'une affaire jus-qu'à sa décision en Cour d'assises.

Douze années consacrées à l'étude des bons modèles, une expérience non moins longue des choses qui ressortent de la chimie médico-légale ; le souvenir des écueils que j'ai rencontrés dans ma carrière, devant les académies, dans mon laboratoire, dans l'enceinte des Cours d'assises , m'autorisent à penser que je possède les matériaux nécessaires pour faire une œuvre utile.

Cependant, je n'aurais peut-être pas essayé de réfléchir à mon tour quelques-uns de ces rayons que je suis venu recueillir au principal foyer de la science, si je n'avais senti la nécessité de justifier le patronage imposant dont je suis honoré. Cette justification est une tâche difficile, je le sais : elle le sera pour moi d'autant plus, que la protection a été plus grande. Mais elle est obligatoire, dès-lors je dois l'entreprendre. Trop heureux, si dans ce témoignage de reconnaissance je ne reste pas trop au-dessous de mon devoir envers M. ORFILA.

Le Manuel de la Cour d'assises n'est pas mon

œuvre de début dans la presse parisienne : il y a deux ans, mon nom fut placé près d'un nom justement renommé ; j'eus l'honneur de publier le *Manuel de l'appareil de Marsh,* conjointement avec M. CHEVALLIER. L'estime générale qui s'attache à sa personne, l'autorité dont jouit sa parole, soit devant les académies, soit devant la justice ; tout dans M. Chevallier, auprès de moi, son collaborateur, rehaussait l'éclat du service rendu par le maître à son élève.

Ainsi appuyé auprès de la magistrature, j'ai reçu un grand nombre de commissions d'expertises, et j'ai pu faire de la chimie légale avec MM. Chevallier, Ollivier (d'Angers), Bussy, Lesueur, Lassaigne, Devergie, Cottereau, c'est-à-dire avec des hommes de l'art dont la justice invoque tous les jours les lumières : on me pardonnera de me montrer fier d'une distinction qui émane des membres d'un parquet aussi éminent que celui de Paris.

En publiant ce livre, j'aurais le droit et la possibilité de consacrer quelques pages à la réfutation des articles qui ont été dirigés contre moi dans les journaux politiques et dans certains recueils scientifiques. Je ne le ferai cependant pas. Parmi les critiques auxquels j'aurais à répondre, il y a des hommes de deux sortes : les uns ne me connaissent pas et se sont étrangement fourvoyés dans l'appréciation qu'ils ont faite soit de mes doctrines, soit de mon caractère : pour ceux-là, s'ils voulaient bien m'étudier, j'ai la conviction qu'ils ne tarderaient pas à voir changer en sympathie les sentimens d'hostilité qu'a éveillé chez eux mon début à Paris.

Les autres sont mes adversaires nés : leurs attaques ne me failliront jamais, je dois m'y attendre : puisse leur verve, avant de s'épuiser, durer encore assez pour que l'opinion publique sache à n'en pas douter que je n'ai rien de commun avec eux. Je dois dire seulement ici, que je n'ai jamais fait aucune démarche, aucun sacrifice pour être mis au rang des hommes honorables que ces messieurs font profession d'attaquer; cette distinction m'a été accordée par eux gratuitement, et de plein gré.

On ne trouvera pas dans ce livre, l'historique dont il semble inévitable de faire précéder son sujet. Je me suis attaché à concentrer dans le moins de pages possibles tout ce qui est utile à l'administration de la justice en matière d'empoisonnement. L'histoire de la toxicologie ferait à elle seule un volume, si on voulait faire ressortir quelles furent, à différens âges, les influences du climat, des mœurs, du système de la législation, des études scientifiques, sur l'emploi des substances vénéneuses.

Je remets à plus tard ce sujet, plus digne qu'on ne pense d'une attention sérieuse, et qui n'est pas moins riche en faits dramatiques que toute autre branche de l'histoire du monde. Pour entrer immédiatement en matière il me suffira d'exposer que la toxicologie est née avec la génération actuelle. Avant 1789, c'était une chose sans nom, sans principes, dont les lambeaux épars, appartenant à toutes les époques, à toutes les nations, gisaient dans la poussière des cabinets de l'alchimiste, du moine, du médecin. Le plus souvent, le charlatanisme, le mensonge, empruntaient le langage mystérieux de la science : moyennant un étalage d'alambics et de cornues, ils rendaient des oracles derrière le rideau d'une épaisse ignorance.

Avant l'ère de 89, la toxicologie avait les allures chancelantes d'un enfant venu au monde avant terme : mais cet enfant était né viable et la sève de la Révolution française répara bientôt la faiblesse de son origine. *Fodéré*, le savant médecin légiste, à qui nous devons tant, et que nous semblons oublier bien vite, recueillit l'héritage de *Zacchias* et de *Salin*. En 1796 la toxicologie était déjà grande, elle était riche du plus bel avenir. C'est alors, en effet, que Fodéré fit paraître son livre. Ce livre eut un succès immense. Fodéré était un philosophe, Fodéré parlait à la raison.

Mais en même temps que la toxicologie *légale*, cette science qui protége la société contre le crime, faisait des progrès rapides; une rivale dangereuse, la toxicologie *agressive*, celle qui s'arme des moyens de la science contre la société, parcourait à grands pas la carrière, parvenait souvent à dépasser, à laisser même bien loin derrière elle son ennemie déclarée. Le savant honnête faisait des efforts continuels pour atteindre le crime. Le crime redoublait de soins pour mettre en défaut l'action de la justice. Aussi la carrière nouvelle de la toxicologie vit-elle bientôt apparaître de nouveaux explorateurs. *Mahon*, en 1807, *Belloc, Christison*, en 1808, etc., etc., publièrent des travaux, des expériences. Fodéré, sentinelle vigilante, toujours aux avant-postes, enrichit la science de ses observations personnelles, les consigna dans une deuxième édition de son livre en profitant de tous les travaux de ses contemporains.

Jusqu'en 1815, Fodéré imposa ses doctrines et jouit d'une grande autorité. Ses dissertations étaient accessibles à l'intelligence des hommes placés en dehors de son art. Les magistrats, les avocats, invoquaient avec confiance les lumières d'un savant qu'il leur était possible d'apprécier dans ses raisonnemens. Vers cette époque la science prenait un essor nouveau : c'étaient Vauquelin, Berzélius, Orfila, Chevallier, Baruel, Marc, Ollivier (d'Angers), Devergie, etc. etc., qui se chargeaient d'en sonder les mystères et qui préparaient les matériaux d'un immense édifice.

Je n'entreprendrai pas de donner une opinion sur les travaux de nos contemporains; aussi bornerai-je à cette esquisse rapide ce qui sera dit de l'histoire de la toxicologie. Mais il est un nom sur lequel il m'est impossible de garder le silence : hier encore, notre collègue, notre ami, Ollivier (d'Angers) est aujourd'hui descendu dans la tombe : enlevé à la science, à la magistrature, au moment où il recueillait les fruits de ses travaux longs et consciencieux, Ollivier (d'Angers) laisse un vide immense. Car on pouvait dire de lui ce qu'on disait de Mahon : « *vir probus* par excellence, âme forte sans « exaltation, cœur bon et sensible sans faiblesse, « mœurs pures et douces, franchise inaltérable, « sens droit, jugement exquis, érudition vaste « et profonde. »

J'ai conçu le plan de ce livre et j'en ai rédigé

les premiers chapitres pendant la quinzaine de jours comprise entre le 24 mai et le 8 juin 1844. J'adresse ce souvenir à ma famille et à mes amis.

Paris, le 16 mars 1845.

MANUEL

DE LA COUR D'ASSISES

DANS LES QUESTIONS D'EMPOISONNEMENT.

<hr>

TITRE PREMIER.

PRINCIPES DE LA TOXICOLOGIE COMPARÉS AUX PRINCIPES DE LA LÉGISLATION ET DE LA MORALE. — ÉTUDE ET APPLICATION DE CES PRINCIPES.

CHAPITRE PREMIER.

Considérations générales.

La Cour d'assises est le tribunal devant lequel sont portées les questions qui entraînent l'application des peines les plus graves de notre législation. La loi, dans sa sagesse, a voulu que les arrêts de la Cour d'as-

sises fussent entourés d'une solennité tout exceptionnelle ; elle a voulu que la société, dans la personne de
l'accusateur comme dans celle de l'accusé, fût accompagnée de toutes les garanties qui, dans l'état actuel
de notre civilisation, donnent un caractère d'infaillibilité aux décisions judiciaires.

Des magistrats revêtus d'insignes destinés à augmenter le respect que l'on doit à leurs lumières, occupent les siéges de la Cour et du ministère public ;
l'accusé comparaît devant ses juges avec l'assistance
d'un défenseur, dont la capacité est garantie par des
titres acquis dans la science du droit ; douze hommes
sont installés en jury pour procéder au jugement des
faits qui seront produits pendant le débat.

La loi prévoyant que, dans certains cas, les membres
du jury, dont on ne peut exiger aucunes connaissances
spéciales, seraient embarrassés pour résoudre par eux-
mêmes des questions de science, a ordonné que des
hommes spéciaux, des experts, viendraient au pied
du tribunal éclairer les difficultés de la cause, et poser,
par des conclusions accessibles à toutes les intelligences, les bases du procès. Ainsi, dans les questions
d'empoisonnement, il est clair qu'une Cour d'assises,
telle qu'elle se compose, serait dans l'impossibilité matérielle de se suffire à elle-même pour découvrir la vérité. Il est facile de comprendre combien est importante
la mission de l'homme de l'art : il ne faut pour cela que
rappeler quel est l'objet d'un procès de cette nature.

Il s'agit d'établir, en premier lieu, qu'une substance capable d'occasionner la mort a été administrée pendant la vie. L'existence de l'empoisonnement, la constatation du corps du délit, ne sauraient être de la compétence d'un jury. C'est à l'expert de le guider dans l'appréciation du fait, qui, une fois établi, permet à la justice de rechercher le coupable. La raison indique que telles doivent être les attributions des gens de l'art devant les Cours d'assises : il serait contraire aux règles du bon sens d'admettre que des jurés, qui peuvent, d'après la loi, n'avoir aucunes connaissances en chimie ou en médecine, sont appelés à contrôler l'opinion des hommes spécialement versés dans ces sciences.

Cela posé, voyons si, dans la pratique habituelle, les choses se passent de manière que chacun conserve les attributions que la loi lui a confiées. Toutes les fois qu'un procès d'empoisonnement s'agite, plusieurs cas différens peuvent se présenter : ou bien la justice, admettant, sans soupçons d'erreur possible, les conclusions des experts, croira n'avoir ultérieurement qu'une seule tâche à remplir : rechercher le coupable, l'auteur de l'empoisonnement qui est admis comme constant ; ou bien, sur la demande, soit du ministère public, soit de la défense, un supplément d'expertise est ordonné, d'autres chimistes sont appelés, un rapport contradictoire est produit, et quelquefois deux opinions divergentes se dressent en face l'une de l'autre.

1.

Qu'arrive-t-il alors? *Un tournoi scientifique se prépare*, la Cour d'assises se transforme en arène, le verdict du jury en palme de victoire. Une discussion s'engage sur le mérite respectif des expériences, sur les conséquences qu'on doit en tirer. Les plus grands chimistes, les plus grands médecins prennent une part active à la lutte où s'agitent les secrets les plus compliqués de la science.

Eh bien ! dans ces circonstances, il se présente un spectacle bien étrange, et qui doit être le sujet de méditations profondes : quels sont les juges du camp, quels sont les souverains appréciateurs du mérite des hommes qui discutent, et de la valeur des doctrines opposées qui sont produites? Ce sont les douze jurés ! Ceux-là mêmes qui, considérés comme incapables en matière de science, ont vu la loi appeler, pour les éclairer, les savans les plus renommés !

Il ne faut pas croire que, dans ces discussions, l'art de la parole, l'éclat d'un nom, l'influence de la considération acquise antérieurement, le cèdent à la justesse de pensée, la rectitude de jugement, la logique, la science en un mot, de l'homme qui se trouve actuellement dans le vrai. Fréquemment, au contraire, il arrive qu'en l'absence de principes également familiers et communs aux experts qui discutent, et aux jurés qui décident, le sophisme gagne les esprits, et le charlatanisme ou l'erreur triomphe.

Cet état de choses réclame impérieusement une ré-

forme, soit de la part du législateur dans la manière
de procéder en matière d'expertise judiciaire, soit de
la part des hommes qui sont appelés à siéger dans une
Cour d'assises. Il serait complétement inutile de modifier le Code d'instruction criminelle, s'il était possible de mettre la toxicologie à la portée des gens du
monde, de faire que tout homme qui pourra tôt ou tard
être appelé comme magistrat, comme défenseur, comme
juré, comme témoin, à connaître d'un empoisonnement, arrivât sur son siége avec des connaissances
exactes, des principes solides, des moyens rationnels
de former sa conviction ou de guider celle des autres.

Ce résultat, je le crois possible. Je suis profondément convaincu qu'avec un sens droit, avec les connaissances ordinaires des gens du monde, il est facile
d'apprendre la toxicologie dans ses applications judiciaires. La méthode que je propose aujourd'hui, et sur
la valeur de laquelle je fonde mon opinion, m'a servi à
moi-même, alors qu'engagé dans une profession bien
différente de celle que j'exerce aujourd'hui, j'ai embrassé, par vocation, cette branche de la science dont
l'étude satisfait doublement l'esprit par la netteté de
ses principes et par l'importance de ses résultats.

Pour étudier avec fruit la toxicologie en partant du
point de vue de l'homme du monde, le moyen de réussir sans fatiguer soit la mémoire, soit le goût de l'étude,
c'est de commencer par suivre une affaire d'empoisonnement dans tous les détails dont elle se complique à

l'égard du magistrat, de l'accusé, de l'expert, du témoin, de l'avocat. L'esprit se meuble ainsi d'une multitude de faits qui se rattachent entre eux par groupes,
et dont le souvenir revient sans efforts dès qu'on se
rappelle à quel rôle ils appartiennent, c'est-à-dire par
qui ils ont été présentés dans la cause. On s'intéresse
bientôt à la procédure qu'on a vue naître, et la cause à
mesure qu'elle grandit, qu'elle approche du dénoû-
ment captive de plus en plus l'attention.

CHAPITRE II.

Dе la loi de l'affirmation. — Application de cette loi à la
toxicologie.

§ Iᵉʳ.

Pour aborder la science il est nécessaire avant tout de
se fixer sur des principes qui ne puissent pas être le sujet
de contestations entre celui qui enseigne et celui qui
étudie. Il faut donner aux hommes qu'on veut instruire
la possibilité de comparer les faits à connaître à des
faits primitivement connus ; de saisir les relations qui
les unissent ; de ramener en un mot l'objet d'étude à
des causes que l'esprit puisse comprendre, afin de dé-
duire des conséquences.

Le premier principe sur lequel il est nécessaire
d'être d'accord, c'est la loi de l'affirmation :

« Tout acte de l'intelligence qui n'aboutit point à une

affirmation, a dit un philosophe, est évidemment un acte stérile, un effort impuissant qui n'a pas atteint son terme. Sans cette loi, la pensée ne serait qu'un vain fantôme et la raison qu'une chimère. C'est elle qui gouverne la pensée, et donne une base fixe aux jugemens.

« Examinons ce qui se passe dans l'homme lorsqu'il affirme et ce que ce mot *affirmer* renferme dans sa notion. L'affirmation implique l'idée de vrai et l'idée de faux ; car affirmer c'est prononcer qu'on tient pour vraie telle perception actuellement présente à l'esprit.

« Le *vrai* peut être défini *ce à quoi la raison humaine acquiesce;* mais cette définition peut offrir deux sens, car le premier peut signifier *ce à quoi chaque raison individuelle acquiesce actuellement ;* ou *ce à quoi la raison de la généralité des hommes, ou la raison commune acquiesce toujours et partout.*

« De ces deux définitions la première ne fournit aucune règle à l'aide de laquelle on puisse rien affirmer immuablement : chaque homme ayant l'expérience que la raison souvent acquiesce et répugne à la même idée en des temps divers ; et la même expérience lui apprenant que ce à quoi sa raison acquiesce la raison d'un autre homme peut y répugner simultanément. Si le vrai n'était donc que ce à quoi la raison individuelle acquiesce actuellement ; si cet acquiescement individuel en était la marque, le caractère unique et dernier ; il s'ensuivrait que la même notion, la même idée identique pourrait être successivement et même à-la-fois vraie et fausse, en d'autres termes qu'il n'existerait rien de vrai, rien de faux universellement, immuablement, ni par conséquent aucune loi possible d'affirmation.

« Que si au contraire en disant : le vrai pour l'homme est ce à quoi la raison humaine acquiesce, on entend par raison humaine, la raison de la généralité des hommes, ou la raison commune ; toute variation successive, comme toute opposition simultanée, disparaît manifestement. Le vrai n'est plus déterminé par l'état passager d'une intelligence particulière, mais par l'état constant, universel des intelligences du même ordre. Il est ce à quoi la raison commune adhère toujours et partout ; ce qui est invariable comme la nature des êtres et chacun dès-lors a une règle invariable aussi, de ses pensées et de ses jugemens, une loi immuable d'affirmation.

« Rechercher la loi qui doit déterminer les croyances de l'esprit humain et en régler les opérations, c'est rechercher le caractère auquel on reconnaît le vrai. Nous avons montré que ce caractère consiste dans l'acquiescement de la généralité des hommes aux mêmes notions, aux mêmes idées. En effet chaque individu a son *moi* propre et une raison distincte de ce *moi* et la même dans tous. Or le vrai nécessairement un, immuable, universel n'est pas dès-lors évidemment le rapport de chaque *moi* avec les choses, mais le rapport des choses *avec la raison qui est la même dans tous;* c'est-à-dire avec une raison qui est universelle, immuable, une comme lui, d'où il suit :

« 1° Que, quelle que soit la force avec laquelle une perception interne entraîne l'acquiescement d'un individu isolé, il ne doit pas regarder cet acquiescement, même invincible, comme le caractère certain et définitif du vrai ;

« 2° Que, lorsqu'il y a dissentiment entre plusieurs individus, lorsque plusieurs esprits sont affectés diversement par la même idée, ou portent sur le même objet des jugemens différens, on ne peut savoir certainement de quel côté est la vérité ou l'erreur, jusqu'à ce que l'on connaisse ce qui est conforme ou contraire à la raison commune, à la raison humaine en général.

« 3° Que, lorsque la raison commune a prononcé, son assentiment est pour l'homme le caractère définitif de la vérité. Toute recherche qui ne reposerait pas sur ces bases serait nulle par ses résultats et absurde en soi.

« Il suit encore de là qu'entre la pensée purement individuelle qui peut être également vraie ou fausse, et le jugement vrai de la raison commune, il existe des degrés presque infinis de probabilités diverses fondées sur l'accord d'un plus ou moins grand nombre d'esprits. Mais alors même que parvenu au dernier terme de cette progression, ou à l'accord universel qui constitue la certitude, on affirme quelque chose comme vrai ; il

faut bien entendre que cette affirmation n'a de valeur
logique que relativement à la raison humaine et signifie seulement que l'homme est placé dans l'alternative
ou de renoncer à sa raison, ou de tenir pour vraie la
chose affirmée, sans qu'il ait d'ailleurs le droit d'en
conclure d'une manière rigoureuse sa vérité intrinsèque
ou une parfaite similitude entre la perception et l'objet
perçu ; et il en est ainsi à l'égard de tout être qui n'est
pas lui-même la vérité nécessaire et absolue. Ceci
néanmoins n'ébranle en aucune façon le fondement de
la connaissance et même il serait contradictoire d'en
demander un plus solide. Car d'une part c'est assez
pour la raison de ne pouvoir nier ce qu'elle affirme,
sans nier la raison elle-même ou sans détruire l'intelligence ; et de l'autre il y a contradiction à demander
une certitude qui ne soit pas relative à la nature de l'être
qu'elle doit affecter et qui n'en dépende pas sous ce
rapport (1). »

§ II.

En chimie, on reconnaît la présence d'un corps par
la manifestation des *caractères* qui lui sont propres, et
on détermine le nombre de ces caractères en recher-

(1) M. de Lamennais.

chant, dans la série des corps déjà connus, combien il s'en trouve qui produisent des phénomènes particuliers lorsqu'ils sont mis en contact avec celui qu'on étudie. Ainsi l'arsenic, indépendamment des caractères physiques qui lui sont propres, l'éclat métallique, la couleur gris d'acier, etc. (caractères qui ne pourraient pas suffire à le faire distinguer d'autres corps, ayant un aspect semblable, le fer, l'acier, l'antimoine, par exemple), produit, par son contact avec le calorique, l'acide nitrique, l'hydrogène sulfuré, etc., un ensemble d'effets qu'il peut seul faire naître. Mis sur des charbons ardens, il se volatilise en répandant des vapeurs blanches; ce caractère le distingue déjà de tous les corps qui, semblables au fer, au plomb, à l'étain, fondent au feu et ne se volatilisent pas : voici donc un caractère de l'arsenic, il est volatil ; mais, à lui seul, il ne suffirait pas : car le zinc, qui se rapproche déjà de l'arsenic par son aspect, partage avec lui cette propriété de se volatiliser et de répandre des vapeurs blanches. Le chimiste invoque alors un second caractère : il observe que l'arsenic, en se volatilisant, répand *une odeur d'ail ;* déjà il n'est plus possible de le confondre avec le zinc ; mais il existe des matières de nature complexe, qui, en se volatilisant, répandent cette odeur. Il faut donc chercher encore un autre caractère. L'opérateur poursuit sa tâche, et ne s'arrête qu'alors qu'il a épuisé la liste de toutes les substances qui pourraient être confondues avec le corps dont il veut déterminer la nature : c'est ce qu'on appelle *faire l'histoire d'un corps*. Les corps que l'on met successivement en contact avec celui qu'on étudie se nomment *réactifs* ; les effets qui se produisent, les phénomènes de l'opération prennent le nom de *réaction*. Ainsi, dans l'exemple choisi tout-à-l'heure, le charbon ardent est un des réactifs de l'arsenic ; la production des vapeurs est une réaction. Le but de l'opération est de donner un nom propre au corps ainsi déterminé par un ensemble de caractères qui n'appartiennent qu'à lui. Le nom d'un corps n'est donc, à proprement parler, que le signe qui résume toute l'*histoire* d'une substance.

Les réactions, qui sont communes à tous les corps connus, n'ont aucune importance, comme il est facile de le concevoir : aussi n'en parle-t-on jamais ; elles sont sous-entendues. Quel profit y aurait-il, par exemple, à répéter, pour chaque substance définie chimiquement, que, mise en contact avec le calorique, elle *s'échauffe;* qu'elle *s'électrise?* Évidemment aucun ; car il n'y a pas un seul corps qui ne jouisse de ces deux propriétés. On ne choisit donc parmi les réactions, et on n'énonce comme caractères d'un corps que celles qui ne sont point communes à tous. On s'attache surtout aux réactions *spéciales* ; car ce sont les plus importantes.

Toutes les substances vénéneuses, comme tous les corps connus en chimie, ont été soumises à ces études et ont été *définies* d'après un certain nombre de caractères dont l'ensemble n'appartient qu'à chacune d'elles. La chimie légale est donc une science de faits, une science qui est matériellement exacte, comme les mathématiques sont rationnellement exactes. Les faits existent, ou les faits n'existent pas : il n'y a pas de moyen terme admissible. Le toxicologiste doit juger de l'existence des faits par les sens et non par le raisonnement. Là où le domaine des sens finit, la puissance de l'analyse doit cesser aussi.

Pour faire comprendre la nécessité de ce principe, faisons immédiatement une application comparative de ses conséquences, et des conséquences du principe contraire :

Dans la recherche de l'arsenic, la science nous apprend qu'on peut rendre facilement sensible un cent millième d'acide arsénieux ; les réactions commencent même à paraître avec la moitié de cette dose. Les limites de l'appréciation positive, pour ce métal, sont donc fixées vers un cent millième ; le domaine des incertitudes, du doute, sur la présence de l'arsenic, commence donc au-delà de ces limites. Eh bien ! le toxicologiste ne doit point voir au-delà du terme où les réactifs propres à l'arsenic ne donnent plus des réactions matérielles, certaines, incontestables ; peu importe que la raison admette que là où on vient de placer la moitié de la dose d'arsenic nécessaire pour obtenir les réactions distinctives, il y a vraiment de l'arsenic, quoique l'art soit impuissant pour en constater la présence : le toxicologiste doit être inébranlable et résister à l'entraînement des argumens métaphysiques, quoiqu'il en comprenne toute la valeur ; il doit affirmer quand les faits sont clairs, quand les résultats sont nets ; il doit prononcer d'une manière négative, mais également absolue, dès que les limites de la certitude matérielle sont dépassées.

Quelles seraient les conséquences du principe contraire ? Si le toxicologiste peut raisonner sur des réactions incomplètes, il faut alors lui permettre d'apporter des fractions de certitude, fractions d'autant plus voisines de l'affirmation, que l'esprit de l'opérateur sera plus présomptueux, et d'autant plus voisines de la négation, que le respect dû aux hommes qui ont fait la science, et qui dans leur sagesse ont posé les barrières de son domaine, sera plus grand et plus sacré. Qu'est-ce qu'un chimiste qui n'ose pas se prononcer ! C'est un opérateur qui se trouve en face d'atomes matériels, non-seulement impondérables, non-seulement impalpables, mais encore presque invisibles : on pourrait dire imaginaires ! Ce ne sont plus des faits qui servent de base à ce jugement, ce sont des idées préconçues, des théories rationnelles, des inductions métaphysiques qui dominent son imagination, qui enfantent une série de probabilités, un simulacre de corps.

Vienne, dans ces circonstances, le jour des débats ; que l'auteur de cette opinion dubitative assiste à la lecture de l'acte d'accusation, c'est-à-dire à l'exposé de tous les documens propres à transformer en certitude, au moyen de preuves morales, les choses sur l'existence desquelles il reste encore quelques doutes. Qu'on apprenne, par exemple, que les apparences du crime sont accablantes ; qu'il ne manque plus à la justice, pour être suffisamment édifiée, qu'un surcroît, un supplément de certitude; que, pendant l'autopsie, on ait trouvé une série de symptômes anormaux qui se traduisent encore en fortes présomptions, et qui prendraient immédiatement le caractère de preuves, si l'analyse chimique ne venait pas les contredire. Eh bien ! dans ces circonstances, le chimiste pourrait-il ne pas reprendre en main la balance pour peser de nouveau ses résultats, d'après ce qu'il vient de connaître? Quel est l'homme assez sûr de lui-même qui pourrait assurer qu'alors, en revisant cette série de réactions *indicatives* ; réactions qui ne demandent, pour se changer en preuves, qu'une intensité de nuances plus grande ; il n'emprunterait pas aux preuves morales, aux symptômes morbides, cet appui qu'il a vainement cherché dans les faits de son ministère ?

Mais, supposons qu'il résiste à cette impulsion naturelle, le danger ne serait-il pas également grave ? Le juge, à son tour, cherchant des bases de conviction, prend où il les trouve les élémens capables de la former ; il accepte, comme présomption *en plus*, ce résultat de l'analyse, qui, même dans l'esprit de son auteur est une présomption *négative*. Dès-lors , le chimiste n'est plus maître de donner à ce doute la physionomie qu'il lui a créée : ce doute prend, au contraire, celle du débat, les preuves morales le convertissent en élément de certitude.

Et cette conséquence est naturelle. Le jury, en effet, attribue l'hésitation, la réserve du chimiste, à un excès de prudence ; il croit que, si au lieu d'avoir été strictement renfermé dans le domaine de cette science de faits matériels, l'homme de l'art eût été placé, comme lui, en face de toute la procédure, ce doute consciencieux n'aurait pas subsisté dans son esprit. Ainsi, les conjectures du chimiste servent de base aux preuves morales, alors que les preuves morales servent de base aux incertitudes du chimiste. Ce système est contraire à la saine logique, c'est une source d'erreurs dont il faut se garder, comme dans l'art de raisonner on se garde d'une pétition de principe.

Donc, en chimie, il ne faut pas sortir du domaine des sens. Tout contribue à nous imposer cette conduite, et l'observation de cette règle est la base, la seule base certaine, de l'application de la loi de l'affirmation à la toxicologie.

Nous aurons bien souvent dans le cours de ce livre à nous louer d'avoir cette loi pour établir nos conclusions dans les expertises. Il faut dès-lors rendre respectable aux yeux de tous l'emploi fréquent que nous aurons à en faire. Le moyen de parvenir à ce but,

c'est de l'appliquer dans toute sa rigueur, c'est de dire *oui*, quand on est convaincu; de dire *non*, quand on doute de l'existence d'un fait matériel. En toxicologie plus qu'en toute autre matière : « Tout acte de l'in-
« telligence qui n'aboutit point à une affirmation, est
« un acte stérile, un effort impuissant qui n'a pas at-
« teint son terme. Sans l'affirmation, la pensée n'est
« qu'un vain fantôme, et la raison qu'une chimère;
« c'est l'affirmation qui gouverne la pensée et donne
« une base fixe aux jugemens. »

CHAPITRE III.

Des écoles en toxicologie. — Principes de l'école méthodique
et de l'école systématique.

Les toxicologistes sont divisés en deux écoles qui
comptent chacune des sectateurs nombreux, renommés, et qui paraissent animés d'une égale conviction.
Nous donnerons à la première le nom d'*école méthodique*, et à la seconde le nom d'*école systématique*.

§ Ier.

ÉCOLE MÉTHODIQUE.

Le principe fondamental de cette école, est l'abnégation de la raison *individuelle* devant la *raison de
la généralité des hommes*, c'est-à-dire la raison

commune. Voici quelles sont les conséquences qui dérivent de ce principe :

La science étant le livre des connaissances humaines, admises comme vraies par la raison commune; est, comme la loi, respectable même dans ses erreurs. La législation régnante, étant l'expression de la raison commune doit dominer toutes les raisons individuelles, jusqu'à ce qu'une législation différente survienne, au nom de la même autorité et sous la même forme, s'y substituer.

Faisant application de ces conséquences à la toxicologie, *l'école méthodique* donne pour base du jugement de l'expert, les doctrines que la science proclame comme certaines aujourd'hui, quelque innovation que puisse y apporter l'avenir. Si demain il est démontré que ces doctrines réputées certaines, étaient inexactes, erronées, c'est un malheur, mais l'expert n'est point solidaire des fautes de l'état de la science ; il ne doit point s'émouvoir des conséquences de la décision dont il s'est fait l'interprète. Ce n'est point lui qui a failli, c'est la raison commune, c'est la loi, c'est la société tout entière.

Pour l'école méthodique, le *doute* c'est l'état de l'esprit quand ses études sont encore incomplètes, c'est le point de départ du travail de l'expert, ce n'est jamais le terme. Formuler un doute dans des conclusions c'est convenir qu'après avoir accepté de comparer un fait actuel à des faits antérieurs semblables et admis

comme vrais, pour en tirer des conséquences logiques,
on a abandonné la tâche avant de l'avoir accomplie.
L'indécision du jugement ne peut provenir que de la
paresse, de l'ignorance ou de la faiblesse de l'esprit.

Cependant il y a des cas où l'école méthodique autorise l'expert à formuler un doute ; c'est lorsque des
découvertes récentes, la révélation de faits jusque-là
inconnus, lui font pressentir une révolution dans la
science, révolution par suite de laquelle il sera *peut-
être* permis demain de décider une question jusqu'à
présent insoluble ; eh bien! dans ce cas, l'expert doit
compte du mouvement de la science au jury qui représente la raison commune ; tandis que lui n'est plus
que l'organe de la raison individuelle. Alors la mission
de l'homme de la science n'est plus la même vis-à-vis
la justice ; il doit des lumières, il ne doit point d'opinion. Le mettre en demeure de conclure, c'est le forcer
d'entrer dans le domaine des conjectures, des probabilités.

Toutefois, il serait à désirer que l'expert préférât se
récuser que de formuler un doute, car ce doute n'établit
rien, ne détruit rien, et cependant il plane sur toute la
cause, attendant de prendre une physionomie selon les
événemens produits au procès. N'y aurait-il pas avantage, la situation ne serait-elle pas plus digne de l'indépendance judiciaire, si l'expert eût simplement exposé l'état de la question, s'il eût posé en un mot, en
principes clairs et précis , les raisons qui sont *pour*

et celles qui sont *contre*, en laissant à qui de droit le soin d'en tirer les conséquences?

Dans les deux cas en effet, ce n'est plus à l'expert qu'appartient la question : le jury, selon la manière dont il croira devoir décider le fait, annihilera toujours l'opinion de l'expert, en substituant une certitude négative ou positive à une probabilité : car le verdict du jury n'admet aucun moyen terme.

Avant de développer ces principes, en en faisant l'application, jetons d'abord un coup-d'œil rapide sur ceux que professe l'école systématique. Nous serons dans des conditions meilleures pour comprendre le sens et la portée de chacun d'eux.

§ II.

ÉCOLE SYSTÉMATIQUE.

Le principe fondamental de cette école, c'est que dans toute proposition, il n'y a pas de raison qui ne puisse être combattue par une raison contraire équivalente; il n'y a pas de *vrai absolu* en toxicologie, ou plutôt la toxicologie n'est pas une science; elle n'est à proprement parler qu'une statistique que chaque jour enrichit de nouveaux faits restés inaperçus jusque-là. Par conséquent, il y aurait imprudence, témérité, crime même bien souvent, à tirer des inductions certaines, absolues, d'un ensemble de faits arrivés, sous le prétexte qu'ils forment une règle invariable. Il n'y a, il ne peut y avoir de règle semblable en toxicologie, les faits variant, la règle qui repose sur les faits doit varier aussi, et avec elle les conséquences qui s'y rattachent. En résumé, point de certitude dans les faits, par conséquent point de règle ; point de règle, partant point d'application pratique ! Et cette règle, cette certitude, l'homme s'efforcerait en vain de la trouver ; ses organes comme sa nature sont imparfaits, ils ne peuvent préparer à l'esprit que des élémens de juger vicieux, inconstans, mensongers.

En législation, mêmes principes, mêmes applications : la loi pour être acceptée par la majorité, n'en est pas moins une tyrannie pour le petit nombre ; tyrannie que chaque individu est en droit de secouer ou de détruire par tous les moyens possibles. La fin justifie les moyens. Aujourd'hui *la raison commune* punit de mort, demain peut-être la raison commune aura fait disparaître la hache du bourreau. Eh bien ! que les partisans de l'abolition de la peine renient la science, s'il le faut, pour faire servir la science à leur cause s'ils en ont le pouvoir ; mais qu'ils restent fidèles au grand principe de l'école humanitaire qui, *DOUTANT* de tout, ne veut rien d'irrévocable.

§ III.

Dans le choix à faire de l'une de ces écoles, l'embarras pour le magistrat n'est pas grand, il suffit de se souvenir de la portée du serment que la loi exige, et dont le premier effet est, sans contredit, d'imposer à l'expert une obéissance à l'autorité qui requiert.

Il serait futile de démontrer si dans tous les détails notre législation repose sur des principes que la raison commande, et sans lesquels il n'y aurait point de société possible ; le témoignage des hommes, et par conséquent le témoignage des sens sont aux yeux de la loi des règles de vérité : sur l'affirmation des hommes, la loi condamne ou absout, sans se préoccuper des conséquences qui pourront suivre ses décisions ; le magistrat n'est point coupable d'avoir appliqué la peine la plus grave contre un accusé dont l'innocence a été reconnue plus tard. Ces erreurs sont déplorables, sans doute, mais la seule possibilité de les commettre ne saurait entraver le cours de la justice.

Donc, quand le magistrat ordonne une expertise, il suppose nécessairement que les hommes qu'il désigne admettent qu'une expertise est possible, et qu'il existe des moyens de déterminer un fait d'une manière positive ; la loi n'admet donc en toxicologie que l'école méthodique ; si elle eût renfermé un sens différent,

elle aurait supprimé cette partie de la procédure. Le
moindre des inconvéniens en effet d'un sens opposé
serait que des gens de l'art après avoir procédé *sans
confiance*, à des opérations *sans but*, vinssent dire :
« la substance que nous avons obtenue pendant nos
« analyses ressemble à un *poison*, mais il se peut que
« des causes inconnues, des forces occultes aient pro-
« duit par exception, pour la première fois peut-être,
« avec des élémens innocens, cette matière d'apparence
« vénéneuse : les effets de cette substance, à supposer
« qu'elle soit réellement vénéneuse, auraient été sur
« l'économie humaine ceux que nous avons observés
« dans le cas actuel, mais il se peut qu'une cause
« toute autre que la présence du poison ait produit
« ces mêmes effets, etc., etc. »

Montrons en pratique chacune des deux écoles pour
faire sentir les conséquences que leur application produit.

CHAPITRE IV.

Exemples et applications des doctrines de chaque école. —
École méthodique ; sa manière de conclure.

Dans les applications que je vais faire des principes
de cette école, j'aurais été heureux de choisir parmi les
grands noms des toxicologistes ; mais un sentiment de
convenance m'arrête et je crois devoir prendre pour le
livrer à la critique un exemple dont il m'est parfaitement permis de disposer.

§ Ier.

EXEMPLE DE CONCLUSIONS POSITIVES.

Au mois de juillet 1844 j'ai fait la déposition suivante devant la Cour d'assises d'Epinal (Vosges).

« Messieurs, Nicolas Noble est mort le 13 octobre

1843, à la suite d'une maladie de quelques jours, pendant laquelle il a éprouvé des coliques violentes, des déjections alvines, des vomissemens abondans. Il a été enterré le lendemain de sa mort Le 28 décembre suivant, des experts chargés de faire l'analyse de ses organes l'ont exhumé. Après ces deux mois de séjour dans la terre, ce cadavre, disent les experts, était assez bien conservé, tous les organes étaient sains et en bon état. On enleva le tube digestif tout entier, pour en faire, soit l'examen anatomique, soit l'analyse chimique. Les restes de ce cadavre furent replacés dans le cercueil et inhumés de nouveau le 29 décembre.

« Pendant l'analyse chimique, les experts d'Épinal ont extrait de l'estomac de Noble une certaine quantité de matière qu'ils ont dit être de l'arsenic. Ils ont conclu à l'empoisonnement de cet individu. Ces résultats conduisirent la justice à ordonner l'exhumation de la femme Jérôme, morte 8 jours avant le nommé Noble, et enterrée dans le même cimetière, à 4 mètres de la fosse de Noble. On procéda aux mêmes opérations; on conclut à l'absence de preuves d'empoisonnement.

« Aux assises dernières, ces conclusions furent développées par MM. les experts ; elles furent attaquées par deux chimistes et par un médecin appelés dans l'intérêt des accusés. On a prétendu que la présence de l'arsenic dans le cadavre, en admettant qu'elle fût incontestable, ne prouvait pas d'une manière irréfragable qu'il y eût eu empoisonnement. On a allégué

que les réactifs employés par les experts étaient impurs ; on a attaqué la valeur des procédés chimiques
mis en usage dans la recherche de l'arsenic.

« En présence de ce conflit d'opinions, la justice ré-
clama un supplément d'instruction. Une seconde exhumation fut faite dans le but de recueillir de nouveaux
organes dans les deux cadavres, pour les adresser à
Paris. C'est en mai dernier que cette opération fut
exécutée. On joignit à ces pièces des échantillons du
terrain avoisinant chacune de ces deux bières.

« MM. Ollivier (d'Angers), Devergie et moi, avons
procédé à cette expertise. Les organes de Noble nous
avaient été envoyés dans un grand bocal de verre noir.
Un liquide épais, noirâtre, d'une odeur fétide, baignait
complétement le foie, la vessie, l'un des reins, des
muscles abdominaux, des débris d'intestins. Il y avait
au fond du vase une bouillie épaisse de détritus organique. Nous avons analysé séparément : 1º le foie,
parfaitement dépouillé des matières qui l'environnaient
par des lavages successifs à l'eau distillée ; 2º tout le
liquide épais contenu dans le bocal ; 3º les viscères et
débris d'intestins qui se trouvaient dans les résidus ;
4º des restes d'intestins arrosés de chlore laissés par
les premiers experts lors de leurs premières opérations;
5º enfin la terre avoisinant les cercueils, les produits
présentés comme étant de l'arsenic par les premiers
experts.

« Je crois devoir passer sous silence la description

des procédés analytiques employés dans notre expertise. Cette description a été faite dans le rapport
que nous avons déposé. A moins que la Cour n'en ordonne autrement, je me bornerai à en exposer les
résultats, les voici : Le foie de Noble contenait de l'arsenic; les liquides au milieu desquels cet organe avaient
voyagé n'en contenaient pas. La vessie, les reins, une
fraction très minime du rectum ne contenaient point
d'arsenic; les restes de l'intestin, arrosés de chlore,
ne contenaient point d'arsenic. La terre avoisinant les
cercueils de Noble et de la femme Jérôme était arsenicale. L'anneau métallique et les taches recueillies par
les premiers experts contenaient de l'arsenic.

« Quelle impression produisent de prime abord ces
résultats sur les esprits? Ils provoquent la question de
savoir s'il est possible de constater un empoisonnement par l'arsenic quand le cadavre a été inhumé dans
des terrains arsenicaux. Le procès de Jérôme et d'A-
délaïde Descieux doit préoccuper sous ce point de vue
la justice et les savans. Dans cette question, avant
tout, il est de notre devoir de n'accepter que des faits
matériellement constatés pendant le cours des opérations légales que nous avons faites. C'est pour la première fois qu'une expertise juridique se complique de
cet incident.

« Dans la question médico-légale telle qu'elle se présente aujourd'hui, tout est grave. D'une part, nous
voyons ressortir une sorte de contradiction entre l'ana-

lyse faite à Epinal, et l'analyse faite à Paris. Les premiers experts vous disent, en effet, que l'estomac et une partie de l'intestin grêle leur ont fourni de l'arsenic : ils le montrent. Comment se fait-il alors que les autres portions du même intestin, que les liquides provenant de la décomposition du sang, des matières contenues dans les cavités, ne contenaient point de poison?

« D'un autre côté, nous voyons une analogie complète entre les résultats obtenus par les experts d'Epinal et ceux des experts de Paris. Le foie de Nicolas Noble a fourni de l'arsenic aux uns, son estomac en avait fourni aux autres. Les organes de la femme Jérôme sont considérés par les experts d'Epinal comme exempts d'arsenic ; nous venons confirmer à notre tour que le foie de cette femme ne contenait point de poison, non plus que les autres organes. Que faire alors ?

« De là naissent deux manières d'envisager les faits de la cause. La première consiste à les expliquer tous, par l'introduction de l'arsenic dans les résultats de l'analyse, soit par les réactifs des experts d'Epinal, soit par suite de l'action des terres arsenicales avoisinant la fosse de Noble. La seconde consiste à considérer l'estomac dans lequel il a été trouvé de l'arsenic comme le point de départ du poison qui plus tard a été découvert dans le foie, c'est-à-dire à attribuer, comme l'ont fait les experts d'Epinal, la mort de Noble à l'absorption d'une substance arsenicale. J'ai l'espoir que la discussion qui va suivre nous ramènera tous

experts de la défense, experts de l'accusation, à une
conformité d'opinion, et nous ralliera autour de la vérité.

« 1re *hypothèse.* — MM. Breguel, Haxo et Toillier
ont employé, dans leurs analyses, des vases en verre, de
l'acide azotique, de l'acide sulfurique, du zinc. Ils ont
opéré successivement avec les mêmes vases, avec les
mêmes réactifs, par les mêmes procédés, sur des matières cadavériques différentes. Si les résultats des
expériences ont été constamment les mêmes, quand
on opérait avec des réactifs identiques sur des cadavres différens, on peut croire que l'arsenic obtenu dans
tous les cas provient des réactifs aussi bien que des
cadavres. Mais si les résultats ont varié, si l'arsenic
n'est apparu que dans l'analyse de l'un des cadavres et
jamais dans l'analyse de l'autre ; si des produits différens ont été obtenus avec des organes différens, quand
les réactifs restaient les mêmes, alors il faut bien admettre cette conséquence logique, que le produit nouveau obtenu dans l'analyse (l'arsenic, dans l'espèce)
provient des nouveaux organes : ce sont ceux de Noble.

« Or, MM. les experts d'Épinal ont eu à examiner
deux cadavres, dans lesquels ils recherchaient la
même substance par les mêmes moyens chimiques,
sauf le zinc qui n'a pas été le même pour les deux
cas : Nicolas Noble d'abord, la femme Jérôme ensuite.
Ils ont carbonisé les organes de Noble par l'acide azotique ; ils ont employé ce même agent à l'égard de la

femme Jérôme. Ils ont placé les produits de la carbonisation dans un appareil de Marsh , chargé de zinc,
d'eau distillée, d'acide sulfurique; ils ont obtenu de
l'arsenic quand il s'est agi de Noble ; ils n'ont rien obtenu quand il s'est agi de la femme ! Donc l'élément
nouveau, l'arsenic, n'est arrivé ni avec l'acide azotique, ni avec l'acide sulfurique, ni avec l'eau ; donc
il est arrivé avec les organes ou avec le zinc.

« Mais, dira-t-on, une carbonisation par l'acide azotique, selon qu'elle est bien ou mal conduite, donne
des résultats totalement différens; l'arsenic restera
dans le charbon si elle est bien faite, il se volatilisera
si les opérateurs ont été inhabiles. Par conséquent, il
est possible que la carbonisation *heureusement* faite,
quand il s'est agi du cadavre de Noble, ait retenu
l'arsenic que l'acide azotique impur avait introduit,
tandis que la même opération plus mal dirigée quand
il s'est agi de la femme Jérôme, a laissé volatiliser
par une cause imprévue la portion arsenicale qui se
trouvait dans le même acide, aussi bien dans la seconde
expérience que dans la première. Cette objection va
être victorieusement combattue en appliquant à l'espèce des preuves puisées dans la cause. Les experts de
Paris ont analysé les réactifs des experts d'Epinal.
Ils ont opéré sur des quantités d'acide azotique, d'a-
cide sulfurique, suffisantes pour éclairer leur religion
à cet égard : eh bien! il résulte de ces opérations que
ces réactifs étaient exempts d'arsenic.

« Quant au zinc qui avait servi aux experts d'Epinal, il avait été épuisé pendant l'analyse; nous n'avons pas pu en constater la pureté par l'expérience. Si les faits sur lesquels peut planer l'ombre d'un doute ne devaient pas être conservés en faveur de l'accusé, je n'hésiterais pas à déclarer positivement *exempt d'arsenic* le zinc qui a constamment fourni de l'hydrogène pur pendant tous les essais préliminaires dont les premiers experts font mention dans leur rapport. Nous voyons, en effet, ce zinc placé dans tous les appareils qui ont servi pendant l'expertise faite sur Noble, donner de l'hydrogène pur pendant les 25 minutes qui ont précédé chaque fois l'introduction des matières suspectes dans l'appareil. Nous savons tous que ce zinc, s'il eût été arsenical, aurait sans contredit fourni de l'arsenic plus facilement dans un liquide exempt de matières organiques, qu'après l'introduction de ces matières. Nous voyons une première opération faite au moyen de ce zinc sur les organes de Noble , que les experts ont laissé sur le feu par mégarde, ne donner aucune trace d'arsenic, parce que ce métal n'existait plus dans les organes par suite d'une carbonisation faite sans aucun agent qui pût fixer l'arsenic dans le charbon. Les experts avaient en effet oublié d'y mélanger le nitrate de potasse. Nous voyons enfin que ce zinc, après avoir fourni constamment de l'hydrogène pur dans tous ces cas, donne naissance à des résultats tout différens dès que des produits d'une carbonisation faite avec soin sont introduits dans l'appareil. Le zinc était donc pur. En raisonnant par induction, on prouve qu'il en est ainsi. Mais tout ce qui ressort du domaine de la chimie légale doit être *judiciairement* démontré, matériellement évident, je laisse donc à votre sagacité le soin d'apprécier la valeur de cette objection.

« Jetons maintenant les yeux sur les analogies qui existent entre les expériences faites à Paris et celles qui ont été faites à Epinal; ici MM. Toillier, Briguel et Haxo déclarent que le cadavre de Noble contient de l'arsenic, et qu'il n'existe pas de ce poison dans le corps de la femme Jérôme ; à Paris, nous constatons que le cadavre de Noble contenait de l'arsenic, et que le corps de la femme Jérôme n'en contenait pas. Voyez à présent si nous devons nous arrêter plus long-temps sur les soupçons qu'on avait fait naître sur la valeur des analyses de MM. les experts d'Epinal!

« Une seule considération nous y rattache encore, c'est l'absence de l'arsenic dans les portions du tube intestinal, que les premiers experts avaient réservées et arrosées de chlore, ainsi que dans les liquides et certains organes des cavités abdominales. A cet égard, messieurs, nous devons nous borner à constater ces faits : ils sont vrais ; le médecin légiste éminent que vous allez entendre vous en donnera les explications.

« Nous touchons maintenant à la question d'imbibition cadavérique, et des influences que peuvent exercer les terres d'un cimetière, quand elles sont arsenicales.

sur les cadavres qui y sont inhumés quand ils ne contiennent point d'arsenic.

« Nicolas Noble et la femme Jérôme ont été enterrés à sept jours d'intervalle dans le même cimetière. Ils ont été exhumés, pour la première fois, à quelques jours d'intervalle : ils étaient restés tous les deux environ pendant deux mois dans la terre.

« Voici donc deux cadavres placés dans des conditions absolument semblables. Même époque de la mort, même cimetière, même terrain, mêmes influences atmosphériques, mêmes conditions de putréfaction, mêmes élémens d'action de la part des organes ensevelis, sur les terres adjacentes et sur les substances qui les composent. Voyons les résultats.

« Lors de la première analyse, les organes de Nicolas Noble fournissent de l'arsenic. Les experts ont agi, non pas sur les parties externes du cadavre, sur des lambeaux qui se sont trouvés en contact avec la bière, mais ils ont pris le tube intestinal, organe préservé des influences externes, par les tissus charnus du cadavre, par le linceul qui sert d'enveloppe, par la bière qui s'oppose au contact des terres adjacentes. Les organes de la femme Jérôme, soumis à la même époque aux mêmes investigations, ne fournissent pas d'arsenic. Voici donc une première période de l'inhumation, dans laquelle des influences semblables ont produit des résultats contraires.

« Mais supposons que cette différence soit due à quelques causes secrètes, qu'il est impossible de connaître,

3.

et que cependant l'arsenic des terres est celui qui est parvenu aux organes de Noble. Oh ! alors, pendant les six mois d'inhumation consécutive, qui séparent les deux exhumations, les mêmes causes qui ont déterminé le passage de l'arsenic pendant la première période, vont agir avec bien plus de puissance, car il faut admettre que la quantité d'arsenic cédée aux cadavres sera en raison directe du laps de temps pendant lequel les organes seront restés soumis à cette imbibition. Les mouvemens de terrain qui ont été faits dans la fosse des deux individus auront favorisé le passage des eaux pluviales à travers les couches du sol. Examinons, après ces 6 mois, les résultats que l'expertise a fournis.

« Les restes de la femme Jérôme, à cette seconde phase de l'inhumation, ne donnent pas plus d'arsenic que lors de la première. Cependant, le procès-verbal constate que ces organes étaient dans un état de putréfaction très avancée, que les planches de la bière n'existaient plus, que le terrain était mélangé aux débris du cadavre, de telle sorte, que les experts ont été contraints d'analyser ces détritus en même temps que les organes. Eh bien ! ces restes, ainsi placés dans les conditions les plus favorables à l'imbibition, ne contenaient pas d'arsenic !

« Les restes de Noble étaient dans un état de putréfaction moins complet : le cadavre était resté dans sa bière, le foie avait encore, même à Paris, sa contexture ordinaire. Cet organe fut soumis à l'analyse avec

les organes abdominaux qui avaient servi à le tenir
pendant l'inhumation à l'abri des influences extérieures.
Que voyons-nous ? ni les liquides, ni les *détritus* organique sappartenant à Noble ne fournissent d'arsenic ;
le foie seul, le foie débarrassé des matières qui l'entourent, contient de l'arsenic ! Les seules voies à travers lesquelles aurait pu s'effectuer l'imbibition en
étaient exemptes : donc ce poison ne provenait pas
du terrain avoisinant le cadavre.

« Mais ici, nous avons d'autres raisons non moins
puissantes de soutenir que l'arsenic du foie ne provenait pas du terrain. Notre rapport constate, en effet,
que le composé arsenical renfermé dans ces terrains
n'est pas soluble dans l'eau bouillante ; que cet arsenic
est combiné d'une manière intime, stable, permanente,
avec les oxydes de chaux que contient la terre ; que
l'arsénite de chaux n'est pas décomposable par la puissance d'agens peu énergiques qui se trouvent dans
l'atmosphère. Pénétrons-nous bien de cette similitude
de circonstances pour les deux cadavres, et de cette
différence dans les produits de leur analyse ; nous vien-
drons conclure avec certitude que l'arsenic trouvé dans
l'estomac de Nicolas Noble après la première exhumation, dans le foie après la seconde, était parvenu
dans ces organes avant que le cadavre eût touché le
sol du cimetière.

« Voici donc la première hypothèse que nous avons
posée rendue inadmissible, insoutenable devant les faits

de la cause. Que va-t-elle devenir, lorsque nous allons invoquer les doctrines qui sont acquises à la science, et appliquer à l'espèce les travaux que MM. Orfila, doyen de la Faculté de médecine de Paris, et Lesueur, chef des travaux chimiques de la Faculté, ont faits sur le même sujet?

« M. Orfila s'était proposé, comme problème à résoudre, comme question scientifique, devant se produire judiciairement tôt ou tard, les cas où des cadavres seraient inhumés dans des terres arsenicales.

« De la comparaison faite des circonstances étudiées par M. Orfila, avec les circonstances qui se sont révélées dans ce procès, il résulte que les doctrines émises par ce savant étaient d'une si grande sagacité, que l'expérience, quand elle a pu les contrôler, est venue leur rendre un éclatant hommage. Conséquemment, nous avons le droit de proclamer que notre interprétation des faits de la cause reçoit, des études spéculatives qui s'y rattachent, le complément nécessaire pour acquérir la clarté de l'évidence et la force d'un principe.

« Il reste, messieurs, à examiner la *esconde hypothèse* que nous avons posée pour expliquer la présence de l'arsenic dans le cadavre de Nicolas Noble. M. Ollivier (d'Angers) se chargera spécialement du soin d'éclairer vos esprits à cet égard. »

Après la déposition de M. Ollivier (d'Angers), les

experts appelés dans l'intérêt de la défense sont entendus, en vertu du pouvoir discrétionnaire de M. le président, et invités à reproduire les conclusions qu'ils avaient formulées dans la séance des dernières assises.

M. Sonrel, professeur de chimie à Remiremont, fait ressortir les lacunes qui existent dans le rapport des premiers experts; il expose les principes de la science au moyen desquels on peut conclure avec certitude. Il prouve que ces principes n'ont pas toujours été observés par MM. les experts d'Épinal.

M. Barse, interpellé pour discuter la valeur de ces objections, expose que l'Académie des sciences, en posant des principes à suivre dans la recherche de l'arsenic, a voulu deux choses : donner les moyens les meilleurs de trouver l'arsenic contenu dans un cadavre, et les moyens d'éviter d'introduire dans les résultats de l'analyse, par les réactifs ou par les divers procédés, l'arsenic, à la recherche duquel on emploie ces agens. Or, le seul reproche qu'on ait à faire aux experts d'Épinal, c'est d'avoir perdu une partie de l'arsenic contenu dans les organes, et non d'avoir introduit ce poison par leurs réactifs.

Quant à l'expertise *à blanc* ordonnée par la science, elle se trouve faite, soit sur certaines parties des organes de Noble, soit sur les organes de la femme Jérôme, qui n'ont donné que des résultats *négatifs*, au moyen des mêmes réactifs.

Quant à la nature des taches que les experts avaient

déclarées arsenicales, sans les avoir analysées, M. Barse déclare que l'objection, faite avec justesse et grande valeur, lors des assises dernières, disparaît aujourd'hui devant l'analyse complémentaire faite à Paris sur ces taches.

M. Sonrel se rend à ses raisonnemens, et déclare qu'il n'a aucune objection à soulever contre l'opinion des experts de Paris.

M. Gros, pharmacien à Épinal, reproduit les objections faites par M. Sonrel, puis il ajoute que l'arsenic trouvé par les experts d'Épinal peut avoir été cédé par le verre dans lequel les analyses ont été faites.

M. Barse réfute l'opinion de M. Gros, en établissant que le verre, dans la fabrication duquel il est entré de l'arsenic, n'en retient pas dans sa composition quand il est transparent et incolore. Il expose que MM. Chevallier, Pelletier, etc., saisis de cette question, comme rapporteurs d'une commission de l'Académie de médecine, sur la demande faite à ce corps savant par M. le ministre de la justice, ont fait un rapport à ce sujet, dont les conclusions sont : qu'il faut préparer du verre opaque, une sorte d'émail blanc, tout exprès, pour qu'il reste de l'arsenic combiné au verre. Mais encore, dans ce dernier cas, faut-il analyser les élémens de ce verre exceptionnellement arsenical, au moyen d'agens très énergiques, pour obtenir l'arsenic isolément. Toutes les fois que le verre est d'une transparence complète, on est assuré qu'il ne contient pas d'arsenic. D'ailleurs un petit tube de verre employé à l'appareil de Marsh, ne pourrait pas avoir fourni la quantité d'arsenic qu'ont obtenue les experts.

M. Ollivier (d'Angers), membre de l'Académie, déclare qu'il a assisté à la séance dans laquelle les conclusions de ce rapport ont été discutées. Il ne peut s'élever aucun doute sur l'exactitude de ces faits (1).

Les accusés *Nicolas-Jérôme* et la femme *Noble* furent condamnés à la peine de mort, à la suite de ce débat dans lequel M. Ollivier (d'Angers) discuta la question médicale de l'empoisonnement de manière à ne laisser aucun doute dans l'esprit du jury.

Plus tard, quand ces malheureux eurent perdu l'espoir d'obtenir leur grâce, ils firent des révélations que M. le président des assises nous transmit dans la lettre suivante :

M. Delasalle, conseiller à la Cour royale de Nancy à M. le docteur Ollivier (d'Angers)

Nancy, le 30 juillet 1844.

« MONSIEUR ,

« Vous avez sûrement appris par les journaux la décision du jury dans l'affaire pour laquelle vous avez été appelé à Épinal. Jérôme et la femme Noble ont tous deux été condamnés à la peine capitale. Mais ce

1) Extrait de la *Gazette des tribunaux*, du 9 juillet.

qui aujourd'hui vient donner une haute sanction aux prévisions de la science, c'est l'aveu que cette femme Noble vient de faire de sa culpabilité. Cette malheureuse a déclaré que, trois jours avant le voyage de son mari à Saint-Valier (fin de septembre), Jérôme lui avait, par lettre, donné un rendez-vous dans le bois de Darnieulles, et là lui avait offert de nouveau du poison, en lui disant que si elle ne voulait pas empoisonner son mari, il le ferait bien mourir lui-même : elle a reçu le poison, et, au retour de son mari de Saint-Valier (commencement d'octobre), elle lui en avait administré une seule fois dans un plat de poisson.

« Quelque flagrante que fût la culpabilité des condamnés, cette déclaration vient cependant encore rassurer la conscience de tous ceux qui ont concouru à cette grave décision; elle vient ajouter de nouvelles garanties aux découvertes de la science, et confirmer ce que nous savions déjà de vos lumières et de votre haute expérience.

« Je vous prie de vouloir bien communiquer ma lettre à M. Barse, qui lui aussi a si puissamment contribué à éclairer la justice dans cette importante affaire.

« Veuillez agréer, Monsieur le docteur, la nouvelle assurance de mes sentimens très distingués. (1)

« G. DELASALLE,

« Conseiller. »

(1) M. Delaselle a bien voulu m'autoriser à publier textuellement cette lettre.

§ II.

Le 23 mars 1842, Françoise Servel comparut en Cour d'assises au Puy (Haute-Loire), accusée d'un triple empoisonnement. J'étais chargé, par la défense, d'examiner si les charges résultant de l'expertise pouvaient être combattues ; je fis la déposition suivante :

« Consulté sur les questions de médecine légale résolues dans le rapport de MM. Darles et Pipet, d'Yssingeaux, sur la moralité judiciaire de l'exhumation des cadavres de la famille Chamblas, enfin sur la valeur des expertises faites à Paris par MM. Orfila, Chevallier et Ollivier (d'Angers), je me propose de démontrer :

« 1° Que le procès-verbal d'exhumation fait le 20 décembre 1840, n'est pas complet et qu'il manque de plusieurs conditions indispensables pour faire foi en matière de médecine légale ;

« 2° Que les opérations toxicologiques, consignées dans le rapport des experts d'Yssingeaux, sont insuffisantes pour motiver leurs conclusions ; que les opérations qui ont été faites ne sont pas conformes aux principes qui régissent la matière ;

« 3° Que les analyses faites par MM. les experts de Paris reposent sur des élémens recueillis par des tiers, sans observation des règles de la science ; qu'en raison des incertitudes manifestes qui doivent naître sur l'identité et sur l'intégrité de ces matières, il est impossible de tirer pour les besoins de la cause aucune lumière des conclusions des rapports de MM. Orfila, Chevallier et Ollivier (d'Angers);

« 4° Enfin, qu'il est désormais impossible de procéder à de nouvelles expertises dans l'affaire Servel.

« Première proposition. — A l'époque où écrivaient MM. Darles et Pipet, l'homme consciencieux pouvait commettre des erreurs que le progrès scientifique n'avait pas signalées et contre lesquelles il était difficile de se tenir en garde. C'est en ce sens que nous critiquons d'abord le travail de ces messieurs : notre seul mérite est de venir deux années plus tard traiter le même sujet.

« Aujourd'hui un procès-verbal judiciaire se compose nécessairement :

« 1° Des considérations préliminaires dans lesquelles on doit décrire la localité où s'est consommé le crime, les habitudes des gens de la maison et la nature du pays : pour l'exhumation il est nécessaire de constater la profondeur de la fosse, la nature du terrain qui recouvre le cadavre, l'état de la bière, la position du cadavre et son degré de putréfaction, la nature des ustensiles employés, et relater surtout qu'on a analysé avec soin les vases qui doivent recevoir les débris du corps ;

« 2° Du détail très circonstancié de la manière dont

on a fait l'autopsie, des soins apportés par l'expert dans
le choix de chaque portion d'organe pour établir plus
tard la discussion sur les cas possibles d'*imbibition*,
d'*intoxication* après la mort, de *terres arsenicales*, etc., il doit être expressément indiqué que les experts seuls ont consommé toute l'expertise ; qu'il est
impossible qu'aucune main étrangère ait pu, à leur
insu, placer par mégarde ou par malveillance les pièces de conviction en contact avec un poison qui, plus
tard, serait retrouvé par l'analyse.

« Indépendamment de ces conditions, il faut encore,
dans le cas où les terrains environnans auraient pu
souiller le cadavre, qu'une portion de terre soit, séance
tenante, prise au-dessus et au-dessous de la bière pour
être analysée.

« Telles sont en général les règles à suivre, règles
qu'il ne suffit pas d'avoir observées, mais qu'il faut
constater par un rapport détaillé pour éviter les soupçons ultérieurs. Rappelons-nous, en effet, combien de
fâcheux incidens sont nés dans ces derniers temps de
leur inobservation.

« Si maintenant nous lisons le rapport des experts
d'Yssingeaux, nous voyons qu'il n'est fait mention
d'aucune de ces formalités. Le travail de ces experts
se borne à quelques légères observations anatomiques.
Aucune indication n'est donnée sur la nature des substances recueillies pendant l'autopsie. Aucune des
questions qui tendraient à établir que l'arsenic, trouvé

dans les matières par l'analyse, provient des terres ,
des vases, du hasard, de la malveillance, ne sont pré-
vues, ne sont combattues. Le champ des conjectures
à cet égard est parfaitement libre.

« En présence de tels faits, est-il possible de trouver
dans cette expertise des élémens certains de preuves
d'un empoisonnement? Évidemment cette autopsie présente des imperfections telles, qu'il ne faut pas en tirer
la moindre conséquence.

« DEUXIÈME PROPOSITION. — En médecine légale ,
l'expert doit se retrancher fidèlement dans les bornes de
sa sphère scientifique : MM. Darles et Pipet auraient
dû circonscrire leurs actes au domaine de la médecine ,
leurs études théoriques en chimie, quelque complètes
qu'elles puissent être, ne leur permettaient pas d'a-
border, dans une affaire capitale, une analyse toxicologique. Passons aux faits.

« Après avoir annoncé que leurs expériences ont été
sans résultat relativement à l'existence de l'arsenic, ces
messieurs examinent l'estomac de Christophe Chamblas :

« On place, disent-ils, dans un tube effilé à la lampe,
« des matières animales mélangées à de la potasse et
« du charbon; on chauffe au rouge, et l'on n'obtient
« que du charbon, sauf une odeur d'ail qui se prononce
« et que l'un des experts semble reconnaître. »

« Cette méthode ne peut pas conduire aux résultats
indiqués par les auteurs. Un mélange semblable, et

placé dans les mêmes conditions, fume et se boursoufle
de manière à sortir du tube même avant d'avoir été
chauffé au rouge. Les matières animales, avant de se
convertir en charbon, laissent dégager une quantité de
fumée telle, qu'il est impossible de distinguer, à travers l'odeur de corne brûlée propre à ces matières, une
odeur d'ail quelque prononcée qu'elle puisse être. Les
composés que l'on traite par la potasse et le charbon,
pour en extraire l'arsenic métallique, sont des sels arsenicaux privés de matière animale : ce sont les précipités formés par l'acide sulfhydrique, par le nitrate
d'argent, par le sulfate de cuivre, etc. ; mais dans une
analyse scrupuleuse, le chimiste ne procède pas comme
l'ont fait les experts d'Yssingeaux.

« Le foie de Christophe Chamblas est ensuite examiné.

« Il est soumis à une longue ébullition dans de l'eau
« distillée, et QUELQUES CUILLERÉES TRÈS RAPPROCHÉES
« de ce bouillon ayant été introduites dans l'appareil
« de Marsh, ont produit sur une soucoupe des taches
« ayant beaucoup d'analogie avec celles produites par
« l'hydrogène arséniqué. »

« Dans cette expérience, toutes les règles de l'art sont
oubliées : *un bouillon très rapproché* de matières animales, introduit à la dose de deux cuillerées, et même
d'une seule dans un appareil de Marsh, donne immédiatement naissance à une mousse très compacte et
en quantité très considérable. Chaque bulle d'hydro-

gène formée entraîne avec elle une portion de la liqueur animale qui lui sert d'enveloppe. Ce mélange mousseux envahit bientôt tout l'appareil et vient rejaillir par l'extrémité du tube sur la porcelaine. Évidemment ce procédé est impraticable; autant vaudrait verser directement sur la porcelaine quelques gouttes de ce bouillon animal suspect, le dessécher sur un feu doux, et demander ensuite à la tache formée par ce résidu des caractères appréciables.

« *Quelques gouttes* du bouillon des organes de « Christophe Chamblas sont ensuite soumises à l'ac- « tion du sulfate de cuivre ammoniacal; il se forme « un *précipité verdâtre*. Un mélange de ces matières « avec quelques gouttes de nitrate d'argent a donné « un *précipité nankin*. »

« Le mode de ces essais n'est pas régulier : on n'agit jamais par les deux réactifs cités dans ce paragraphe sur des matières animales, attendu que les résultats ne peuvent être nullement appréciés. Les matières animales elles-mêmes, dans l'état normal, donneraient lieu à de pareilles réactions.

« Au surplus, conservons à ces réactions la gravité qu'on leur attribue, et raisonnons dans l'hypothèse de l'exactitude de ces faits; nous dirons : si *quelques gouttes du bouillon* provenant des organes de Christophe ont donné des réactions valables par le sulfate de cuivre et par le nitrate d'argent, l'appareil de Marsh aura dû fournir énormément d'arsenic, puisqu'on agissait sur *quelques cuillerées*. Or, nous avons vu le contraire. Supposons encore que la matière animale ait masqué la réaction produite par l'appareil de Marsh, et que les caractères dus au sulfate de cuivre et au nitrate d'argent persistent dans leur valeur; mais alors les organes de ce même Christophe, envoyés à Paris, devront fournir énormément d'arsenic aux chimistes expérimentés qui les emploieront. Or, nous verrons encore le contraire. L'analyse de Paris ne signale pas ou signale fort peu d'arsenic. Cependant, si *quelques gouttes* de bouillon du foie ont fourni des résultats appréciables, il faut convenir que Christophe était saturé d'arsenic et que tous ses viscères devaient en contenir.

« Continuer l'examen critique de ces expériences serait désormais superflu. Cependant nous devons ajouter que, *dans aucun cas, les experts d'Yssingeaux n'ont obtenu d'arsenic à l'état métallique, reconnaissable et reconnu par eux aux caractères propres à l'arsenic.*

« Terminons cette partie de notre tâche en rendant hommage à la bonne foi des experts d'Issingeaux : ils ont fait des expériences chimiques, il faut en convenir, peu exactes; mais aussi avec quel empressement ces messieurs déclarent-ils partout dans leur rapport que les preuves qu'ils ont acquises par eux-mêmes, ne suffisent pas, même pour eux, à établir leur conviction : ils s'en réfèrent aux expertises ultérieures dont nous allons discuter la portée.

Expertises faites à Paris.

« Troisième proposition. — Notre tâche à cet égard
nous paraît facile en raison de la conviction profonde qui
nous anime. Et d'abord protestons contre toute procédure médico-légale semblable à celle qui a été suivie
dans l'affaire Servel. Disons avec un auteur qui semble avoir écrit pour la question, « qu'il n'est pas sage
« d'admettre le principe du partage dans les opé-
« rations, c'est-à-dire de confier, dans les cas d'exhu-
« mations juridiques, à un expert de la localité, le
« soin de recueillir et de carboniser même les tissus,
« pour ensuite les expédier aux savans de nos grandes
« villes, qui seraient chargés de terminer les analyses
« définitivement. Cet usage est assurément contraire
« aux saines maximes de la chimie légale. Les seconds
« experts continuateurs ne pourront répondre nulle-
« ment sous serment de ce que les premiers experts
« auront fait ni pour l'adresse dans l'opération, ni
« pour la pureté des substances. Et on conçoit que la
« conclusion définitive ne pourrait que s'obscurcir
« beaucoup au milieu d'un tel désordre. Au contraire,
« l'unité des opérations est un principe fondamental
« en matière d'expertise juridique (1). »
En effet, comment concevoir, de la part d'hommes

(1) Compte rendu de l'Académie des sciences, *Courrier français.* 17 février 1841.

haut placés, un raisonnement semblable à celui qui va suivre :

« Nous sommes chargés d'une expertise sur des
« matières qui sont à 100 lieues de Paris ; pour éviter
« le voyage, nous ferons, *par procuration* et par telle
« personne de la localité qui voudra l'entreprendre,
« examiner les cadavres, recueillir, apprécier, prépa-
« rer, distinguer, envoyer les matières. Si ces hom-
« mes de la province s'avisent ensuite de vouloir ter-
« miner l'expertise, nous leur répondrons que seuls on
« nous a jugés capables de faire ce travail, et qu'ils
« pourraient tomber dans l'erreur à cause du dénue-
« ment ordinaire des petites localités en produits chi-
« miques *purs*. Cependant, nous leur dirons de pré-
« parer, avec les matières qu'ils jugeront suspectes,
« un *extrait* concentré au moyen d'eau *pure*, de po-
« tasse *pure*, dans des vases *purs*, avec des ustensiles
« *purs*, et avec des mains infaillibles pour cette partie
« de l'expertise. Puis, si ces hommes de la province
« croient pouvoir essayer de traiter ce même extrait
« préparé par eux, en employant du nitrate de po-
« tasse, du zinc et de l'acide sulfurique, nous leur ré-
« pondrons que nous seuls sommes capables de savoir
« si le zinc est *pur*, si le nitrate de potasse est *pur*, si
« l'acide sulfurique est *pur*. »

« De cette manière, nous aurons les bases d'un rapport dont les conclusions, en cas d'affirmative, seront :
il y a de l'arsenic dans les organes attribués à tel ou

4.

tel individu; affirme qui voudra que ces organes ont reçu cet arsenic par la voie de l'empoisonnement ou par toute autre!

« Il suffit de présenter un pareil tableau pour que l'homme du monde même comprenne toute la défectuosité d'une pareille procédure. Si, dans l'affaire Servel, il se présente de semblables circonstances, n'en tirerons-nous pas, en saine logique, les conséquences que nous avons annoncées?

« Or, qu'a-t-il été fait par MM. les experts de Paris? Ces messieurs signalent dans leur premier rapport comment leur sont parvenues les matières qu'ils ont examinées; c'est sur la foi des experts d'Yssingeaux que chaque pièce est attribuée à chacun des trois cadavres, qu'on affirme que telle portion d'organe est à Christophe, telle autre à Françoise ou à Claude Chamblas; on déclare que néanmoins ces pièces sont insuffisantes; il faut recueillir encore des matières; on a oublié d'envoyer de la terre prise lors de l'exhumation; il faudra en prendre *dans les parties les plus proches de la fosse où étaient primitivement ces cadavres*. On indique la marche à suivre pour préparer un extrait concentré de toutes ces matières en décomposition, il faudra de l'eau *pure*, de la *potasse pure*, des *vases irréprochables* sous le rapport du vernis et des terres ou des métaux qui composent ces vases. On signale ces conditions qui sont indispensables, mais on ne songe pas qu'il soit nécessaire d'envoyer de Paris de l'eau, de la potasse, des vases *purs*, et des mains infaillibles pour l'opération.

« Ce n'est pas tout encore : ce premier rapport des experts de Paris arrive à Yssingeaux ; en conséquence des défectuosités de la première exhumation, du défaut de pièces de conviction, du manque d'habitude des experts qui ont opéré si imprudemment dans le premier cas, le magistrat instructeur nomme, pour faire une seconde exhumation des mêmes cadavres, qui? les mêmes experts d'Yssingeaux !

« Serait-ce parce qu'on avait entière confiance, non pas dans le caractère plein d'honneur des premiers experts, personne n'en doute, mais dans leur habileté *chimico-pratique?* Non certainement, puisque le même rapport par lequel on demande de nouvelles matières, contient une critique faite par les experts de Paris aux experts d'Yssingeaux, sur leur inexpérience à cet égard.

« Que se passe-t-il? Dans l'embarras où se trouve la justice pour constater l'identité des fosses et des cadavres, pour recoudre les lambeaux épars de cette instruction viciée dès le principe, on fouille le cimetière; un fossoyeur affirme que c'est là Christophe, un autre que c'est là Françoise, celui-ci que c'est bien là Claude, dont les chairs sont dans un état de putréfaction et de décomposition complète, Claude reconnu cependant à *la barbe de son menton ! ! !*

« Après s'être assuré, *autant qu'il était en eux*, car

ils n'affirment rien, de l'identité des cadavres, les opérateurs recueillent de nouvelles pièces de conviction; on porte ces restes dans une maison voisine,... puis on confie pour une troisième fois à la terre ces malheureux débris; mais avant de leur donner enfin ce dernier asile, on met dans un pot un échantillon des terres qui doivent les recouvrir, en disant qu'on suppléera par cette terre à l'oubli qu'on avait fait d'en recueillir six mois auparavant.

« C'est assez nous appesantir sur ce point, qui, nous en sommes sûrs, n'est plus en question pour personne. Quoi qu'il en soit de ce désordre dans le choix des élémens de l'expertise de Paris, on obtient des résultats et l'on annonce que les organes de Françoise Chamblas contiennent une petite quantité d'arsenic; que pour Claude on n'a rien trouvé; que pour Christophe on a des doutes (1).

« Des doutes sur les organes de Christophe Chamblas? Christophe, le dernier enfant que l'on dit mort empoisonné? Celui dont l'exhumation s'est faite le lendemain de son décès, dont le cadavre était entier, les viscères intègres, le sang pur de toute corruption? Des doutes en face de pareils élémens de preuves sont

(1) Dans le second rapport, celui du 22 juin 1841, on dit: « Tous ces faits démontrent d'une manière *positive* que les produits que nous avons examinés et qui provenaient du cadavre de Christophe Chamblas ne contiennent pas d'arsenic. Dans le premier rapport, on avait pourtant obtenu des résultats contraires. »

impossibles, et la cause de cette impossibilité, la voici:
la chimie légale est une science de faits, une science
matériellement exacte comme les mathématiques sont
rationnellement exactes : les faits existent ou les faits
n'existent pas; il n'y a pas de moyen terme admissible. Pour Christophe, vous avez eu des faits, ces faits
se groupent en preuves positives et en preuves négatives. Le raisonnement s'établit sur la valeur de ce
calcul, le résultat doit être net, et laisser dans la conscience une lucidité complète. Vos doutes se traduisent donc ainsi : Christophe n'est pas mort empoisonné.

« S'il nous appartenait de soulever une question de
médecine légale, nous demanderions aux juges compétens de résoudre le problème suivant :

« Christophe a succombé à une mort violente ; des désordres graves, car c'est sur Christophe que les experts
d'Yssingeaux ont signalé les traces les plus vives, ont
été observés sur son cadavre ; ces désordres ont mo-
tivé des recherches chimiques. Ces recherches n'ont
cependant décelé la présence d'aucun agent toxique
dans les organes de Christophe, organes en tout très
propres à ce genre de recherches. N'est-il pas alors
rationnel de penser, et ne doit-on pas croire même,
que Christophe Chamblas a succombé à l'une de ces
maladies gastro-intestinales qui simulent si parfaitement les symptômes de l'empoisonnement?

« S'il est rationnel de croire que Christophe est mort
non empoisonné, n'expliquerait-on pas de la même

manière la mort de Claude? Ces maladies qui sembleraient alors avoir suivi cette famille, n'auraient-elles
pas également attaqué Françoise Chamblas?

« QUATRIÈME ET DERNIÈRE PROPOSITION — Les preuves que nous pourrions donner à l'appui de cette proposition sont déduites de ce qui précède, elles sont la conséquence de la discussion que nous venons d'agiter.

« S'il restait quelques doutes à cet égard, nous di-
rions que l'instruction écrite nous apprend qu'une in-
souciance telle a présidé à tout ce qui s'est fait sur les
lieux ; que des pièces importantes, de l'arsenic peut-
être, ont été perdues par les experts d'Yssingeaux
dans le cours de leurs opérations. Qui nous éclaire sur
la question de savoir si cet arsenic n'est pas tombé
dans le vase contenant les organes de Françoise Chamblas? Qui vient nous dire que cet arsenic placé sur la
table pêle-mêle avec le foie, les intestins de Françoise
Chamblas, n'est pas l'arsenic revenu de Paris sur la
porcelaine miroitante et accusatrice?

« Nous appelons l'attention de la justice sur les observations du magistrat instructeur de l'affaire, qui
déplore dans son rapport la conduite des experts d'Yssingeaux, et déclare que la conscience de ces hommes
devait leur crier de s'abstenir en matière de médecine
légale (1). »

____

(1) Il est vivement à regretter que la justice ne puisse faire
sur ce rapport (celui de MM. Darles et Pipet), tout le fond qu'elle
était en droit d'espérer. Il suffit, en effet, de lire la réflexion fi-

M. Barse termine ainsi ses observations : « La tâche que je m'étais imposée est en ce moment-ci grandement simplifiée, grâce aux savantes dissertations qui vous ont été développées par M. Chevallier. Il me suffit de me souvenir pour faire de la science. J'ai le bonheur de pouvoir vous rappeler que mon opinion est complétement corroborée par la sienne. Je n'ai plus qu'à vous entretenir de quelques faits qui ressortent des débats.

« Les experts d'Yssingeaux ont employé, pour transporter du cimetière de Retournac à Yssingeaux, des vases qui n'ont pas été soumis à l'expertise de Paris. Ces vases restés à Yssingeaux n'ont été examinés par aucun des experts ni avant ni après leur emploi ; rien ne constate leur nature ni leur état.

« Les réactifs et ustensiles ont été pris chez M. Joyeux, au Puy ; les experts ne se sont pas assurés de leur pureté. Ce fait est grave ; il n'est permis à personne de voir par les yeux d'autrui en toxicologie.

---

nale qui l'accompagne, pour s'assurer que les experts ont agi sans foi ni confiance dans leurs moyens d'expérimentation, et l'on ne comprend pas que vis-à-vis ce sentiment, ils n'aient point refusé la mission de la justice, pour qu'elle fût remise à des hommes de l'art, marchant d'un pas ferme vers le but qu'ils devaient atteindre. *Il résulte de là que*, sauf un point, *ce rapport peut être considéré comme presque NUL en ce qui concerne la partie chimique*..... Il est à regretter encore, qu'une des pièces de conviction consistant en un morceau de papier portant le n⁰ 3, contenant trois petits morceaux d'une matière blanche et solide, ait été égaré par les mêmes experts.

(Réquisitoire de M. le procureur du roi.)

MM. Orfila et Chevallier, quand ils opèrent, analysent leurs réactifs avant de s'en servir, et cependant leurs réactifs sortent des meilleures fabriques de Paris. Si M. Darles, en s'adressant à M. Joyeux, eût dit qu'une condamnation capitale dépendait de la pureté de ces substances, si M. Joyeux eût été chargé d'opérer lui-même en médecine légale, il aurait analysé ces substances malgré leur origine, malgré sa confiance en leur pureté.

« Le débat constate qu'il a été perdu une pièce de conviction dans le laboratoire, et que cette pièce serait un fragment d'arsenic. Perdre une chose, c'est ne pas pouvoir dire où se trouve cette chose, mais également c'est ne pas pouvoir dire où elle n'est pas : nous sommes donc ici encore dans le champ des conjectures et des incertitudes.

M. le procureur du roi. — M. Barse, vous entrez ici dans l'appréciation des faits que MM. les jurés seuls devront peser dans leur sagesse.

M. Barse. — J'ai l'honneur de faire observer à M. le procureur du roi, que la discussion porte sur des faits résultant des dépositions des témoins, et que ces faits sont spécialement du ressort de la toxicologie.

M. le procureur du roi. — Mais, monsieur, vous en tirez des inductions qu'il n'appartient qu'au jury d'apprécier.

M. Barse. — Je dois rapporter ces faits, parce que

je désire qu'il soit établi à leur égard un débat contradictoire.

M. le président. — La cour vous entend avec plaisir. Le témoin n'est pas sorti de l'appréciation qu'il avait à faire : veuillez continuer.

RÉSUMÉ ET CONCLUSIONS.—Ainsi donc, plus on entre profondément dans les détails de l'affaire Servel, plus l'homme calme et consciencieux trouve à se convaincre qu'elle repose sur une accusation qui pèche par sa base.

« Plus on se pénètre des faits qui résultent des pièces annexées au procès, plus l'homme qui apporte dans la cause des connaissances spéciales et positives, s'impressionne douloureusement à la vue d'une accusation capitale basée seulement sur des faits incertains, sur un corps de délit dont on ne constate pas l'existence.

« Nous trouvons dans la manière de procéder des savans de Paris, un enseignement profond en matière d'expertise pratique. Nous voyons de quelles précautions ils s'entourent, avec quelle précision, quelle clarté sont décrites chacune de leurs opérations ! C'est là en effet une méthode nécessaire, indispensable, et tout praticien doit la prendre pour modèle.

« En fait, il n'est pas établi que le poison trouvé dans les organes de Françoise Chamblas, a été introduit nécessairement pendant la vie. Il est prouvé que ce poison a pu, au contraire, être ingéré après la mort.

« Il résulte donc de ce qui précède, que toutes les opérations sont nulles, qu'il n'existe pas de corps de délit. »

§ III.

EXEMPLE D'UN PROCÈS DANS LEQUEL L'EXPERT A CONCLU PAR UN DOUTE; DISCUSSION QUI A SUIVI CE PROCÈS A L'OCCASION DE CETTE CONCLUSION.

Le 9 décembre 1843, André Rocher et Marie Camus étaient accusés devant la Cour d'assises de Riom d'avoir empoisonné Jacques Pouchon. M. *Orfila* appelé pour se prononcer entre M. Dupasquier de Lyon et moi, fit la déposition suivante :

M. Orfila. — Devant la Cour d'assises de la Haute-Loire, MM. Reynaud, Porral et Barse conclurent que Pouchon était mort empoisonné par une préparation de plomb, tous les composés de ce genre assimilables étant vénéneux, et l'analyse chimique des organes du cadavre leur ayant fourni du plomb. M. Dupasquier, appelé par la défense, fut moins affirmatif que les experts du Puy, et termina sa déposition par ces mots : « Il reste donc un doute, un doute bien fondé, sur le « fait de l'empoisonnement, bien que cet empoisonne- « ment soit rendu probable, et même très probable, « par la découverte du plomb dans les organes de Pou- « chon et dans la matière des vomissemens. » Déjà, et

antérieurement à cette déposition , le professeur de
Lyon avait eu à s'expliquer sur le même sujet dans
une consultation médico-légale , portant la date du
4 juin 1843, et il est à remarquer que les conclusions
de ce mémoire diffèrent notablement de celles qui
furent produites au Puy : en effet, dans la pièce écrite,
M. Dupasquier se borne à dire qu'il n'est pas certain
que Pouchon soit mort empoisonné , et rien n'indique
qu'il regarde l'empoisonnement comme très probable.
Quant à moi, je déclarai que si je ne pouvais pas affirmer que la mort fût le résultat d'un empoisonnement
par un sel de plomb, je croyais cependant que cet empoisonnement était excessivement probable.

« La science, en allant au-delà, disais-je, pourrait
être taxée d'imprévoyance et de témérité ; en restant
dans les bornes que je viens de lui assigner, elle fournit
un élément dont la portée n'échappera pas à messieurs
les jurés.

« Il s'agit actuellement d'examiner jusqu'à quel point
les débats scientifiques qui ont eu lieu au Puy, l'expertise ordonnée par la Cour de la Haute-Loire, séance
tenante, et la publication récente de la consultation de
M. Dupasquier, ont pu modifier mon opinion. Je me
hâte de le dire, ces divers documens , loin d'ébranler
mes convictions, ont dû les fortifier, comme on pourra
s'en assurer par les détails dans lesquels je vais entrer.

« La question, réduite aux termes les plus simples ,
peut être ainsi posée : la mort de Pouchon est-elle le

résultat de la maladie à laquelle il était sujet depuis
plusieurs années, sans que le plomb retiré de ses organes ait contribué en rien à la produire ; ou bien Pouchon est-il mort empoisonné par une préparation de
plomb ? Voyons si les faits scientifiques de la cause
sont mieux expliqués par l'une que par l'autre de ces
hypothèses.

« Ire *hypothèse.* — Ceux qui attribuent la mort
de Pouchon à la maladie dont il était atteint, s'appuient
sur les considérations suivantes : 1° les symptômes observés avant la mort de cet homme avaient été, pour
la plupart, éprouvés par lui à d'autres époques, et ils
peuvent avoir été déterminés par la maladie grave de
l'estomac à laquelle il était en proie ; 2° à l'ouverture
du cadavre, on a trouvé les signes les plus caractéristiques d'une désorganisation produite par une longue
maladie de l'estomac , et *pas la moindre trace d'un
empoisonnement aigu ;* 3° le plomb retiré des organes
de Pouchon peut provenir d'une préparation insoluble
et *non vénéneuse* qui aurait été mêlée par mégarde
à la salade et au vin dont il avait fait usage, ou bien
de celui qui existait accidentellement dans plusieurs alimens ou dans les boissons habituellement destinés à la
nourriture de l'homme, ou bien d'un médicament plombique qui aurait été administré par un médecin ou
par un médicastre ; ou bien, enfin, les divers lavemens
prescrits à Pouchon par les médecins du Puy, et dans
chacun desquels l'acétate de plomb entrait à la dose

de 4 grammes ; 4° si la mort reconnaissait pour cause un empoisonnement aigu déterminé par le plomb, on aurait dû trouver dans l'estomac une série de points blancs formant en quelque sorte des chapelets, ainsi que je l'ai établi dans un mémoire lu à l'Académie royale de médecine en 1839. Or, cela n'a pas eu lieu. Ces quatre points résument fidèlement le mémoire de M. Dupasquier.

« Développons successivement ces diverses objections afin de mieux en apprécier la valeur. En ce qui concerne les *symptômes*, rappelons d'abord que Pouchon était malade depuis quatre ans, que sa maladie consistait dans des douleurs d'estomac, des vomissemens très fréquens et des selles souvent sanguinolentes; qu'à l'époque de sa dernière maladie, il paraissait reprendre des forces depuis un mois ou six semaines; qu'il n'avait pas vomi depuis plus de vingt jours, lorsque trois jours avant sa mort, après avoir mangé une salade, il fut pris de douleurs vives à l'estomac, de vomissemens noirâtres et abondans, de déjections alvines sanguinolentes, de convulsions, de resserrement dans les membres et dans les mains, de contractions à la figure telles, qu'elles lui faisaient tourner la bouche; enfin, qu'il avait conservé l'intégrité de ses facultés intellectuelles. J'avouerai tout d'abord que si l'on peut observer ces symptômes dans certains cas d'indigestion et de choléra-morbus sporadique, il est excessivement rare qu'ils se manifestent dans la plupart des gastrites qui ne sont pas le résultat d'un empoisonnement, ni dans les affections cancéreuses.

« J'irai plus loin, et je concéderai que, dans l'état maladif où se trouvait Pouchon, l'ingestion d'une salade *non empoisonnée* pouvait, à la rigueur, occasionner des accidens analogues. Mais aussi j'établirai d'une manière péremptoire qu'ils ont dû se développer si la salade était mélangée d'un sel de plomb *vénéneux*. En effet, les composés de ce genre, administrés à une dose notable, donnent lieu aux symptômes précités, même chez un homme robuste et bien portant ; à plus forte raison cela aurait-il dû se passer ainsi chez Pouchon, qui était affaibli par des maladies antécédentes, et dont les organes digestifs surtout étaient singulièrement prédisposés à une sur-irritation. Et ici je ferai observer combien on serait dans l'erreur si l'on objectait que les composés de plomb déterminent toujours, non pas des accidens analogues à ceux qu'a éprouvés Pouchon, mais bien la colique des peintres, la paralysie saturnine, l'encéphalopathie, etc. En effet, messieurs, les composés de plomb agissent de deux manières fort différentes sur l'économie animale. S'agit-il d'émanations saturnines, ou de petites doses d'un sel de plomb introduit dans l'estomac, il se développe alors cette maladie que l'on a désignée sous le nom de *maladie de plomb*, c'est-à-dire la colique des peintres, la paralysie, etc. S'agit-

il, au contraire, d'une forte dose d'un sel de plomb,
on observe alors tous les symptômes d'un empoisonnement aigu produit par les irritans, c'est-à-dire tous
les symptômes éprouvés par Pouchon. Cette distinction importante, je l'ai établie dans mes ouvrages dès
l'année 1814, et il était utile de la rappeler, parce
qu'il est probable que tout-à-l'heure on mettra en
avant que les accidens dont Pouchon a été victime
n'ont pas été occasionnés par un composé plombique,
attendu qu'ils ne ressemblaient pas à ceux que l'on
remarque dans la colique des peintres, c'est-à-dire
dans cet état maladif qui semble constituer un empoisonnement lent produit par le plomb. Cela étant,
quelle conséquence tirer des symptômes présentés par
Pouchon, et qui ont été si incomplétement décrits? C'est
qu'ils ne sont guère propres à fournir la solution du
problème qui m'occupe, qu'ils appuient à-peu-près également les opinions en litige, et qu'il faut chercher
ailleurs des élémens plus probans.

« Trouverons-nous ces élémens dans les lésions cadavériques? On sait que l'estomac était distendu et re-
couvert dans sa moitié droite par le foie, qui y adhérait dans une de ses parties ; qu'il parut altéré dans
sa forme et dans l'épaisseur de ses parois ; qu'il offrait
à sa partie droite et en haut une large ouverture,
suite d'une ulcération cicatrisée qui conduisait dans
une petite poche formée dans sa partie supérieure par
la portion du foie qui adhérait à cet organe, et par des

feuillets séreux recouverts d'une membrane muqueuse, comme il en existe dans les kystes ou tumeurs de nouvelle formation; peu de liquides existaient dans l'intérieur de l'estomac et dans cette poche; mais on y voyait une quantité notable de petits corps durs, de forme et de consistance différentes, avec quelques noyaux de cerises tachetés de noir. Aucune lésion récente ne paraissait exister dans l'étendue de l'estomac. Ces lésions, je m'empresse de le dire, me paraissent devoir être attribuées à la maladie dont Pouchon était atteint depuis plusieurs années, et ne sauraient constituer un argument en faveur de l'empoisonnement; mais est-ce à dire pour cela qu'elles soient de nature à exclure toute idée d'une intoxication? Non, certes : ce serait aller contre les faits les mieux établis que de soutenir une pareille prétention. Qui ne sait, en effet, que dans certains cas les poisons les plus irritans ont déterminé la mort sans laisser la moindre trace de leur action locale; et n'ai-je pas rapporté en 1814 précisément un exemple d'empoisonnement aigu par 48 grammes d'acétate de plomb, qui fut suivi d'une mort prompte, sans avoir occasionné l'inflammation des membranes du canal digestif? (*Toxicologie générale*, p. 252 de la première édition.) D'où il faut conclure que si les lésions cadavériques constatées chez Pouchon ne doivent pas être considérées comme une preuve d'intoxication, du moins ne peut-on pas dire qu'elles permettent d'établir que l'empoisonnement n'a pas eu lieu.

« Si après avoir examiné les symptômes et les lésions des tissus, je porte mon attention sur la question relative à l'origine du plomb extrait du cadavre de Pouchon, il ne me sera pas difficile de réfuter l'opinion de ceux qui pensent que la présence de ce métal dans le corps de cet homme ne constitue qu'un fait accessoire et à-peu-près indifférent.

« Le plomb retiré des organes de Pouchon, a-t-on dit, peut provenir d'une préparation insoluble et non vénéneuse, qui par mégarde aurait été mêlée à la salade et au vin dont il avait fait usage, et l'on s'est appuyé sur ce que des sels de plomb insolubles, tels que le sulfate, le sulfure, le phosphate, le borate, l'oxalate, le tartrate et le tannate ont été donnés à assez forte dose à des chiens sans produire le moindre accident. Je serais mal venu à nier ces faits, moi qui ai annoncé le premier, en 1814, trente ans par conséquent avant M. Dupasquier, que le sulfate et le sulfure de plomb n'empoisonnaient pas les chiens; mais ce que l'on n'a pas dit, et ce qu'il importe de faire connaître, c'est que tous ces composés peuvent devenir vénéneux dans certaines circonstances, et que Pouchon s'est précisément trouvé dans ces circonstances. Étudions successivement les divers sels insolubles de plomb, et voyons si la proposition que j'avance n'est pas suffisamment justifiée.

« Le carbonate, l'iodure et le chrômate tuent l'homme et les chiens à-peu-près comme le feraient les sels solubles du même métal.

5.

« Le phosphate, le borate, l'oxalate, le tartrate, le tannate et même le sulfate, que M. Dupasquier regarde comme inertes, parce qu'ils sont insolubles et qu'ils n'ont pas tué les chiens auxquels il les avait administrés, se dissolvent promptement, et en assez grande quantité, dans de l'eau froide à peine acidulée par l'acide chlorhydrique contenant une petite proportion de chlorure de sodium (sel commun), et deviennent vénéneux; il y a mieux, tous ces sels sont sensiblement solubles dans une eau acidulée, même sans addition de sel commun, et deux d'entre eux, le borate et le tannate, s'y dissolvent promptement et abondamment.

« Le sulfure de plomb naturel est à-peu-près dans le même cas, apparemment parce qu'il contient une certaine quantité de sulfate qui se sera formée par l'action de l'air. Il est vrai que le sulfure de plomb artificiel ne se comporte pas ainsi s'il est récemment préparé; mais s'il a été exposé pendant quelque temps à l'air, il renferme déjà du sulfate de plomb, qui se dissout en partie dans l'eau acidulée tenant du chlorure de sodium en dissolution.

« Faisant application de ces données à l'espèce, nous dirons : le sel de plomb avalé par Pouchon, quel qu'il fût, a été administré dans une salade ou dans du vin, c'est-à-dire dans un aliment ou dans une boisson contenant assez de sel commun et d'acide pour opérer la dissolution d'une portion de ce sel, alors même que celui-ci eût été insoluble; d'où il faut conclure qu'en admettant même la supposition, si peu vraisemblable, de M. Dupasquier, Pouchon, qui aurait pris un sel insoluble de plomb, pouvait être empoisonné par lui. Je dis que cette hypothèse est on ne peut plus invraisemblable : en effet, comment adopter que l'on ait mêlé par mégarde, à de la salade ou à du vin, des sels insolubles, qui ne se trouvent jamais dans le commerce, ni même dans les laboratoires les mieux fournis, tels que le phosphate, le borate, l'oxalate, le tartrate et le tannate de plomb ? Quant au sulfate, il est vrai que s'il est moins rare que les précédens, encore est-il qu'il n'est pas d'un débit commun, et qu'il ne se vend que dans des magasins de premier ordre. Au surplus, M. Barse a déclaré devant la Cour d'assises de la Haute-Loire avoir parfaitement lavé, et à plusieurs reprises, l'intérieur du canal digestif avant de le soumettre aux opérations chimiques qui ont fourni du plomb. Dès-lors, il est évident que ce métal ne pouvait pas provenir d'un sel insoluble de plomb qui aurait été appliqué à la surface de ce canal, et que je supposerai, pour un instant, n'avoir pas été transformé en sel soluble, mais bien d'un sel pris à l'état soluble, ou d'un sel insoluble devenu soluble dans le canal digestif. D'ailleurs, messieurs, ne serait-il pas étrange, lorsque Pouchon a eu des selles si abondantes avant de mourir, qu'un sel insoluble n'eût pas été entraîné par elles, sinon en totalité, du moins en assez grande partie, pour qu'il en restât à peine dans le canal intestinal ; tandis qu'on

conçoit facilement la présence du plomb dans les organes, si le sel avalé était soluble, parce que celui-ci est
promptement absorbé, en partie du moins, et détermine l'empoisonnement alors même qu'une autre portion serait expulsée avec les déjections alvines. Tout
se réunit donc pour établir que c'est à un sel soluble
et vénéneux de plomb qu'il faut attribuer les accidens
éprouvés par Pouchon.

« Mais, a-t-on dit, le plomb pouvait se trouver accidentellement dans plusieurs alimens ou dans les boissons habituellement destinés à la nourriture de l'homme.
Cette assertion paraîtra dénuée de tout fondement lorsqu'on saura, d'une part, que les alimens et les boissons dont on parle, pour déterminer les accidens développés chez Pouchon, et pour rendre raison de la
quantité de plomb contenue dans le cadavre, auraient
dû renfermer une proportion de plomb vingt fois au
moins aussi considérable que celle qui s'y trouve *accidentellement*, et dans des circonstances on ne peut
plus rares. D'ailleurs, il serait bien extraordinaire que
parmi les diverses personnes qui ont dû faire usage
d'alimens préparés dans des vases anciennement étamés avec un étamage riche en plomb, ou d'eau et de
vin lithargyrés, aucune n'eût été incommodée, tandis
que Pouchon aurait succombé. J'ajouterai, en outre,
que le sel de plomb, et tout le monde est d'accord sur
ce point, a été pris avec la salade : or, on sait que cet
aliment ne se prépare guère dans des vases étamés,

mais bien dans des vases de faïence ou de porcelaine.

« Voudrait-on attribuer les symptômes graves déjà indiqués, et la mort, à un médicament plombique administré par un médecin ou par un médicastre? Nous répondrons qu'il est impossible qu'il en soit ainsi, parce qu'en présence d'une accusation aussi formidable, on n'aurait pas manqué d'en faire la déclaration ; personne ne voudrait assumer la responsabilité d'un silence qui pourrait entraîner les conséquences les plus graves.

« Un argument qui a paru un instant avoir de la force aux yeux de ceux qui soutiennent que Pouchon n'est pas mort empoisonné, a été tiré de ce fait, qu'à une certaine époque, on lui avait donné plusieurs lavemens contenant des doses notables d'acétate de plomb : le plomb retiré des organes de Pouchon, par les experts du Puy, a-t-on dit, provenait de ces lavemens, et il est inutile de lui chercher une autre origine. Cet argument est sans valeur aucune. En effet, les lavemens dont il s'agit ont été donnés en février 1841, c'est-à-dire dix-huit mois avant la maladie qui a entraîné Pouchon au tombeau; et quelques jours avant sa mort, cet homme avait vomi des matières dans lesquelles on trouva du plomb. En admettant que le malade eût été atteint d'une de ces maladies rares, dans lesquelles on vomit une partie des lavemens ingérés, il serait absurde, et contraire aux préceptes de la science, de prétendre que le plomb trouvé dans les matières vomies pendant la maladie éprouvée par Pouchon, en juillet 1842, pût provenir de lavemens plombiques qui lui auraient été administrés en février 1841.

« Dira-t-on, enfin, que le plomb extrait du cadavre de Pouchon était contenu dans les réactifs ou dans les vases qui ont servi à faire les opérations ? Ici la réponse serait péremptoire. On a fait usage des mêmes réactifs et des mêmes vases lorsqu'on a agi sur les organes du cadavre d'un homme qui n'était pas mort empoisonné, et on n'a point retiré de plomb. Donc, le plomb trouvé chez Pouchon ne provenait ni des réactifs ni de ces vases. On sait d'ailleurs que la fonte et la porcelaine dont on s'est servi ne renferment point de plomb, et, quant à la potasse, en supposant même qu'elle fût plombique, ce qui est extrêmement rare, nous dirons que, dans l'expertise faite au Puy, par MM. Reynaud, Porral, Barse, Dupasquier et moi, nous avons retiré du plomb des matières vomies par Pouchon, quoique nous n'eussions pas traité ces matières par la potasse.

« La dernière objection que je dois examiner est ainsi conçue : « Si la mort de Pouchon reconnaissait pour « cause un empoisonnement aigu déterminé par le « plomb, on aurait dû trouver dans l'estomac une série « de points blancs formant en quelque sorte des cha- « pelets, ainsi que je l'ai établi dans un Mémoire pu- « blié en 1839. » — « Assurément je ne viendrai pas ici donner un démenti à une assertion que j'ai précédemment émise d'après des expériences exactes. Loin de là, je soutiendrai que l'altération dont il s'agit est un fait constant dans l'intoxication plombique aiguë. Mais, messieurs, j'ai ajouté que lorsque la mort n'était arrivée qu'au quatrième jour, ces points blancs étaient moins nombreux, et qu'on ne pouvait les voir qu'à l'aide d'une loupe, ou bien qu'il fallait, pour en constater la présence, arroser la surface interne de l'estomac avec l'acide sulfhydrique. Ces points blancs, ai-je dit, sont décomposés ou absorbés avec le temps, et finissent par ne plus laisser de traces de leur existence. Serait-il donc extraordinaire que, chez Pouchon, qui n'est mort qu'à la fin du troisième jour, lorsque déjà ces points blancs pouvaient avoir été en grande partie décomposés ou absorbés par un acte vital, il n'y eût aucun vestige de cette altération visible à l'œil nu? Je ne saurais, dès-lors, trouver dans l'absence de cet état granuleux un argument sérieux contre l'empoisonnement par un sel de plomb.

« Je dois conclure de ce qui précède, quant à la première hypothèse, qu'il est bien difficile, pour ne pas dire impossible, d'expliquer tous les faits scientifiques de la cause, en admettant que Pouchon ait succombé à une atteinte de la maladie à laquelle il était sujet ; car nous avons vu, qu'alors même qu'il serait prouvé que la salade ou le vin auraient été mélangés avec un sel insoluble et non vénéneux de plomb, ce sel aurait pu devenir soluble et vénéneux à la faveur du sel commun, et d'un ou de plusieurs acides contenus dans la salade et dans le vin.

« *Deuxième hypothèse.* — J'aborde maintenant l'hypothèse au moyen de laquelle on explique la mort de Pouchon par un empoisonnement plombique. Pouchon était bien portant au moment où il mange une salade, et il éprouve aussitôt des accidens graves, qui, s'ils peuvent à la rigueur être occasionnés par une indigestion, peuvent au même titre, au moins, être rapportés à un empoisonnement par un sel de plomb. D'un autre côté, l'ouverture du cadavre fournit des résultats qui ne permettent pas de conclure que la mort n'a pas été le résultat d'un empoisonnement par une préparation saturnine. Enfin, l'analyse chimique faite avec autant de soin que de sagacité par MM. Barse, Reynaud et Porral, ainsi que celle qui fut faite par les mêmes experts, par M. Dupasquier et par moi, pendant le débats de la Cour d'assises de la Haute-Loire, prouvent jusqu'à l'évidence, non-seulement qu'il existait du plomb en proportion notable dans les organes de Pouchon et dans les matières vomies par lui, mais encore que ce métal ne provenait pas de la quantité infiniment petite de celui qui peut exister naturellement chez l'homme. En effet, les experts du Puy, se conformant aux exigences de la science, soumirent les organes du cadavre d'un homme non empoisonné aux mêmes opérations chimiques, à l'aide desquelles ils en avaient extrait du corps de Pouchon, et ils ne purent y déceler la moindre trace de plomb.

« En présence de ces faits, quoi de plus simple que d'expliquer la mort de Pouchon, en supposant qu'il a été empoisonné, soit par un sel soluble de plomb, lequel, après avoir été absorbé, aura occasionné les symptômes déjà indiqués, et la mort? Que, si l'on veut à toute force, et contre toute probabilité, que le sel ingéré ne fût pas soluble et vénéneux, mais insoluble et inerte, Pouchon pourrait encore être mort empoisonné, attendu que les sels insolubles de plomb, comme je l'ai prouvé, sont vénéneux par eux-mêmes, ou bien peuvent le devenir par le contact avec le sel commun et avec le vinaigre, matières avec lesquelles on avait assaisonné la salade ingérée ?

« Maintenant, est-ce par mégarde que le sel de plomb soluble ou insoluble aurait été mêlé aux alimens ou aux boissons ? C'est là une question qu'il n'appartient pas à la science de résoudre.

« *Conclusion.* — Si j'étais obligé d'opter entre les deux hypothèses que je viens d'examiner, je ne balancerais pas à adopter la dernière, et je dirais que *Pouchon est mort empoisonné* par un sel de plomb ; mais il n'en est pas ainsi, car je puis embrasser une troisième opinion, à mon avis plus conforme que les autres à l'état actuel de la science.

« Dès qu'il n'est pas impossible, quoique ce soit très peu vraisemblable, que Pouchon ait avalé un sel de

plomb insoluble ; dès qu'il existe un de ces composés
(le sulfure artificiel récemment préparé) qui n'est pas
transformé en un sel soluble par l'action du sel commun
additionné d'un peu d'acide ; dès que l'on peut objecter,
à tort suivant moi, que le sel commun et l'acide contenus dans la salade mangée par Pouchon n'étaient pas
en quantité suffisante pour rendre soluble et vénéneux
le sel insoluble de plomb qui aurait été mêlé à cet aliment, je dois user de réserve, et ne pas affirmer qu'il
y a eu empoisonnement ; mais aussi, comme il résulte
des documens cités dans cette déposition , que ce ne
serait que par une exception, en quelque sorte mira-
culeuse, que les choses se seraient ainsi passées, je
dois être autorisé à déclarer que l'empoisonnement de
Pouchon par un sel de plomb est un fait excessivement
probable.

« La Cour et MM. les jurés apprécieront les motifs de
cette réserve. Placé entre l'accusation et la défense,
sans se préoccuper des charges qui pèsent contre les
accusés, ni des argumens susceptibles de les atténuer
ou de les annihiler, le médecin légiste a rempli sa mission dès qu'il s'est conformé aux préceptes les plus ri-
goureux de la science , et c'est un devoir pour lui, s'il
conserve le plus léger doute, de l'exprimer hautement,
alors même que ce doute est assez léger, comme dans
l'espèce, pour n'avoir qu'une portée à-peu-près insignifiante (*Annales d'hygiène publique*). »

§ II.

DISCUSSION SUR CETTE CONCLUSION DUBITATIVE.

M. Valentin Smith, conseiller à la Cour royale de Riom en faisant le compte rendu de ce procès, émit l'opinion suivante sur la déposition de M. Orfila dans cette cause :

« Mon opinion, dit M. Orfila, est : qu'il est *extré-* « *mement probable* que Pouchon est mort empoisonné « par l'acétate de plomb.

« J'en demande pardon à M. Orfila, mais c'est là une conclusion qui ne conclue pas.

« Vous avez été appelé devant le jury pour l'éclairer sur le corps du délit. Après votre conclusion que voulez-vous que réponde un juré par votre empoisonnement ex-trêmement probable, que voulez-vous dire ? Voulez-vous exprimer un doute, un demi-doute, un tiers, un quart de doute ? expliquez-vous, traduisez et formulez juridique-ment votre pensée et votre opinion, concluez enfin. La toxicologie ne saurait admettre un doute quelconque, il y a, ou il n'y a pas empoisonnement. »

M. Orfila répondit à l'article de M. Smith en déve-loppant toute la question. Voici cette pièce remar-quable :

« J'ai lu dans le numéro de décembre 1843 de *l'Ami de la Charte,* journal de Clermont, un article de

M. Valentin Smith, presque entièrement consacré à la séance médico-légale de la Cour d'assises du Puy-de-Dôme concernant l'affaire Pouchon. Si l'auteur de cet article était un homme obscur et dont les écrits ne peuvent avoir aucune portée, je garderais le silence. Mais M. Smith est un magistrat judicieux et fort distingué, dont la parole a de l'autorité et qu'il serait dèslors dangereux de ne pas réfuter quand il a écrit une opinion erronée ; c'est ce qui m'engage à lui adresser cette réponse.

« M. Smith me blâme de n'avoir point conclu dans l'affaire Pouchon, parce que je me suis borné à dire *qu'il était excessivement probable* que cet homme était mort empoisonné. Suivant lui, il aurait fallu dire qu'il y avait ou qu'il n'y avait pas empoisonnement. « Concluez enfin, dit-il, la toxicologie ne saurait ad- « mettre un doute quelconque, il y a ou il n'y a pas « empoisonnement. »

« Que la justice demande aux experts une solution affirmative ou négative, cela se conçoit, *et il serait à désirer qu'il fût toujours possible de la donner ;* mais que les magistrats aient la prétention de pouvoir l'exiger constamment ; cela ne supporte pas le plus léger examen, ainsi que le comprendront aisément tous ceux qui sont initiés aux premiers élémens de la médecine légale. *A l'impossible nul n'est tenu :* et je vais démontrer qu'il est des cas où l'impossibilité de se conformer au principe posé par M. Smith est incontestable. Je ferai plus : je prouverai que l'adoption d'un pareil principe entraverait souvent le cours de la justice. Les preuves de ces deux propositions ressortiront facilement, non pas de notions abstraites et inintelligibles pour les gens du monde, mais de quelques exemples dont la valeur sera appréciée même par les personnes étrangères à notre profession.

« *Premier exemple.*— Un individu est empoisonné par l'acide arsénieux, il vomit abondamment ; il a des selles copieuses, et il éprouve des accidens graves jusqu'au moment de la mort, qui a lieu quinze jours après l'empoisonnement. La portion d'acide arsénieux qui avait été absorbée a été *complétement éliminée* avec l'urine et par quelques autres voies d'excrétion pendant la maladie. On n'a analysé aucune des matières sécrétées ; cependant la justice informe parce qu'elle a appris que X. avait un intérêt à empoisonner A. , qu'il avait acheté de l'acide arsénieux, qu'il ne peut pas rendre compte de l'usage qu'il a fait de cette substance, et parce que plusieurs témoignages se réunissent pour faire croire à l'empoisonnement de A., et pour établir que X. est l'auteur de cet empoisonnement. L'expert appelé pour découvrir la cause de la mort, procède à l'analyse chimique des matières contenues dans le canal digestif, de ce canal lui-même et du foie, et ne trouve aucune trace d'arsenic ; cependant les symptômes et les lésions de tissu ressemblent à ceux que l'on observe assez souvent dans l'empoisonnement par ce toxique. Quelle conduite tiendra l'expert dans cette circonstance? Dira-t-il que A. est mort empoisonné? Non certes! car on n'a pu déceler de poison. Dira-t-il que l'empoisonnement n'a pas eu lieu? Cette conclusion serait au moins aussi blâmable que la précédente, car l'absence de la substance vénéneuse s'explique tout naturellement en ayant égard aux circonstances que j'ai signalées plus haut.

« Voici ce que la science lui prescrit impérieusement d'énoncer en pareil cas : *L'absence de l'arsenic ne permet pas de conclure que l'empoisonnement n'a pas eu lieu*, parce qu'on n'a analysé ni les matières vomies ni les selles, et que les organes n'ont été soumis aux investigations chimiques que lorsque tout l'arsenic qu'ils avaient pu absorber avait été éliminé. *Les symptômes et les lésions de tissus s'accordent parfaitement avec ce que l'on observe le plus ordinairement dans l'intoxication arsenicale et doivent dès-lors éveiller l'attention de la justice.*

« Examinons maintenant la portée de cette conclusion dans l'espèce. Dira-t-on qu'elle est insignifiante? L'erreur serait par trop grave. Que l'on admette pour un instant qu'au lieu d'être ainsi formulée, on eût dit : *L'absence de l'arsenic prouve que A. n'est pas mort empoisonné*, et que cette assertion n'eût pas été combattue, quel serait le jury qui oserait condamner le prévenu? Tandis qu'en déclarant que l'empoisonnement était possible, on laisse au ministère public le soin de faire valoir les preuves morales qui mettent hors de doute la criminalité du prévenu. L'expert a donc rendu un véritable service à la justice qu'il aurait laissée impuissante s'il avait adopté le principe que je combats.

Voyons ce qui eut lieu en 1823 à l'occasion du procès Castaing : Vauquelin, Chaussier, Laennec, Barruel, MM. Magendie, Pelletan et moi, nous fûmes chargés de donner notre opinion sur les causes de la mort de Ballet. Les recherches tentées pour découvrir l'acétate de morphine furent infructueuses, soit parce qu'on avait soustrait les matières vomies, soit parce qu'à cette époque on n'allait pas chercher la portion du poison absorbé. *Il nous fut donc impossible d'établir que Ballet fut mort empoisonné.* Aussi le président de la Cour d'assises limita-t-il la question à ce fait :

« Les accidens éprouvés par Ballet ressemblent-ils « à ceux de l'empoisonnement par la morphine? »

Voici quelle fut notre réponse : Ces accidens ressemblent à ceux que déterminent les narcotiques et la morphine en particulier; mais comme on peut également les observer dans certaines maladies dites *spontanées*, nous ne saurions admettre qu'ils soient suffisans pour affirmer que Ballet est mort empoisonné.

Mais, répliqua M. le président, vous croyez qu'ils ne sont pas de nature à exclure toute idée d'empoisonnement?—Nous le croyons ainsi, répondîmes-nous. —Castaing fut condamné, les jurés ayant trouvé dans

les élémens moraux des débats des preuves suffisantes
de la culpabilité du prévenu. Mais n'est-il pas évident
pour tout le monde que si nous avions dit : Non, les
symptômes éprouvés par le malade ne peuvent pas
être ceux de l'empoisonnement par la morphine, les
jurés n'eussent point condamné?

Deuxième exemple. — A. éprouve pendant trois ou
quatre jours des accidens graves, semblables à ceux
que développe l'acide arsénieux. Les vomissemens, et
les selles surtout, sont très fréquens ; il y a des mouvemens convulsifs internes, et la face et la poitrine sont
couvertes d'une éruption pustuleuse ; la mort survient,
et à l'ouverture du cadavre, on trouve la membrane
muqueuse de l'estomac enflammée et parsemée de taches ecchymotiques et de petites eschares ; l'intérieur
des ventricules et des oreillettes du cœur est tapissé
de plaques d'un rouge foncé et d'un petit diamètre.
L'analyse chimique faite sur les lieux ne permet pas
de découvrir la moindre trace d'arsenic, non pas parce
que le cadavre n'en renferme pas, mais parce que les
experts ne sont pas au courant de leur mission, et
qu'ils laissent échapper la petite portion de métal
qu'ils auraient recueillie s'ils avaient mieux opéré.
Tout porte à croire que A. est mort empoisonné, car
il était bien portant au moment où il a pris un potage,
et c'est immédiatement après l'ingestion de ce mets
que des symptômes graves se sont développés. X. avait
un intérêt à empoisonner A. : des charges accablantes

pèsent sur lui : ainsi il avait acheté de l'acide arsénieux, et il ne peut rendre compte de l'usage qu'il en
a fait ; il avait tenu des propos qui peuvent faire croire
que depuis long-temps il avait l'intention de donner la
mort à la victime. En présence de ces faits, si les
experts affirment que A. est mort empoisonné, on leur
objectera avec raison qu'ils n'ont pas saisi le corps
matériel du délit ; qu'à la rigueur, une maladie *spontanée* a pu donner lieu à des accidens analogues à
ceux qui ont été éprouvés par le malade ; qu'il doute
même que cet ensemble se soit jamais présenté, excepté dans les cas d'empoisonnement ; et pour ce qui
concerne les lésions de l'estomac, qu'il est difficile
d'admettre qu'elles soient l'effet d'une maladie spontanée, tandis qu'on peut les observer dans l'empoisonnement par l'arsenic, et qu'il pense en conséquence
que l'empoisonnement est *probable*, ou *très probable*,
ou *excessivement probable*. Direz-vous que cet expert ne rend aucun service à la justice, alors qu'il
fournit au ministère public un élément qui, pour n'a-
voir pas toute la valeur désirable n'en conserve pas
moins une réelle, en venant corroborer les argumens produits contre les prévenus? et si ceux-ci sont
condamnés, ne voyez-vous pas qu'ils auraient infail-
liblement échappé à la vindicte des lois, si la science
avait, au contraire, prononcé ces mots : l'empoisonnement n'est pas possible?

Troisième exemple. — Je le puiserai dans l'affaire

6.

Pouchon. Trois experts affirment, après avoir retiré du plomb du cadavre de cet homme, que la mort reconnaît pour cause un empoisonnement. On élève des doutes sur la valeur de cette conclusion, en se fondant sur un fait dont j'ai parlé le premier en 1814 (l'innocuité des sels insolubles de plomb) ; je suis consulté, et, tout en affaiblissant l'importance de ces doutes, je n'ose pas affirmer qu'il y a eu empoisonnement, parce que, suivant moi, le rapport des premiers experts n'est pas suffisamment explicite sur un point, mais je déclare que *l'empoisonnement est un fait excessivement probable*. Pensez-vous que cette déclaration ait été inutile aux débats, et croyez-vous, en conscience, que si j'eusse dit : Pouchon *n'est pas mort empoisonné*, les accusés eussent été condamnés, alors que trois experts, venus de Paris, *affirmaient* que Pouchon n'était pas mort empoisonné? J'irai plus loin : croyez-vous que la condamnation eût été prononcée, si lorsque je fus interrogé par M. le président après les dépositions de MM. Rognetta, Danger et Flandin, au lieu de répondre que le dire de ces messieurs n'avait aucun fondement, que j'étais prêt à le réfuter, et que je persistais plus que jamais dans mes conclusions, j'eusse fui le débat sans protester contre tout ce que je venais d'entendre? Non certes! affaiblies aux yeux des jurés, mes paroles eussent perdu toute la portée que j'avais voulu leur donner et que ma réponse à M. le président leur avait conservée. Il était aisé de voir que cette réponse ex-

primait une conviction profonde que j'aurais su faire
pénétrer dans l'esprit des jurés, et qui depuis a été
partagée par tous ceux qui ont lu la réfutation des
erreurs grossières débitées à Riom par ces experts
(MM. Rognetta, Danger et Flandin), réfutation à laquelle ils n'ont rien répondu.

Je pourrais multiplier ces exemples en agitant des
questions relatives à l'infanticide, à la suspension, à la
submersion, aux blessures, etc. ; il n'est pas un homme
de l'art qui ne sache combien l'expert peut rendre
de services à la justice dans ces sortes de questions,
alors même qu'il ne peut ni *affirmer* ni *nier;* mais
à quoi bon chercher à annihiler par de nouveaux argumens un principe déjà profondément ruiné par tout
ce qui précède. »

§ III.

Après cette dissertation aussi claire, aussi puissante de M. Orfila, est-il possible de considérer comme
non résolue la question posée sur la manière de conclure en ce qui touche les problèmes qui ne ressortent
pas de l'appréciation directe et matérielle des faits?
Voyons quelle est l'opinion d'un autre toxicologiste.
Dans son traité de médecine légale, M. Devergie a discuté la même question en dehors de toute préoccupation
personnelle et absolument comme point de science.

« La conclusion d'un rapport, dit-il, doit être claire, concise, les phrases courtes exprimant en général un seul fait. Il faut, autant que possible, éviter les termes techniques, afin de se faire comprendre de tout le monde. Lorsque la dénomination est trop vulgaire et qu'elle peut faire taxer le médecin d'ignorance des termes de son art, on doit employer l'expression technique, et placer la signification qu'elle représente entre deux parenthèses. Tous les faits qui conduiront à des conséquences sous le rapport de la conclusion seront annotés par un numéro d'ordre, de manière à pouvoir s'appuyer sur chacun d'eux.

« Cette méthode ne doit pas être nécessairement suivie; mais lorsqu'elle est employée avec succès, elle dénote un esprit juste et éclairé. Il faudra donc ne pas l'adopter lorsqu'on ne sera pas certain d'interpréter rigoureusement tous les faits en particulier. Voici quelles pourraient être les conséquences d'une interprétation vicieuse : tout rapport, quelque simple qu'il soit, peut être, par la suite, l'objet de commentaires de la part de nouveaux experts, soit dans le cabinet, soit devant le tribunal. Des consultations médico-légales peuvent être demandées à leur occasion, et si l'interprétation des faits n'est pas rigoureuse, on ne manque jamais, par devoir ou par amour-propre, d'en relever l'inexactitude.

« Quant à la conclusion, elle ne saurait être que la conséquence rigoureuse de *chacun des faits*, *suivant les uns*, ou l'expression de la *conviction morale* du médecin, suivant les autres. La manière de voir des premiers nous paraît trop exclusive : d'après elle, il faudrait prendre les faits *isolément*, les peser à leur juste valeur et voir ce qu'ils prouvent. Eh bien! il arrive souvent que, sur vingt faits isolés, on n'en trouve pas un qui puisse devenir à lui seul une preuve de crime ; mais si l'on vient à grouper ces faits, on acquiert des présomptions tellement graves, qu'elles équivalent à une preuve, ou au moins qu'elles suffisent pour établir une conviction.

« Que dirait-on d'un médecin qui, au lit d'un malade, raisonnerait ainsi qu'il suit : La peau est chaude, mais c'est là un phénomène commun à bien des phlegmasies; le pouls est accéléré, mais c'est un phénomène fébrile qui peut accompagner toutes les inflammations; la langue est rouge sur ses bords et à sa pointe, mais la rougeur de la langue peut être idiopathique ou symptomatique; il y a des nausées, des envies de vomir, quelques vomissemens, mais ces phénomènes peuvent coïncider avec un embarras gastrique, une gastrite, une gastralgie, une duodéno-hépatite, une péritonite, etc. La région épigastrique est chaude, elle est sensible à la pression; mais dans cette région existent un grand nombre d'organes différens qui peuvent donner lieu à ces phénomènes; il y a de la soif, etc., etc. Donc, pas de diagnostic possible.

Et cependant, qui ne constaterait une gastrite sur

l'ensemble de ces symptômes? Il en est tout-à-fait de même en médecine légale : ce sont des altérations vitales que l'on est appelé à apprécier; elles peuvent offrir de grandes variations; elles sont communes à bien des tissus, à bien des organes altérés ou modifiés. Il faut donc les juger comme en médecine, c'est-à-dire non-seulement d'après leur valeur isolée, mais encore d'après leur valeur d'ensemble. La justice appelle un médecin pour interpréter des faits dont elle ne peut pas connaître; elle met le médecin en son lieu et place à l'égard de ces faits; elle le qualifie d'expert, c'est-à-dire *qu'elle lui reconnaît l'aptitude à juger. Elle ne lui demande pas compte des motifs du jugement qu'il a porté* (1) : elle l'accepte , elle le reconnaît bon, par cela même qu'elle n'est pas en état de l'infirmer : c'est donc à la conviction morale du médecin qu'elle s'adresse.

« C'est cette latitude si grande que les juges laissent au médecin qui doit le rendre circonspect et lui faire sentir toute la portée des décisions qu'il va prendre. Aussi a-t-on dit avec raison que, dans les affaires criminelles qui rentrent dans le domaine de la médecine, l'expert tient souvent en ses mains le sort de l'accusé.

« La conviction médicale s'établira donc surtout

____

(1) On trouvera dans un chapitre suivant la discussion de cette opinion. Je crois que M. Devergie donne à l'expert un rôle que lui refuse la loi.

sur l'ensemble des faits médicaux, et non pas sur une foule de renseignemens souvent inexacts, que le médecin peut recueillir, des personnes auprès desquelles il est obligé de se rendre. Pour se la former, le médecin pèsera chaque fait isolé, il l'appréciera à sa juste valeur ; puis, après *lui avoir donné une valeur absolue*, il groupera ces faits et leur donnera une valeur d'ensemble. On est, en général, porté à conclure affirmativement : il faut se prémunir contre cette tendance à résoudre ce qui est insoluble. Le défaut contraire a aussi ses inconvéniens. Nous avons fréquemment entendu dire à des magistrats que, dans beaucoup de circonstances, ils auraient préféré n'avoir pas consulté de médecins, parce que leurs conclusions les avait jetés dans une incertitude d'autant plus complète, qu'ils étaient incapables d'apprécier les motifs sur lesquels était basé le doute des experts.

« En général, un médecin ne doit pas prendre de conclusions *ex abrupto*, à moins qu'il n'ait une grande habitude d'observer les mêmes faits sous le même point de vue. C'est dans le silence du cabinet qu'il doit tirer les inductions de son observation.

« On donne le nom de *consultations médico-légales* à un examen approfondi de tous les rapports médicaux faits en justice à l'occasion d'une affaire criminelle ou correctionnelle ; examen qui confirme ou infirme celles qui ont été déduites des faits observés par les premiers experts.

« Une consultation médico-légale est un acte dont les limites sont beaucoup plus étendues que celles d'un rapport. Ici, il n'y a pas seulement observation de faits et de conclusion ; les faits doivent y être l'objet d'une discussion, de commentaires ; et ces commentaires sont appuyés de tous les raisonnemens jugés convenables et de faits même étrangers à la cause, puisés dans les auteurs qui ont traité de la matière. C'est là ce qui établit une *différence entre un rapport et une consultation médico-légale.*

« Chaque médecin doit alors examiner dans son cabinet et en particulier toutes les pièces qui lui sont remises. Mais avant de procéder à cet examen, il est une précaution qu'il est nécessaire de prendre. Elle consiste à cacher les noms des premiers rapporteurs, de manière à ce qu'on ne les connaisse pas jusqu'au moment où la consultation médico-légale sera complétement terminée. Dans quelque position que nous nous trouvions placés, nous nous laissons plus ou moins influencer par l'autorité d'un nom, ou par sa nullité. Dans le premier cas, nous sommes portés à faire plier notre manière de voir à celle de l'expert ; dans le second, nous sommes dominés par une tendance à traiter fort légèrement les opinions émises. *La vérité, la conscience* rejettent loin d'elles ces deux extrêmes. Un homme d'un mérite supérieur peut se tromper ; un médecin dont le nom est inconnu, souvent a droit aux mêmes égards que celui dont le mérite transcendant s'est fait jour au dehors. Mais ces égards pour l'un et pour l'autre ne s'entendent que de la forme, car la vérité seule doit toujours prévaloir.

« Examinant alors avec le plus grand soin chacun des rapports, on pèse à leur plus juste valeur les faits qu'ils renferment, on juge de leur valeur absolue et de leur valeur d'ensemble, on les coordonne pour en tirer des conclusions, on compare les conclusions que l'on prend et l'interprétation que l'on donne aux faits, avec celle des premiers experts. Et si elles présentent des dissidences, on recherche quels ont pu être les motifs qui ont guidé les premiers rapporteurs dans leurs conclusions. Si ce nouvel examen conduit aux mêmes résultats, alors, fort de sa conscience, on persiste dans sa manière de voir et on l'appuie de tous les faits, de tous les raisonnemens qui peuvent la faire reposer sur une base solide.

« Dans la discussion des faits, le médecin doit apporter beaucoup d'ordre et de sagacité. Il faut qu'il s'élève des moindres preuves à celles de l'ordre le plus élevé, qu'il commente les faits soit isolément, soit groupés deux à deux, trois à trois, etc., etc. C'est alors qu'il peut puiser dans le domaine de la science pour y recueillir des faits étrangers à la cause, mais offrant avec elle de la similitude. Ces faits pris dans les auteurs les plus recommandables donnent ordinairement beaucoup de poids aux consultations. Le médecin consulté peut se livrer à des expériences sur les animaux, à des recherches chimiques nouvelles, en un mot dans les consultations médico-légales, il n'y a pas de bornes tracées, pas de limites posées à l'expert, et plus il fournira de documens, plus il éclairera l'objet de la discussion. C'est aussi dans cette partie de la consultation qu'il peut faire valoir l'autorité des médecins légistes appelés à résoudre de semblables questions.

« Il en est, en effet, en médecine légale comme en jurisprudence. Dans les cas difficiles, on cherche des analogies dans les faits accomplis et dans les jugemens rendus antérieurement, pour appuyer de nouveaux faits et guider les magistrats dans la route incertaine où ils pourraient s'engager.

« Enfin, la conclusion sera exposée avec clarté. Mais dans les consultations médico-légales elle doit être *indispensablement* motivée. Aussi faut-il y rappeler les numéros d'ordre qui ont été apposés à chaque fait dans la discussion. Cette conclusion ne restera pas isolée. Il faudra la faire suivre d'un commentaire qui fasse ressortir en quoi elle diffère de la conclusion des premiers experts.

« Terminons ces détails par une remarque essentielle : lorsqu'un inculpé demande une consultation médico-légale, il désire qu'elle soit utile à sa défense. Le médecin jouerait donc le rôle de défenseur, si prenant les faits, les isolant, les rapprochant au besoin, il les disposait de manière à leur donner moins de valeur s'ils sont à charge à l'accusé, et plus d'importance s'ils peuvent atténuer sa culpabilité. Que le médecin soit consulté par la défense, par le ministère public, son devoir est le même; il faut qu'il se renferme dans la stricte appréciation des faits. Néanmoins dans les cas douteux la balance doit toujours pencher en faveur de l'accusé. A plus forte raison si des conclusions ne reposent pas sur une base solide, le médecin doit dans ce cas les combattre avec force et faire apercevoir aux magistrats les fausses conséquences auxquelles elles pourraient les conduire. En un mot, c'est dans les consultations médico-légales que le médecin peut mettre au jour son caractère d'homme probe, impartial, inaccessible aux passions comme à la clameur publique. Qu'il ait donc toujours présentes à l'esprit les qualités qu'il doit posséder, et qu'on puisse dire de lui ce qu'on disait de Mahon : *vir probus* par excellence, âme forte sans exaltation, cœur bon et sensible sans faiblesse, mœurs pures et douces, franchise inaltérable, sens droit, jugement exquis, érudition vaste et profonde. »

§ IV.

1. Maintenant, nous sommes familiarisés avec les discussions scientifiques. Tous les exemples que je viens de citer nous ont mis à même de comprendre toute l'étendue du domaine de l'école méthodique. Poursuivons ; appliquons-nous à l'étude de ces doctri-

nes ; voyons en quoi cette école mérite le nom qu'elle porte.

A. — « On peut appeler généralement *méthode*, a « dit Descartes, l'art de bien disposer une suite de plu- « sieurs pensées, ou pour découvrir la vérité quand « nous l'ignorons, ou pour la prouver aux autres quand « nous la connaissons déjà.

B. — « Il y a deux sortes de méthodes : l'une pour « découvrir la vérité, qu'on appelle *analyse*, et l'autre « pour la faire entendre aux autres quand on l'a trou- « vée, qu'on appelle synthèse : il y a quatre règles « générales pour toutes sortes de méthodes, et qui « sont :

C. — « 1° De ne recevoir jamais aucune chose pour « vraie, qu'on ne la connaisse évidemment telle, c'est- « à-dire d'éviter soigneusement la précipitation et la « prévention, et de ne comprendre rien de plus en ses « jugemens que ce qui se présente si clairement à l'es- « prit, qu'on n'ait aucune occasion de le mettre en « *doute;*

D. — « 2° De diviser chacune des difficultés qu'on « examine en autant de parcelles qu'il se peut, et qu'il « est requis pour les résoudre ;

E. — « 3° De conduire par ordre ses pensées, en « commençant par les objets les plus simples et les « plus aisés à connaître pour monter peu-à-peu, comme « par degrés, jusqu'à la connaissance des plus com- « posés, et supposant même de l'ordre entre ceux qui

« ne se précèdent point naturellement les uns les
« autres ;

F. — « 4° De faire partout des dénombremens si
« entiers et des revues si générales, qu'on se puisse as-
« surer de ne rien omettre. »

Nicole, dans la *Logique de Port-Royal*, ajoute les
règles suivantes à la méthode :

G. — « *Pour les définitions :* Ne laisser aucun des
« termes un peu obscurs ou équivoques sans le définir,
« n'employer dans les définitions que des termes par-
« faitement connus ou déjà expliqués.

H. — « *Pour les axiomes :* Ne demander en axio-
« mes que des choses parfaitement évidentes : recevoir
« pour évident ce qui n'a besoin que d'un peu d'atten-
« tion pour être reconnu véritable, c'est-à-dire *ce que*
« *tout le monde admet comme vrai*, par un vrai juge-
« ment, et non par une simple ignorance, par un pré-
« jugé négatif.

I. — « *Pour les démonstrations :* Prouver toutes
« les propositions un peu obscures, en n'employant à
« leur preuve que des définitions qui auront été *accor-*
« *dées* ou les propositions qui auront été déjà démon-
« trées ; n'abuser jamais de l'équivoque des termes en
« manquant de substituer mentalement les définitions
« qui les restreignent et les expliquent. »

Ces règles, posées par la philosophie, pour la recherche de la vérité, sont celles sur lesquelles notre école fonde sa puissance. Qu'on relise attentivement les trois exemples que je viens de citer, on pourra se convaincre que l'observation de ces règles a été le but constant vers lequel l'école méthodique dirige ses efforts. Je ne saurais trop recommander aux toxicologistes d'étudier ces règles avant de songer à donner des avis en matière criminelle; et aux magistrats, de les faire observer strictement dans tout le cours du débat.

En rapprochant les exemples de conclusions *positives* ou *négatives* de l'exemple de conclusions *dubitatives*, on a pu voir que je n'admets point le doute en *toxicologie*, tandis que M. Orfila admet le doute en *médecine légale*. Cette dissidence prend sa source dans la différence qui existe entre la certitude *matérielle* qu'il est possible d'atteindre en chimie judiciaire, et la certitude *métaphysique*, à laquelle on peut arriver en médecine. On voit, du reste, que M. Orfila, comme toxicologiste, ne doute point : le *plomb* existe, ou il n'existe pas ; il n'admet aucun moyen terme. Mais arrivent des questions posées d'une manière beaucoup trop catégorique sur les faits *médicaux*; il est naturel que l'expert ait répondu selon sa conscience, c'est-à-dire selon son degré de persuasion dans le moment actuel. Nous verrons dans la suite de ce livre quels sont les moyens que je crois bons pour faire disparaître les formes dubitatives des conclusions.

On commence à comprendre que, pour faire de la toxicologie judiciaire, *savoir trouver et distinguer des poisons* n'est pas suffisant : plus nous avancerons, plus cette réflexion prendra de force. Je développerai ma pensée dans un chapitre ultérieur.

CHAPITRE V.

Exemples et applications des doctrines de chaque école. —
Ecole systématique.

§ Ier.

Je ne puis me dispenser de choisir pour cet exemple
le nom d'un toxicologiste contemporain, dont les paroles ont retenti dans le monde avec le plus d'éclat,
c'est nommer M. Raspail.

Le discours que je vais reproduire ici a été prononcé
en 1839 devant la Cour royale de Dijon, dans l'affaire
de *Nicolas Mercier*, mort empoisonné par l'arsenic.
Les témoins de ce grand drame et de la discussion imposante qui s'agita entre MM. Orfila et Raspail, con-
serveront long-temps le souvenir des impressions profondes produites par l'éloquence des deux orateurs et
surtout par la puissance immense de l'argumentation
du savant, qui resta maître absolu du champ de ba-

taille. Jamais avant ce procès les deux écoles n'avaient
lutté face à face avec autant de solennité, et depuis
que M. Raspail a disparu de la scène judiciaire, ses
continuateurs n'ont fait que se traîner péniblement sur
ses traces, en récoltant çà et là les débris de cette honorable défaite.

Discours de M. Raspail devant les assises de Dijon.

« On savait déjà depuis long-temps qu'en mêlant ensemble une combinaison arsenicale avec de l'acide sulfurique et des lames de zinc, il se forme de l'hydrogène
arséniqué, qui est capable de prendre feu avec déto-
nation au contact de la flamme, de brûler avec une
flamme bleuâtre et pour ainsi dire phosphorescente,
en déposant sur les parois de l'éprouvette de l'arsenic
d'abord à l'état métallique, un peu plus haut à l'état
d'acide arsénieux. L'appareil de Marsh n'a pour but
que de réaliser cette série de réactions sur une plus petite échelle, que d'opérer avec le même succès sur des
infiniment petites quantités d'arsenic. L'appareil de
Marsh a été à l'expérience ancienne et classique, ce que
dans les essais métallurgiques par le chalumeau, les
coupelles de *Lebaillif* furent au charbon employé primitivement par Gahn et Berzélius. C'est là son unique
avantage : opérer sur fort peu de substance, obtenir
des réactions sous le volume d'une tache, allumer l'hy-

7.

drogène arséniqué non pas dans une éprouvette, mais à l'extrémité d'un tube de verre coudé et effilé à la lampe, forcer le gaz à passer par une flamme horizontale d'un diamètre de 1 à 2 millimètres, placer au contact du dard une surface de porcelaine, et observer s'il s'étale une tache en ce point, voilà tout le secret de cet appareil.

« C'est un instrument perfectionné, ce n'est pas une découverte de nouveaux phénomènes. En l'adoptant, la chimie légale a conquis un procédé mais non une nouvelle loi, un nouveau principe, une nouvelle garantie donnée à la justice de l'infaillibilité d'une expertise et d'une expérimentation.

« L'appareil de Marsh en chimie légale n'est malheureusement qu'une inconcevable *pétition de principe*.

« L'étude plus approfondie des réactions usitées jusqu'à ce jour dans la recherche d'un empoisonnement par l'arsenic avait amené à révoquer la certitude et la signification de presque tous les réactifs.

« Il fut un temps où l'on décidait de la présence de l'arsenic par la réaction du sulfate de cuivre et de la potasse. On reconnut plus tard que le jus du café non brûlé donnait par le sulfate et la potasse la même réaction. On se rejeta sur le nitrate d'argent; mais on reconnut que les phosphates et le jus d'oignon réagissaient avec le nitrate d'argent comme le fait l'acide arsénieux.

« Dès que la description de l'appareil de Marsh eut été publiée, on se dit : voilà l'appareil seul qui doit résoudre le problème. A bas les réactifs jusqu'à ce jour employés ! ils sont tous suspects d'avoir menti à la justice. Si nous obtenons de l'appareil de Marsh une seule tache, cette tache équivaudra à cent réactions et suppléera à leur absence.

« Il ne faudrait pas croire pourtant que tout est démontré une fois qu'on a obtenu cette tache.

« Quand on a enfin obtenu cette révélation, on s'arrête en hésitant et l'on se demande : cette tache est-elle bien par hasard de l'arsenic? ne pourrait-elle pas être de l'antimoine ou autre chose? de la *crasse*, par exemple, mot écrit dans les mémoires de M. Orfila, et que je rencontre pour la première fois en chimie. Guyton de Morveaux l'a oublié dans sa nomenclature chimique. Mais, quoi qu'il en soit, pour décider de la nature de ces taches, savez-vous à quoi l'on a recours! A la contre-épreuve de ces réactifs tant dédaignés, conspués avec si peu de reconnaissance, considérés comme trompeurs, inexacts, indécis et incomplets.

« Concevez-vous maintenant l'ingénieuse marche de cette pétition de principe? Nos réactifs ne sauraient nous donner aucune indication positive sur des quantités pondérables : recourons à l'appareil de Marsh, qui nous donnera des taches appréciables en surface et non en profondeur, visibles mais impondérables. On obtient les taches infaillibles, et puis tout-à-coup on se ravise et on les soumet aux indications de réactifs ! ! !

« C'est-à-dire que sur des infiniment petits ces réactifs vont acquérir une puissance d'indication qu'ils n'offraient pas sur les infiniment grands ! ils étaient trompeurs en grand, ils sont irrécusables en petit. Leur témoignage croît en raison inverse des masses, c'est de la chimie légale homœopathique ! et ces réactifs ne sont pas nombreux. Ils sont au nombre de trois : ce ne sont pas les plus estimés par l'analyse qualitative, ce sont au contraire les plus négligés. Trois réactions pour décider ce que vingt réactions ne parvenaient pas toujours auparavant à faire soupçonner ! Trois réactions en petit pour décider une question de laquelle dépend la vie ou la mort d'un individu ! quand nous n'en avons pas assez de cinquante à consulter alors qu'il s'agit d'introduire dans la science une simple vérité théorique. Eh bien ! je m'inscris en faux contre ces prétentions chimiques ! Il n'est pas un seul de ces trois réactifs qui soit considéré, je ne vous dirai pas par moi, mais par les chimistes qui font autorité, comme pouvant offrir une garantie suffisante !

« *L'aspect et l'éclat métallique !* »

« Lisez donc les auteurs, ils vous diront tous que cet aspect est variable dans l'arsenic, et que l'arsenic peut exister sans éclat métallique. Tous vous diront qu'il est plus d'une substance qui, étendue en couches minces, peut donner des irrisations, prendre un aspect métallique et reproduire d'une manière plus ou moins intense les phénomènes des anneaux colorés. Ce qui est variable et ce qui convient à tant de choses à-la-fois ne saurait être le signe d'une seule chose.

« *La volatilisation de ces taches à la flamme du chalumeau.* »

« Mais que de substances d'un aspect métallique se volatilisent de la même façon et par le même moyen.

« *La dissolution dans l'acide nitrique.* »

Quelle substance ne se dissout pas dans l'acide nitrique? On compte celles qui ne sont pas dans ce cas.

« *La couleur jaunâtre que le résidu acquiert par l'évaporation.* »

« Toute substance d'origine animale jaunit lorsqu'on la traite ainsi par l'acide nitrique.

« *Enfin la couleur rouge brique par le nitrate d'argent.* »

« Caractère invoqué comme preuve de la présence de l'acide arsénieux devenu arsénique à l'aide de l'acide nitrique!

« Mais ne sait-on pas qu'il est des alcoloïdes qui rougissent de la sorte par l'acide nitrique seul, et par le nitrate d'argent ensuite? Et enfin qu'est-ce qu'une réaction de coloration quand on pense que tant de substances organiques sont dans le cas de donner isolément les mêmes réactions de coloration isolée que l'arsenic? Les chimistes sont unanimes sur ce point; je pourrais en transcrire vingt si je n'avais pas à ma disposition un témoignage qui me dispense de tous les

autres, celui de M. Orfila; dans la dernière édition d'un
ouvrage qui est la reproduction littérale de l'opinion
de tous les chimistes ses prédécesseurs sur ce sujet. Il
est vrai qu'à l'époque de cette édition, qui date de cinq
ans, l'appareil de Marsh n'était pas inventé, et qu'il
est possible que dans l'édition subséquente M. Orfila
change d'idée. Eh bien! je ne le citerai pas pour l'opposer à lui-même, je me contenterai de citer Rose et
Berzélius, qui, dans leurs éditions futures, j'en suis
sûr, ne contrediront pas l'édition actuelle.

« C'est pourquoi dit l'un d'entre eux (Rose, *Traité
d'analyse chimique*, t. 1er, p. 279) : « Lorsque par
« ordre de l'autorité supérieure on se livre à des ana-
« lyses qualitatives de substances organiques qui ont
« été empoisonnées par l'acide arsénieux, on doit atta-
« cher moins d'importance aux phénomènes que les
« réactifs produisent dans les dissolutions, et qui sem-
« blent devoir y indiquer la présence de cet acide,
« d'autant mieux que plusieurs de ces phénomènes
« peuvent être produits par des matières organiques
« seules. »

« Et qui oserait avancer que les matières organiques
ne soient pas capables de venir se sublimer à travers
l'appareil de Marsh? Donc après avoir obtenu des taches par l'appareil de Marsh, vous n'êtes pas en droit
de prononcer d'une manière plus précise que par l'ancienne méthode que le liquide qui vous les a fournies
ces taches, renfermait évidemment de l'arsenic. Donc

par l'acquisition de l'appareil de Marsh, la chimie légale n'a fait que conquérir une pétition de principe de plus.

« L'arsenic trouvé dans un cadavre a-t-il pu s'infiltrer dans les tissus après l'inhumation ? M. Orfila répond négativement, d'après quelques expériences qu'il a faites dans ce but. Voyons les faits :

« Voilà de l'arsenic trouvé dans un cadavre, je le suppose :

« M. Orfila prétend que c'est la main seule de ces deux accusés qui l'y a déposé pendant la vie de la victime. Comment le sait-il ? Il n'a jamais vu ces deux accusés qu'ici à l'audience, et le fait est accompli depuis onze mois. Il vous assure qu'il en est ainsi parce que l'arsenic n'a pu venir se placer dans le cadavre par une autre voie.

« Or je vais énumérer mille voies différentes, par lesquelles, après coup, long-temps après l'inhumation, cet arsenic a pu s'infiltrer dans les tissus du cadavre.

« L'arsenic trouvé, je le suppose, par M. Orfila, six mois après la mort de l'individu ne peut-il pas avoir été déposé dans le cadavre par le hasard qui est infini dans ses combinaisons ?

« Des papiers peints jetés dans la fosse, des débris de boiseries peintes en vert, des débris gros comme des têtes d'épingles, sont dans le cas de couvrir cent assiettes semblables à celle-ci de taches arsenicales. Le cadavre a pu séjourner après l'exhumation sur des

tables peintes en vert; il a été transporté dans un
tonneau, dont nul chimiste, ni avant ni après, n'a fait
l'analyse. Les réactifs employés par M. Orfila ont pu
être impurs, et tout ce qu'il y a au monde de plus impur!!! etc., etc. !! Et en présence de toutes ces sources de l'arsenic incriminé, on n'accepterait que la plus
odieuse ?

« Vous venez de me combattre, monsieur, par deux
expériences faites sur deux cadavres pris dans deux
circonstances différentes. Ces deux cadavres ne vous ont
pas donné une seule trace d'arsenic quoique la terre
de leur cimetière respectif fût arsenicale. D'où vous
concluez que l'arsenic qu'on trouvera dans tout autre
cadavre ne saurait jamais provenir du terrain, même
arsenical, où il aura été inhumé.

« M. Orfila aurait fait vingt, cent expériences de ce
genre sur tout autant de cadavres exhumés de lieux
différens, que sa conclusion n'en serait pas plus avancée. Une conclusion semblable est fausse tant qu'il
reste à citer un seul cas qu'elle n'a pas prévu.

« Mais qui ne sait que dans la même circonscription
géologique, le terrain meuble peut changer de structure
de composition à chaque pas? Que deux cadavres inhumés côte à côte ne sauraient être considérés pour
cela comme étant placés sous ce point de vue dans le
même terrain?

« Vous prenez d'un côté une poignée de terre , vous
la trouvez arsenicale ! Vous analysez un peu de ce ca-

davre et vous nous dites ne pas y avoir trouvé d'arsenic! Je vous crois sur parole, mais avant de conclure
que jamais l'arsenic de ce sol ne pourra s'infiltrer dans
les tissus d'un cadavre, savez-vous ce que vous auriez
dû commencer par faire? Vous auriez dû étudier la
structure géologique du sol! Vous n'en avez même
pas eu la pensée.

« De quelle importance me direz-vous, monsieur, est
une telle étude dans la question qui nous occupe? De
quelle importance? vous me le demandez? Mais de-
mandez-le à tous les géologues, à tous les agronomes
qui vous écoutent. Quoi! l'agronome avant de confier
une semence à la terre s'occupe à étudier la structure
géologique et la composition chimique du sol, il établit
par des pesées la proportion des élémens terreux de sa
fertilité; il se garderait bien de confier du blé à un terrain qui n'aurait que la qualité dont se contente le
seigle, et vous, chimiste expert devant la loi, vous
allez confier à votre sol une expérimentation d'où dépend la mort ou la vie d'un accusé, et vous croyez
avoir droit de vous dispenser d'une précaution aussi
vulgaire? Je vous excuse, monsieur, car vous n'en
connaissiez pas, me dites-vous, l'importance.

« Vous me demandez de citer des cas : je vous obéis.
Je ne prendrai que le cas le plus simple, le moins ré-
cusable. Écoutez : je suppose deux terrains l'un *sablonneux* l'autre *argileux;* que l'ont inhume un cadavre dans chacun d'eux et qu'on les arrose tous les

deux avec une égale quantité d'acide arsénieux ou de combinaisons arsenicales solubles.

« Dans le terrain sablonneux, l'arsenic passera comme à travers un crible, et arrivera droit au cadavre quand on l'aurait enfoui à trente pieds au-dessous du sol.

« Dans le terrain argileux, votre arsenic n'arrivera pas à trois pouces, et votre cadavre fût-il à un pied du sol en sera préservé peut-être pendant des années entières. Concevez-vous maintenant l'importance de ce qui manque à vos expériences?

« Ainsi, vous avez étudié les deux cadavres de Bicêtre d'après votre méthode.

« Expérience nulle et conclusion fausse !

« Vous avez inhumé un foie dans un terrain que vous avez arrosé d'acide arsénieux.

« Expérience nulle et conclusion fausse !

« Vous avez signalé la présence de l'arsenic dans le cimetière de Bicêtre, et son absence complète dans le sol du jardin de l'École de médecine.

« Erreur ! erreur jusqu'à preuve du contraire ! erreur provenant de ce que le sol de Bicêtre est un sol d'alluvion, mélange *de sable*, *de calcaire et de marne*, et que le sol du jardin de l'École, si c'est celui de l'Observance, repose presque immédiatement sur l'argile pure qui passe sous la rivière de la Seine.

« Et puis enfin est-ce bien par de tels procédés que vous avez pu vous flatter d'imiter les procédés de la nature? Est-ce bien avec cette eau froide ou chaude

que nous versons de notre faible bras sur la terre, que
nous sommes en droit de nous représenter la puissance
souterraine des forces chimiques? Qui de nous a la
moindre idée de la marche si variée, si active de la fossilisation, de la putréfaction?

« De la fossilisation? il est des tissus qui ont un droit
d'élection pour certaines bases, ils semblent se les attirer pour s'assimiler, pour s'ossifier pour ainsi dire
avec elles. Les animaux mous enfouis dans la craie ne
s'y sont combinés qu'avec la silice, ils sont devenus
entièrement siliceux ; l'animal y est devenu un caillou
qui conserve encore la forme, la coloration et la structure de tous ses organes. Ailleurs il n'a absorbé que le
sulfure de fer, ailleurs que le carbonate de chaux, etc.
Je vais vous donner le même genre d'animaux, essayez,
essayez avec nos moyens de laboratoire de me le rendre
ainsi pétrifié.

« Et la putréfaction? qui l'a étudiée? qui a pu la décrire? il n'y a pas un chimiste qui actuellement soit
en état de nous dire ce qui se passe dans ce laboratoire
de mort, dans cette resurrection des gaz sous une nouvelle forme ; pas un chimiste ! nous ignorons le nombre
et la nature des émanations qui se dégagent. Nous
ignorons jusqu'à ce gaz qui frappe de mort comme la
foudre le fossoyeur sacrilége qui se hasarde à profaner
ce sanctuaire impénétrable avant d'en avoir évoqué
l'inexorable esprit qui règne dans ces lieux inférieurs.
Et c'est avec un peu d'eau froide ou chaude, c'est avec

un peu d'acide sulfurique seulement, que vous avez cru parvenir à vous rendre compte de cette puissance créatrice qui par la voie des courans électro-dynamiques appelle des élémens lointains et les rapproche, désassocie les élémens des combinaisons et les éloigne ? et puis parce que l'arsenic aura refusé de se dissoudre dans vos matras, vous prononcerez qu'il a résisté avec la même opiniâtreté à ces émanations d'hydrogène sulfuré, d'hydrogène phosphoré, d'hydrogène carboné et de cent autres combinaisons d'hydrogène; de tous ces sels ammoniacaux qui viennent se condenser en liquide, dissoudre ce qu'ils rencontrent et retombent en infiltrations pluviales sur le cadavre qui les avait dégagés en gaz et en vapeurs ?

« Trop hardis Salmonées, n'insultons pas à la nature, en nous amusant à la parodier ainsi ! nous ne serions que ridicules dans le laboratoire, nous serions quelque chose de pire dans ce sanctuaire où nos témoignages vont faire partie des considérans d'un arrêt de vie ou de mort! ! !

« J'arrive à l'inconstance des réactifs.

« M. Orfila a soutenu que tous ces réactifs sont bons, mais que l'appareil de Marsh vaut mieux :

« Je vois, au contraire, qu'il n'est pas un seul de ces réactifs qui ne soit contredit par un autre et qui ne donne un caractère qui convient souvent à plusieurs substances à-la-fois. Prenons, par exemple, le deuto-sulfate de cuivre. On a dit depuis long-temps que, pour déceler

des quantités minimes d'arsenic en solution, il suffisait
d'essayer le liquide par une solution de deuto-sulfate
de cuivre, et de précipiter par la potasse caustique liquide, pour obtenir le vert de Scheele, caractéristique
de l'arséniate de cuivre.

« M. Orfila me dit de lire ses ouvrages et que j'y verrai qu'il a annoncé depuis long-temps que le café non
brûlé donne la même réaction, qu'il y a plus de 20 ans
que le suc d'oignon a été signalé comme une cause
d'erreur; en m'invitant à lire ses ouvrages, M. Orfila
me demande trop en peu de temps. Si je voulais m'arrêter spécialement sur ce point , j'aurais à vous lire
vingt ouvrages antérieurs aux siens et qui nous ont parfaitement bien signalé ces faits. Mais ici je ne m'attache qu'à une seule chose, c'est que ces réactifs changent de signification tous les quarts de siècle et qu'on
est obligé de modifier la formule de l'interprétation à
chaque étude nouvelle. On ne connaît aujourd'hui que
le jus de café non brûlé qui donne par le sulfate de
cuivre et la potasse un vert analogue à l'arséniate de
cuivre pur sous le rapport de la coloration. Or, n'est-il
pas permis de croire que des études subséquentes sont
dans le cas de nous révéler une autre substance de ce
genre ?

« M. Orfila me défierait-il d'en citer une seule? l'inter-
ruption ne serait pas heureuse, car malgré la répugnance
que j'éprouve à me poser ici comme autorité par des faits
nouveaux, cependant je ne saurais refuser une réponse

à ce défi. Je vais citer une substance qui n'est ni dans les ouvrages de M. Orfila, ni dans aucun autre ouvrage, que je sache, et qui sans la moindre trace d'arsenic est dans le cas par la potasse de donner un précipité vert, analogue au vert de Scheele. Je prie MM. les chimistes ici présens de prendre acte de mes paroles, afin de me contredire par l'expérience dans le cas où j'avancerais une erreur (1).

« Introduisez environ un dixième de sulfate de fer liquide, et passant déjà à l'état de trito-sulfate, dans neuf dixièmes de deuto-sulfate de cuivre. La couleur bleue tendre de cette dernière solution n'en sera nullement altérée. Or, dès que vous verserez une solution de potasse caustique dans ce liquide, il se formera un double précipité où le jaune rouge de l'oxyde de fer, se mêlant au bleu de l'oxyde de cuivre, vous donnera un vert aussi beau que le vert de Scheele et dont on pourra faire varier les nuances, comme on le voudra, en variant préalablement les proportions respectives de sulfate de fer et de sulfate de cuivre.

« Cela est bien simple, je crois! encore un de vos réactifs rejeté au rebut!! mais ce vert de Scheele ne fournira pas l'odeur alliacée de l'arsenic, dit M. Orfila : oh, monsieur, je ne m'attendais pas à cet échappatoire, je ne parlais que de l'analogie de deux réactions. Cepen-

(1) On verra bientôt comment les Académies ont jugé les assertions de M. Raspail.

dant qu'à cela ne tienne, je vais y joindre l'odeur alliacée, non pas en y ajoutant le suc d'ail, la recette
serait par trop culinaire, mais en y ajoutant quelque peu
de phosphore ou de phosphate ammoniacal.

« M. Orfila vient nous dire qu'il y a vingt ans que cela
est connu ! ah, monsieur, ce n'est pas bien à vous de
ne l'avoir pas mis dans vos ouvrages, j'espère que vous
ne l'oublierez pas dans la prochaine édition. Mais vous
m'avez porté un autre genre de défi, vous avez même
déposé un enjeu sur table, cet enjeu je le tiens à la
main : Vous avez promis de déchirer votre rapport, ce
rapport qui depuis six mois tient les accusés dans les
fers ; de le déchirer dans cette audience si je parviens à
vous signaler une substance ou un mélange de substance
qui serait dans le cas de donner les trois réactions par
lesquelles vous avez établi que les taches de cette assiette sont de l'arsenic; que Dieu favorise ma tentative,
permettez-moi de me recueillir...... j'accepte votre
défi ! !

Supposons un mélange de phosphate ammoniacal
(sel si abondant dans les tissus animaux) et, pour ne
pas trop le compliquer, d'une huile essentielle colorée.
Ce mélange volatil en passant par le centre de la
flamme de l'hydrogène se colorera davantage, et si l'on
recueille le produit sur une assiette de porcelaine, il
pourra s'étaler en taches ayant l'aspect métallique que
l'acide phosphorique prête à toute substance à demi
carbonisée. Voilà pour l'aspect de la tache.

« Cette tache, vous ne le nierez pas, sera volatile à la flamme de l'hydrogène.

« Elle sera soluble dans l'acide nitrique qui colorera le résidu en jaune. Le phosphate précipiterait le nitrate d'argent en jaune s'il était pur ; il le précipitera en rouge brique, grâce à la réaction de l'acide nitrique sur certaines substances organiques. Il ne vous en faut pas davantage d'après votre rapport..... ?

« Allons, monsieur, tenez parole.... voilà votre rapport..... n'hésitez pas, il n'est pas trop tard pour cette réparation solennelle..... à moi les enjeux !..... déchirez votre rapport et rendez-moi ces deux têtes. »

§ II.

Je devrais reprendre avec le lecteur, homme du monde, ce discours pour en faire ressortir les points attaquables, et les doctrines inadmissibles : je pourrais renvoyer au journal *Les Débats* dans lequel la réfutation de M. Orfila a été publiée parmi tous les documens de ce mémorable procès. On se rendrait plus exactement compte des raisons données par l'école méthodique, mais je préfère invoquer d'autres autorités.

Avant d'aborder cette réfutation je terminerai la série de ces exemples par le récit d'un fait singulièrement curieux : dans un procès qui s'est jugé en 1844, dans l'ouest, M. Flandin, le toxicologiste

que les organes de l'école systématique élèvent à tort
ou à raison au premier rang de leur académie, dévelop-
pait un rapport en faveur de l'accusation : grande
fut sa surprise quand on lui opposa un mémoire rédigé
par M. Raspail contre son opinion ! bien plus grande
encore a été ma surprise quand j'ai vu M. Flandin se défendre de son passé en invoquant les doctrines du chef de l'école méthodique, contre M. Raspail
qui du moins, lui, a le mérite d'être resté dans ses convictions, quelle qu'en soit la valeur à nos yeux (Voir
la collection *du Droit*, année 1844).

Mais passons à l'appréciation des doctrines de nos
adversaires : pour réfuter les doctrines de l'école systématique, je dois suspendre l'usage de ma raison
individuelle qui serait impuissante pour convaincre.

Je vais invoquer l'autorité de la raison *commune*,
devant laquelle chacun sera contraint de s'incliner.
C'est ici le cas en effet d'appliquer avec le philosophe les corollaires de la loi de l'affirmation que nous
avons posée dans un chapitre précédent :

« Lorsqu'il y a dissentiment entre plusieurs indivi-
« dus, lorsque plusieurs esprits sont affectés diverse-
« ment par la même idée, ou portent sur le même
« objet des jugemens différens, on ne peut savoir cer-
« tainement de quel côté est la vérité ou l'erreur jus-
« qu'à ce que l'on connaisse ce qui est conforme ou
« contraire à la raison commune, à la raison humaine
« en général.

8.

« Lorsque la raison commune a prononcé, son
« assentiment est pour l'homme le caractère définitif
« de la vérité. »

Cherchons donc où se trouve la *raison* à laquelle
nous devons demander son assentiment : En France,
dans le monde civilisé, l'Académie des sciences, l'Académie de médecine, représentent la raison générale ;
leurs décisions sont pour l'homme le caractère définitif de la vérité.

Or toutes les objections entassées par l'école systématique contre l'école rivale sont venues demander
droit de cité dans l'enceinte de ces deux compagnies
savantes : voyons dans les rapports officiels, comment
elles ont été accueillies :

§ III.

EXTRAITS DU RAPPORT DE L'ACADÉMIE DE MÉDECINE.

Commissaires, MM. Husson, Adelon, Pelletier, Chevallier ; Caventou,
rapporteur (1).

1re *citation.* — « C'est par cette succession non in-
terrompue de recherches que M. Orfila était parvenu
à trouver aux taches arsenicales cinq caractères, lesquels bien établis devaient *nécessairement* faire conclure à la présence du poison. Ces caractères sont :

(1) Le texte entier de ce rapport et de celui de l'Académie des
sciences a été inséré dans le *Manuel de l'appareil de Marsh.*

1° L'apparence brune brillante, miroitante des taches ;

2° Leur prompte volatilité sous l'influence d'un jet de gaz hydrogène pur;

3° Leur dissolution instantanée dans l'acide nitrique froid ;

4° Le résidu blanc qu'elles laissent par l'évaporation à siccité à l'aide de la chaleur dans une capsule de porcelaine, de leur *solutum* nitrique. Enfin la propriété que possède ce résidu blanc de développer : une couleur *rouge brique* par le contact direct du nitrate d'argent ; et redissous dans l'eau distillée bouillante aiguisé d'un atome d'acide chlorhydrique, de donner un précipité jaune de sulfure d'arsenic par un courant de gaz sulfhydrique.

« Tel était le but final proposé à l'expert chimiste dans toute investigation médico-légale de l'arsenic au moyen de la méthode de Marsh. »

2° *citation*. — « Tel était l'état de la science chimico-légale relative à l'arsenic, il a y quelques mois à peine ; il était satisfaisant, et présentait toutes les garanties désirables à la défense comme à l'accusation, dans l'intérêt social ; lorsque des doutes, gravement articulés dans cette enceinte par MM. Flandin et Danger (1), sont venus remettre en question ce qui

1) Dans le cours de ce livre j'aurai très souvent à prononcer les noms de MM. Flandin et Danger dans des circonstances peu favorables au crédit de leurs doctrines : je sens le besoin d'exprimer ici que je n'ai point en cela d'autres raisons que

paraissait si bien établi par les travaux longs, pénibles
et si utiles de notre savant collègue (M. Orfila), comment pouvait-il en être autrement, lorsque nous avons
entendu ces auteurs venir affirmer « qu'il se forme
« généralement, dans la carbonisation des matières
« animales, un produit soluble dans l'eau, sublimable,
« composé en grande partie de sulfate et phosphate
« d'ammoniaque unis à une matière organique ; pro-
« duit susceptible de fournir, avec l'appareil de Marsh,
« *des taches présentant jusqu'à un certain point les*
« *caractères physiques, et donnant la plupart des*
« *réactions chimiques de l'arsenic ;* que la coloration

celles qui ont dicté la conduite des rapporteurs de l'Académie
de médecine et de l'Académie des sciences. MM. Flandin et
Danger se sont fait de plein gré les adversaires des toxicologistes dont on respecte généralement l'autorité; ils ont pris sous
leur responsabilité les faits et gestes de tous ceux qui ont attaqué la toxicologie, ils ont demandé formellement à vaincre ou
à succomber; il était juste de proclamer le résultat du débat
sans considération de personnes , et de rétablir la confiance
qu'ils avaient taché d'ébranler. Je ne fais que continuer l'œuvre
des Académies. Du reste M. Flandin sait fort bien quelles
étaient ...es dispositions à son égard; il a même pris soin d'en
informer le public, en s'exprimant en pleine cour d'assises, sur
ce point, de la manière suivante : «Au mois de juillet (1813)
« M. Barse que je n'avais pas encore l'honneur de connaître
« *se fit présenter à moi* par M. Chevallier, pour me dire qu'il
« s'estimait heureux de la publication que nous venions de
« faire à l'Académie des sciences, etc., etc.» On voit clairement
par cette citation que, si les rapports ne sont pas meilleurs
entre M. Flandin et moi je ne dois point en être accusé: dans
notre divergence, je suis resté dans la route suivie par nos maîtres. M. Flandin s'est frayé une route isolée (Note de l'auteur
du *Manuel*).

« de la flamme, l'odeur alliacée qu'elle exhale, l'aspect
« miroitant des taches, leur déplacement ou leur va-
« porisation à l'extrémité du jet, l'action à froid ou à
« chaud de l'acide nitrique, celle de l'hydrogène sul-
« furé, du nitrate d'argent, et celle même du papier de
« tournesol qu'on a dernièrement invoquée ; toutes ces
« réactions sont si faciles, selon ces messieurs, à con-
« fondre avec celles de l'arsenic, tel qu'on l'obtient des
« matières animales ; qu'il n'y a qu'un chimiste d'une
« habileté tout exceptionnelle, selon eux, qui, dans
« tous les cas, et d'après de tels caractères, pourrait
« porter un jugement en toute conscience. »

« Telles sont, messieurs, les deux assertions (question des taches et question de l'élimination de l'arsenic
par l'urine) les plus graves contenues dans la note qui
vous a été lue par MM. Flandin et Danger ; il m'a
suffi de les rappeler textuellement pour en faire apprécier la haute importance et légitimer la sensation que
la première surtout dut produire sur les esprits ; car de
sa vérification devait résulter la consolidation ou la
ruine presque complète du nouvel édifice médico-légal, relatif à l'empoisonnement par l'arsenic.

« Il nous suffira d'affirmer que, dans une première
série d'opérations ayant pour but de carboniser ou
d'incinérer des viscères non empoisonnés, soit par l'a-
cide nitrique ou sulfurique, soit par le nitrate de potasse, et d'expérimenter ces produits par la méthode
de Marsh, MM. Flandin et Danger (lisez avec atten-

tion ce passage, gens du monde qui cherchez où se trouve le vrai) ; MM. Flandin et Danger n'ont jamais pu produire ces taches dont ils ont signalé la redoutable confusion avec les vraies taches arsenicales ! Dans ces diverses circonstances, il ne s'est absolument rien produit qui puisse en imposer à l'expert le moins habile ou le plus prévenu, car le gaz enflammé n'a jamais déposé QUE DE L'EAU !

3ᵉ *citation.* — « La commission tenait donc essentiellement à ce qu'on lui fît voir, dans la pratique ordinaire des procédés de chimie légale, ces taches qui devaient donner la plupart des réactions chimiques de l'arsenic sans cependant en contenir un atome : c'était là le point le plus capital de notre mission; et nous devons le dire hautement (écoutez l'arrêt de l'école systématique), MM. Flandin et Danger n'ont jamais pu y parvenir, malgré les efforts qu'ils ont tentés à cet égard à diverses reprises.

4ᵉ *citation.* — « Mais si l'erreur est si facile pour un expert qui ne serait pas doué d'une *habileté tout exceptionnelle*, comment se fait-il que MM. Flandin et Danger n'aient pas pu nous en présenter un exemple fait à dessein ?

5ᵉ *citation.* — « On supposait bien que le poison avait pu être *absorbé*, porté dans le torrent circulatoire, et amené au sein de tous les viscères ; mais on ne pouvait acquérir la *preuve matérielle* de ce fait supposé ; on la regardait comme au-dessus des ressources de la puissance chimique, et cette conviction a prévalu jusqu'aux travaux de M. Orfila, qui en a fait justice.

6ᵉ *citation*. — « Le procédé d'incinération par le nitrate de potasse, que nous devons à M. Orfila, donne de prompts résultats, d'une netteté et d'une précision d'autant plus grande que toute matière organique a été anéantie.

« Quoi qu'il en soit, messieurs, les experts à quelque procédé qu'ils aient recours, incinération par le nitrate de potasse, ou carbonisation par l'acide nitrique (1), pourront avoir la certitude qu'ils arriveront facilement à la vérité en employant soit l'une soit l'autre méthode.

7ᵉ *citation*. — « Nous arrivons aux conclusions qui « doivent terminer ce rapport : pour ce qui concerne les « deux assertions de MM. Flandin et Danger, nous « dirons :

1° « Obtient-on des taches en carbonisant ou en incinérant par les procédés connus, des viscères à l'état normal? *Non !*

---

(1) Relativement au procédé de carbonisation que MM. Flandin et Danger se sont attribué dans le monde, voici l'opinion officielle de la commission de l'une des Académies; je l'extrais du même rapport : « Le procédé de carbonisation, proposé par « MM. Flandin et Danger, est fondé sur la propriété bien « connue qu'a l'acide sulfurique concentré de détruire profon- « dément les matières organiques en les charbonnant. Déjà « M. Barse, pharmacien à Riom, avait dans le courant de no- « vembre dernier, proposé l'emploi de cet acide pour carboni- « ser le sang suspecté de contenir l'arsenic, et pouvoir après « ce traitement, l'introduire immédiatement dans l'appareil de « Marsh, afin de prévenir le développement de la mousse. »

2° « L'arsenic retiré des viscères des animaux empoisonnés offre-t-il tous les caractères de ce métal de
manière à ne pouvoir le méconnaître? *Oui!*

3° « Les taches arsenicales peuvent-elles être confondues avec d'autres taches et notamment avec celles
qui sont produites par la matière indiquée par MM. Flandin et Danger? *Non!*

4° « Les animaux empoisonnés d'une manière aiguë
par l'arsenic, urinent-ils? *Oui!* »

« Sur les conclusions de ce rapport, il s'éleva une
discussion dans l'Académie, et ce corps savant adopta
les modifications suivantes à son texte :

8e *citation*. — « Des faits et documens consignés dans
ce rapport, nous concluons : que par suite de carbonisations ou incinérations incomplètes des matières animales, on obtient quelquefois en se servant de l'appareil de
Marsh des taches qui, sans être arsenicales, *peuvent
en avoir l'apparence;* qu'il n'est pas possible de confondre ces taches avec les taches arsenicales, lorsqu'on
fait intervenir l'action des agens chimiques.

« Que M. Orfila a le premier démontré chimiquement la présence de l'arsenic dans l'ensemble des organes des animaux empoisonnés, et que les travaux
communiqués par lui à l'Académie sur ce sujet ont été
reconnus exacts par la commission. »

EXTRAITS DU RAPPORT DE L'ACADÉMIE DES SCIENCES.

Commissaires, MM. Thenard, Dumas, Boussingault, et Regnault, rapporteur.

1re *citation*. — « La commission, résumant les instructions contenues dans ce rapport, pense que le procédé de Marsh, appliqué avec toutes les précautions qui ont été indiquées, satisfait aux besoins des recherches médico-légales.

2e *citation*.— « Les taches qui se produisent souvent en grande abondance quand la matière organique n'a été que partiellement détruite, ont été observées d'abord par M. Orfila; il les a désignées sous le nom de taches de *crasse*. Ces taches qui proviennent de gaz carbonés partiellement décomposés dans la flamme, se distinguent du reste *facilement par les réactions chimiques* des taches arsenicales. Mais elles pourraient donner lieu à des méprises très graves si les experts se contentaient des caractères *physiques* des taches.

3e *citation*.— « Rien n'est plus facile que de distinguer ces taches des taches arsenicales pures : il est vrai que ces caractères deviennent moins tranchés lorsque les taches *arsenicales* sont elles-mêmes mélangées de matières étrangères (1), comme cela arrive quand

(1) Dans ce cas, l'erreur est en faveur de l'accusé.   J.-B.

les carbonisations de chairs *empoisonnées* ont été imparfaites ; mais un chimiste *un peu exercé* ne s'y trompera jamais !

4ᵉ citation.— « Aussi vos commissaires tout en reconnaissant que les faits rapportés par MM. Danger et Flandin doivent être pris en considération sérieuse , dans les recherches médico-légales, croient de leur devoir de repousser (l'expression est significative) l'explication que ces messieurs ont donnée, et d'insister sur ce point que ces taches ne sauraient être confondues avec les taches vraiment arsenicales, toutes les fois qu'elles seront soumises à l'action des réactifs qui peuvent seules permettre de prononcer sur l'existence réelle de l'arsenic. »

5ᵉ citation.— M. Orfila a fait également un grand nombre d'expériences sur les diverses taches que l'on obtient quelquefois avec l'appareil de Marsh en opérant par des liqueurs qui ne renferment pas d'arsenic, *et il a donné des caractères physiques et chimiques pour les distinguer des taches arsenicales.*

§ IV.

On le voit, les imputations adressées aux experts de Dijon par la défense sont anéanties par les organes de la raison *commune*. Les Académies ont déclaré que

M. Orfila a le premier démontré chimiquement la présence de l'arsenic dans l'ensemble des organes des animaux empoisonnés, et les travaux communiqués par lui à l'Académie, sur ce sujet, ont été reconnus exacts par la commission. Eh bien! qu'on cherche quels sont les travaux dont il est ici question : on les trouvera dans la série des mémoires in-4° que ce savant a vu publier par l'Académie.

Mais au triomphe de ces autorités, faut-il ajouter l'hommage des vaincus? Nous le pouvons encore : nous achèverons ainsi la ruine de l'école systématique. Lisons le compte-rendu de l'affaire Lacoste : M. Flandin se trouve être l'un des experts ; il s'agit d'arsenic ; on en retire du cadavre ; comment prouve-t-on sa présence? En montrant des taches! des taches qu'on avait pourtant bannies naguère du nombre des réactions certaines! Voilà donc le but qu'on voulait atteindre en faisant du scandale scientifique ; proscrire les taches quand elles sont présentées par les uns, les admettre quand elles sont présentées par les autres!

Cette conduite n'est pas faite pour inspirer de la confiance aux magistrats.

Je termine mes observations sur ce sujet ; mais sans l'avoir épuisé, tant s'en faut. J'ai ouvert sur certains points contestés la marche de la discussion entre les deux écoles ; j'ai fait intervenir au débat une puissance que personne, à moins d'être insensé, ne peut méconnaître. J'aurais pu faire ainsi sur tous les autres points. Eh bien ! toutes les fois qu'il s'élèvera des dissidences, l'expert n'aura qu'à se réfugier dans le sanctuaire que je viens d'ouvrir : il sera fort en appuyant sa raison sur la raison commune.

CHAPITRE VI.

Résumé de ce qui a été dit sur les écoles et sur la manière
de conclure.

Dans une question d'empoisonnement, plusieurs
ordres de documens sont consultés pour découvrir la
vérité. Les uns sont étudiés par le magistrat, les autres par l'homme de l'art. La justice confie ces recherches à des hommes spéciaux pour que chacun
d'eux, dans ses attributions, puisse apporter la plus
grande somme de lumière possible, mais en définitive,
le magistrat instructeur et l'homme de l'art ne sont
tous deux que des mandataires temporaires; des fractions du pouvoir qui poursuit; des représentans par-
tiels de la justice, en un mot, qui par des preuves de
différens ordres veut arriver à établir un fait.

L'intérêt à commettre le crime, la moralité de l'accusé, la constatation du corps du délit, l'examen né-

cropsique, etc., etc., forment des séries d'études convergeant toutes à un but unique. Eh bien ! la raison répugne-t-elle à admettre le doute méthodique dans la recherche de l'intérêt à commettre le crime ? le bon sens exige-t-il que le magistrat chargé de prouver cet intérêt ne vienne jamais sur son siége qu'avec un résultat mathématique, produit d'une opération toujours claire, jamais douteuse ? Evidemment non ! La justice, au contraire, veut que la discussion s'établisse sur tous les faits de la cause, le jury est là pour apprécier les argumens produits pour ou contre ; le jury, seul, a droit de juger sans devoir aucun compte de son verdict.

Pour placer le médecin-légiste entre un oui et un non sans moyen terme, il faudrait établir que jamais la justice ne lui fera de questions en dehors des faits qui se prouvent par l'expérience directe, immédiate ; il suffit d'avoir assisté aux débats de quelques affaires de ce genre pour savoir combien il est difficile d'éviter les questions qui ouvrent à l'expert le champ des conjectures et des probabilités.

Cependant, il faut considérer comme fâcheux l'usage de placer l'expert sur ce terrain si fertile en contradictions, en polémique, et surtout en appréciations variables selon le degré de savoir de l'homme qu'on interroge, savoir dont ceux qui l'invoquent ne peuvent pas être juges compétens. C'est là surtout en effet, c'est là seulement peut-être la source du scandale des luttes judiciaires. Il faut donc faire tous ses efforts pour donner aux réponses des gens de l'art un caractère d'exactitude mathématique.

Je formulérai, dans le cours de ce livre, une série de questions que je crois utile de voir adopter généralement par les magistrats dans leurs commissions rogatoires : je tâcherai de démontrer par l'exposé des motifs de chacune de ces questions, qu'il resterait fort peu de problèmes incertains, si elles étaient adoptées dans toutes les opérations de ce genre ; les experts ne se verraient plus investis bon gré mal gré, d'une autocratie contraire au vœu de la loi ; et chacun, magistrats, défenseurs, jurés, experts et témoins, serait placé dans ses attributions respectives.

CHAPITRE VII.

Qu'est-ce qu'un rapport d'expert, comment doit être considérée
l'opinion des gens de l'art par les magistrats?

M. Devergie, dans son ouvrage, donne une définition du rapport d'experts qui mérite d'être sérieuse-
ment discutée pour en limiter le sens et la portée.

« Un rapport, dit ce toxicologiste, est un acte dont
« la conclusion *est acceptée* par les magistrats à l'in-
« star d'un *jugement* porté sur des faits qu'ils ne
« *peuvent* apprécier. »

Ailleurs, M. Devergie complète la pensée renfer-
mée dans la proposition qui précède : « La justice,
« dit-il, appelle un médecin pour interpréter des faits
« dont elle ne peut pas connaître. Elle met le méde-
« cin en son lieu et place à l'égard de ces faits. Elle le
« qualifie d'expert, c'est-à-dire qu'elle lui reconnaît
« l'aptitude à juger. Elle ne lui demande pas compte
« des motifs du jugement qu'il a porté. Elle l'accepte,
« *elle le reconnaît bon*, par cela même qu'elle n'est

« pas en état de l'infirmer ; c'est donc à la conviction
« morale du médecin qu'elle s'adresse. »

Il ne faut pas oublier qu'en matière criminelle le
jury seul est apte à juger tous les faits du procès. La
mission du magistrat instructeur, celle de l'expert, ont
pour but de recueillir des documens propres à déterminer une conviction dans l'esprit des jurés : ainsi,
dans une cause grave on voit des témoins être appelés
pour constater la présence de l'accusé sur le lieu du
crime, tandis qu'on en voit d'autres être appelés pour
constater sa présence à la même heure dans une localité
éloignée. Dans ces deux cas la justice « appelle le té-
« moin pour interpréter des faits dont elle ne peut pas
« connaître ; elle met ce témoin en son lieu et place à
« l'égard de ces faits : elle le qualifie de témoin, c'est-
« à-dire qu'elle lui reconnaît l'aptitude à juger. » Eh
bien, dira-t-on dans ce cas que la justice ne lui demande
pas compte des motifs du jugement qu'il a porté ?
qu'elle accepte ce jugement comme bon, par cela même
qu'elle n'est pas en état de l'infirmer ? ce serait une
erreur grave ; car, au contraire, au jour solennel du
débat devant le jury, la justice poursuit son œuvre :
elle remet à des mandataires nouveaux le soin de diriger les consciences dans la recherche de la vérité. A l'organe du ministère public, la tache de présenter les
preuves contre l'accusé, au défenseur celle de faire ressortir toutes celles qui peuvent établir son innocence.
Alors la justice demande à tous ceux qui paraissent

9.

devant elle un compte sévère des motifs du jugement qu'ils ont porté ; compte sévère pour éliminer du procès les erreurs que chacun peut avoir commises, soit dans la perception d'un fait matériel, soit dans les inductions qu'on a tirées : compte sévère, car dans la discussion qui s'élève sur la valeur de ce jugement individuel, on oppose motif à motif, preuve à preuve.

Est-ce à dire pour cela, que les hommes dont on n'aura pas *accepté* le jugement comme bon, seront atteints d'une manière quelconque par la décision contraire à leur dire? non certainement, car la loi, nous l'avons déjà dit, admet comme moyen certain de juger le témoignage des sens, elle ne demande qu'une chose à ceux qu'elle interroge, c'est une réponse faite en honneur et conscience. Il résulte de ce principe, que l'opinion de chacun des témoins, dans l'exemple que nous venons de choisir est *acceptée* par la justice comme un document valable en soi, comme absolu relativement à la conscience de celui qui le donne ; mais il résulte également de ce principe que cette opinion est soumise à la discussion de ses motifs, c'est-à-dire *n'est pas acceptée comme jugement bon*, par le jury qui seul a droit de décider la question. Ici revient dans toute sa puissance la différence qui existe entre la raison individuelle et la raison commune.

Ce qui se passe au sujet des témoignages en Cour d'assises a lieu de même pour les rapports d'experts : cela est si vrai que, dans la plupart des procès, la justice après avoir fait procéder à une expertise par tels hommes, ordonne qu'elle sera répétée par tels autres : ici la justice accepte comme bon le jugement porté par ces premiers experts, c'est-à-dire qu'elle croit ce jugement prononcé en honneur et conscience ; mais elle n'accepte pas ce jugement comme définitif, et « quoiqu'elle ne soit pas en état de l'infirmer, » elle n'en ordonne pas moins une vérification nouvelle. Lorsque ensuite viennent les débats devant le jury, la justice demande à chaque expert les motifs du jugement qu'il a porté. De là ces discussions scientifiques sans cesse renaissantes, et dans lesquelles la magistrature devrait sévèrement bannir toute personnalité, comme elle a soin de le faire quand un témoin attaque un témoin qui le contredit.

On doit admettre les explications que je viens de présenter sur la définition du rapport d'experts avec d'autant plus de confiance « qu'il peut arriver qu'au débat, la discussion fasse naître dans l'esprit du rapporteur même, une conviction contraire à celle qu'il a exprimée; qu'il vienne lui-même exposer les motifs de sa première décision et développer ceux qui ont amené le changement dans sa manière de voir. » C'est là le véritable objet de la procédure en Cour d'assises: nous devons nous garder soigneusement de restreindre ou d'agrandir imprudemment ce palladium de nos intérêts les plus chers. Dans un chapitre ultérieur, on trouvera sur ce point, l'opinion de plusieurs jurisconsultes.

CHAPITRE VIII.

Du choix des experts.

Le premier soin de la justice doit être de choisir les gens de l'art qui devront être investis de cette magistrature temporaire : de ce choix dépend presque toujours la marche du procès. A cet égard je dois faire ressortir combien est grande quelquefois la confiance des parquets, dans les capacités que s'attribuent certaines gens.

L'ordre social exige aujourd'hui plus que jamais les garanties les plus nombreuses et les plus grandes de la part des hommes qui aspirent à l'exercice d'une profession qui touche à l'intérêt public. Dans toutes les Facultés on exige, chaque année, de la part des aspirans, des conditions nouvelles de savoir : pour la direction d'une usine, d'une exploitation de mines, l'État impose des titres obtenus dans les écoles d'enseignement supérieur.

S'il y a une profession dans laquelle les exigences de la société sont légitimes, c'est bien sans nul doute dans celle du toxicologiste ; il suffit de se rappeler quel est l'intérêt qui s'agite dans les causes de cette nature pour en être persuadé. La vie, l'honneur, la fortune des familles sont entre les mains des experts. Comment conçoit-on qu'en face de conséquences aussi graves, il se trouve des hommes n'ayant jamais dans leur vie pris une seule inscription dans une école quelconque, n'ayant pas même pour bagage scientifique ce modeste certificat d'aptitude à apprendre qu'on délivre au sortir du collége sous le nom de bachelier, et qui cependant se transforment de leur propre autorité *en chimistes, en toxicologistes, en logiciens*, en experts en un mot, en soutenant d'une arrogance impudente leur ignorance et leur prétention?

Comment conçoit-on que, de nos jours, il se trouve des magistrats qui consentent à faire abnégation d'un mérite personnel, toujours éminent, à annihiler la droiture de leur jugement, les qualités de leur esprit orné d'études approfondies, devant le premier individu qui se dira *chimiste*, parce que, du fond d'une boutique de parfumeur, de distillateur ou de toute autre profession, très honorable sans doute, mais pour l'exercice de laquelle il ne faut pas être très avancé dans les sciences, il aura lancé quelques milliers de prospectus sur la voie publique, ou présenté quelques mémoires aux Académies qui n'ont pas le droit de refuser quelque chose?

Comment se fait-il qu'il se trouve dans la presse,

des organes assez peu préoccupés des intérêts les plus
sacrés, et des garanties les plus précieuses du progrès,
pour faire à ces toxicologistes improvisés un piédestal
digne de recevoir la réputation d'un grand maître?

Il est temps que l'autorité supérieure surveille des
empiétemens de ce genre. Les hommes qui ont acquis
par des études longues et pénibles, des titres qui
commandent la confiance publique , éprouvent déjà
trop d'embarras dans la solution des problèmes de la
science pour permettre l'entrée de la carrière à des
gens que l'étymologie seule des mots qu'ils emploient,
embarrasserait à chaque instant.

La loi n'a pas, dit-on, imposé de limites à l'appréciation du magistrat dans le choix de la personne : elle
dit en effet :

« Le procureur du roi se fera accompagner au be-
« soin, par une ou deux personnes *présumées* par leur
« art ou profession capables d'apprécier la nature et
« les circonstances du crime ou délit » ; mais quel est
le magistrat qui croirait avoir fait son devoir, en con-
fiant à un vétérinaire le soin de faire l'autopsie d'un
cadavre, à un fondeur en métaux , le soin de rechercher des traces de cuivre ou de plomb? pourrait-il
invoquer comme excuse, l'absence dans la localité d'un
médecin, d'un pharmacien, d'un homme compétent?
Il n'en serait pas moins condamnable dans l'excès de
son zèle, car il n'est pas permis en toxicologie d'imiter l'homme du monde qui , en l'absence de son horlo-

ger consent à livrer sa pendule à son serrurier, parce
que cet honnête industriel jouit d'une très grande réputation en matière d'horlogerie. En cela, nous ne
sommes pas d'accord avec l'opinion suivante émise
dans le traité de médecine légale de M. Devergie :

« L'article 43 du Code d'instruction criminelle laisse
« aux magistrats le choix de l'expert ; il n'exige
« *aucun titre particulier* ; l'aptitude à faire un rap-
« port en justice résulte bien moins de la qualité que
« possède l'expert, que de la mission qu'il a reçue du
« magistrat. S'il en était autrement, l'instruction en
« matière criminelle serait entravée dans les petites
« communes par le défaut d'un docteur en médecine
« qui résiderait à une distance fort éloignée du lieu. »

Il est évident pour moi que M. Devergie a cru devoir faire ressortir le sens de la loi dans toute son étendue, mais seulement dans le but d'être impartial dans
l'explication des textes et lors de cette explication ;
mais si l'on invoquait l'opinion personnelle du toxicologiste, je crois pouvoir dire que M. Devergie se join-
drait à moi pour obtenir, dans les termes, une restriction telle qu'ils fussent l'expression exacte du sens
qu'on paraît y attacher généralement, et que je leur ai
donnée d'une manière absolue.

Il est d'usage qu'une expertise médico-légale soit
confiée à trois personnes, et en général, les magistrats
s'attachent à réunir des hommes qui n'ont pas tous la
même spécialité dans la science. Parmi les toxicolo-

gistes, les uns s'occupent principalement de médecine
et des questions judiciaires qui s'y rattachent ; les autres s'adonnent aux opérations chimiques ; celui-ci réunit à un haut degré les qualités nécessaires pour la
bonne direction de l'expertise ; celui-là sait parler au
public et peut, avec honneur, soutenir une cause. Il
est rare qu'un homme soit doué de toutes les qualités qu'on cherche à rassembler dans le personnel d'une
expertise. Aujourd'hui, nous trouverions à peine quelques noms qui avouent hautement leur prétention à
cette habileté égale et supérieure dans toutes les branches de la toxicologie ; l'expérience a été appelée
trop souvent à faire justice du médecin qui se fait chimiste, et du chimiste qui se fait médecin : c'est que,
pour obtenir le titre , il suffit presque toujours, dans
un examen, de posséder à fond la théorie de la science,
tandis que l'œuvre exige les qualités qui résultent d'une
pratique longue, continuelle et intelligente. Voilà pourquoi M. Chatin disait dans la thèse qu'il a publiée en
1844 : « Personne, avant M. Orfila, n'avait réuni les connaissances qu'exige la toxicologie. » Personne encore,
depuis que ce savant a pris la détermination de ne plus
accepter d'expertises, n'a conquis cet héritage. Qui sait
combien il s'écoulera d'années avant que la presse, émue
de l'influence attachée au nom d'un toxicologiste, répète ces paroles prononcées naguère : « Il est indispensable de faire une loi pour empêcher M. Orfila
d'entraîner la conviction de tous les jurys de France ! »

CHAPITRE IX.

Le nombre des experts doit-il être de plusieurs? Dans le cas
où la justice commet plusieurs personnes, le nombre doit-il
être impair? En cas de dissidence entre experts, la majorité
doit-elle ramener la minorité à une opinion commune?

C'est sagement que les magistrats composent le plus
possible les expertises d'hommes qui trouveront entre
eux un mutuel secours dans toutes les phases de leur
mission.

Est-ce à dire pour cela que, nécessairement, une
expertise doive être confiée à plusieurs personnes?
Nous ne le croyons pas, car il y a dans le cours de la
procédure des occasions où des actes tout aussi importans et difficiles sont confiés à un seul homme : une autopsie, par exemple. En principe, il ne serait pas admissible, suivant moi, qu'un rapport, pour avoir été

dressé par un seul expert, fût, par cette raison, entaché de nullité. Mais je ne conseillerai jamais à qui que ce soit de se charger seul de la responsabilité d'une affaire aussi grave ; l'accepter serait une preuve de confiance dans ses forces, peu recommandable aux yeux des gens sensés. Ici revient d'ailleurs la difficulté de rencontrer dans un seul ce qu'il faut de savoir pour tout faire.

Il faut donc nommer plus d'un expert ; c'est convenable, c'est prudent, c'est même indispensable pour la dignité de la justice. Mais est-il nécessaire d'en nommer trois au moins, afin de rendre possible une majorité? Je ne crois nullement qu'un nombre impair soit utile. Quel que soit le nombre des membres, les opinions individuelles sont sacrées et doivent être formulées, majorité, minorité, dans le rapport. Chaque expert, dans sa conscience, doit admettre le fait comme il le voit, comme il le sent, d'après lui, d'après ses organes ; jamais comme il aurait dû le voir d'après ses collègues, d'après leurs organes.

Ici, qu'on y prenne garde , je ne conseille pas l'entêtement, l'opposition systématique ; il est à désirer que jamais un esprit qui refuse de s'éclairer par les lumières de ses collègues soit admis à prendre part à des opérations de ce genre. Je veux au contraire que la discussion s'engage sur les points du désaccord, et que dans le cas où les opinions ne sont pas revenues à l'unité, il soit fait mention au rapport des motifs qui ont appuyé chacune d'elles. Cette mention des motifs est utile en cas de partage, parce qu'il est dans les choses possibles que, lors du débat en Cour d'assises, la justice n'ait plus la faculté de faire entendre l'expert dissident. On serait ainsi privé de raisons précieuses qui peut-être auraient ramené à l'avis de la minorité le jury déterminé par l'ensemble de tous les faits de la cause.

La magistrature doit, en résumé, suivre les habitudes actuelles et composer le personnel de médecins et de chimistes, et choisir parmi eux des hommes qui puissent répondre à toutes les exigences de l'expertise, soit dans le cabinet, soit au laboratoire, soit devant la Cour d'assises.

TITRE DEUXIÈME.

CHAPITRE PREMIER.

Des formalités en matière d'instruction criminelle. — Importance des formalités en matière d'empoisonnement.

M. Faustin Hélie, dans son *Traité de l'instruction criminelle*, nous apprend quelle est l'importance des formes de la procédure. Je vais puiser dans le premier livre de cet ouvrage qui, dans le moment actuel, captive si vivement l'attention du monde judiciaire des doctrines que j'appliquerai ensuite à mon sujet.

§ Ier.

« Les formes de la procédure, dit M. Faustin Hélie, sont destinées, comme des phares, à éclairer la marche de l'action judiciaire ; leur but est d'arrêter les entraînemens de la justice, d'attacher une sorte de solennité à chacun de ses pas, de préparer ses actes; elles doivent être assez puissantes pour faire sortir la vérité du sens des faits, assez simples pour servir d'appui sans devenir des entraves , assez flexibles pour se plier aux besoins de toutes les causes, assez fermes pour résister aux violences , soit des juges, soit des parties. Lorsqu'elles réunissent ces carac tères, elles assurent la liberté des citoyens, parce qu'elles garantissent leur défense ; elles donnent aux jugemens leur force, parce qu'elles sont le gage de leur impartialité; elles revêtent la justice de sa majesté, parce qu'elles témoignent du calme et de la sagesse de ses actes ; elles sont en un mot la justice elle-même, puisque, suivant l'expression d'Ayrault : « justice n'est proprement autre chose que formalité. » Ainsi le législateur a pu, à quelques époques, laisser les peines à l'arbitraire des juges; jamais il n'a complétement abandonné à leur caprice les formes de leurs jugemens.

Et comment concevoir, en effet, que la loi puisse laisser à la discrétion du juge, sans les régler et sans les définir, le droit de recherche et le droit d'arrestation ; les pouvoirs des magistrats chargés d'informer, le choix et l'ordre des preuves, les priviléges des accusés, les limites de la compétence, les formes et les effets des jugemens? Pourrait-il dépendre d'un tribunal, quelque élevé qu'il fût, d'accorder ou de dénier à l'accusé le droit d'être entendu et d'être confronté avec les témoins ; celui de récuser ses juges, celui de décliner leur compétence ? A chacune de ces formes, les droits les plus sacrés des citoyens ne sont-ils pas attachés? Chacune d'elles ne porte-t-elle pas, pour ainsi dire dans ses flancs, leurs biens, leur liberté, leur vie? Ne gardent-elles pas comme de vigilantes sentinelles, la société tout entière? L'exécution de toutes les lois ne repose-t-elle pas sur leur prévoyance et leur énergie? C'est donc une règle fondamentale et qui dérive de la nature même des choses, que la procédure doit tracer à l'avance, avec fermeté, la voie que la justice doit parcourir, et que celle-ci, enchaînée et captive dans ces formes, ne peut jamais s'en écarter.

« Toutefois, les graves intérêts qui sont confiés à ces institutions reflètent parfois sur elles leur propre caractère : gardiennes de la liberté, de la sûreté, des droits politiques des citoyens, elles participent de la nature des institutions politiques du pays ; elles forment une portion importante de ces institutions. Elles sont donc sujettes à subir l'influence des révolutions législatives. Et tandis qu'elles lient les tribunaux dans une sorte d'immobilité, elles ne sont point elles-mêmes immobiles. Elles reproduisent les différens principes de la constitution ; elles en prennent l'esprit et les tendances, elles en sont les corollaires, elles se modifient incessamment pour la suivre dans ses changemens ; c'est ainsi qu'en général les garanties des accusés s'accroissent et s'affaiblissent dans les différens pays, suivant le principe de leur gouvernement ; larges et tutélaires dans les États libres, incertaines et restreintes dans celles où règne le despotisme. Dans les premiers, les pouvoirs des juges sont mieux définis, leurs attributions plus nettement dessinées ; on y trouve la liberté de la défense, la publicité des débats, la procédure orale, et le jugement par jurés, garantie souveraine qui, seule, remplacerait toutes les autres ; dans les derniers, les limites du droit d'arrestation et des pouvoirs des tribunaux seront généralement indécises et vagues ; la procédure sera écrite au lieu d'être orale, secrète au lieu d'être publique ; et les juges, même permanens, seront liés par quelque dépendance à la puissance souveraine (1).... »

§ II.

Il n'est pas nécessaire d'être versé dans la connaissance du droit pour comprendre la sagesse des pen-

______

(1) *Traité de l'instruction criminelle*, par M. Faustin Hélie, livre 1er p. 6.

sées que je viens d'emprunter à un jurisconsulte éminent. Il est des choses qui puisent leur essence dans
le foyer d'où partent les rayons qui éclairent et dirigent
toute intelligence humaine ; dans le domaine de la
morale, dans le domaine de la raison. Ces choses sont
empreintes d'un caractère constant : la vérité qu'elles
renferment est sentie par la généralité des hommes. Le
jugement qui vient d'être porté sur la nécessité des
formes en matière criminelle n'a donc nullement besoin, pour être accepté, d'être protégé par l'autorité
imposante qui accompagne le nom de M. Faustin
Hélie. Je vais maintenant tâcher de démontrer que les
formalités , si elles sont nécessaires en général, sont
indispensables, surtout en toxicologie.

En matière d'empoisonnement, les intérêts les plus
graves sont agités, chacun le sait. Et pourtant, dans
aucun cas, la loi ne laisse davantage à la discrétion du
juge, de l'expert, de l'accusé, *sans les régler, sans les
définir, les pouvoirs des magistrats chargés d'informer, le choix et l'ordre des preuves, les priviléges des
accusés, les limites de la compétence, les formes et
les effets des jugemens !* Voyez naître le soupçon d'un
crime de ce genre : la clameur publique avertit la justice que représente dans les petites localités un maire,
un adjoint, un juge de paix, un commissaire de police.
L'information commence : rien dans la loi n'en gouverne les formes.

Le degré de perfection dans les opérations dépend

10.

du degré de capacité de l'officier mandataire de la loi,
et des moyens d'investigation dont on peut disposer
dans le pays. Dans l'absence de règles invariables,
positives, sacramentelles, les choses sont conduites
le mieux possible : les exigences de la circonstance,
du temps, du lieu, des hommes, remplacent les exigences de la science, de la justice, des intérêts respec-
tifs de l'accusateur et de l'accusé.

Le choix de l'expert appartient au magistrat instructeur ; la direction de l'expertise n'appartient à
personne : tantôt les organes de la victime sont aban-
donnés à la discrétion des hommes de l'art, et alors il
n'y a aucun élément de contre-expertise ; tantôt une
très petite portion de ces organes leur est remise et
la justice conserve la majeure partie pour les expériences ultérieures. Il arrive dans ce cas, que les premiers experts agissant sur des quantités minimes n'obtiennent pas de résultats concluans : on ordonne une
seconde analyse, on la confie à des experts de Paris,
auxquels on transmet tout le reste des matières. Ceux
là, agissant sur des quantités, deux, trois, quatre ou
cinq fois plus grandes, ou au moyen de procédés plus
exacts, obtiennent des résultats tout différens. Les
premiers concluaient à l'absence d'une matière vénéneuse, les seconds concluent à la présence du poison.
D'où vient la dissidence ? n'est-ce pas de la manière
dont on a dirigé les opérations ?

Supposons qu'au contraire ce sont les experts du

pays qui ont agi sur la plus grande quantité des organes, et que ceux de Paris n'ont eu à leur disposition que des fractions de ces mêmes quantités : comment la justice pourra-t-elle se croire dans le vrai en admettant l'une des deux opinions contradictoires?

Vienne le jour de l'audience publique : rien encore dans la marche du procès n'est astreint à des règles positives. La position sociale, la considération personnelle, la fortune de l'accusé, donnent au débat une forme différente.

Tantôt il paraît devant ses juges assisté d'un avocat chargé de faire valoir des moyens de défense, puisés dans une sphère qui lui est inaccessible, tandis que le ministère public arrive avec une accusation soutenue par des hommes spéciaux et qui sont chargés de développer leur opinion devant les jurés. Dans ce cas point de discussion possible pour l'accusé contre la science qui prononce. La loi considère les gens de l'art qu'elle charge d'une expertise, comme des gardiens fidèles des intérêts de l'accusé tout autant que de ceux de la société qui poursuit le crime. Le jury n'a point à se préoccuper des preuves de l'existence du corps du délit, personne ne conteste son existence, personne ne peut la contester. Le procès se borne à chercher le coupable.

Tantôt la défense présente un système complet de discussion : elle oppose savant à savant, doctrine à doctrine, preuve à preuve. Ce n'est plus seulement l'auteur du crime qu'il s'agit de trouver, c'est le crime même qu'il s'agit d'établir; dans le cas précédent , l'accusation était souveraine, invulnérable; dans celui-ci, l'accusation comme la défense se trouvent sur le même plan.

Eh bien ! de deux choses l'une : si on considère comme utile à la bonne administration de la justice, l'adjonction d'un contre-expert à la défense, pourquoi la loi ne donne-t-elle pas d'office au pauvre comme au riche ce précieux élément de garantie? Si au contraire on admet que le contre-expert, assis au banc de la défense, ne donne pas aux arrêts judiciaires une majesté plus grande, pourquoi permettre que les mandataires assermentés soient attaqués par le premier intrigant que l'appât de l'or ou du scandale pose comme un défenseur sérieux?

Il me serait facile de multiplier les exemples qui prouvent que dans la procédure actuelle, *le choix*, *l'ordre des preuves*, *le privilége de l'accusé*, *les formes des jugemens*, sont laissés à la discrétion du juge, de l'expert de l'accusé; mais je me croirais blâmable de signaler des imperfections ou des lacunes sans utilité pour le but que je me propose, c'est-à-dire pour ramener à des formes constantes les opérations de toxicologie.

CHAPITRE II.

De la direction de la procédure. —Formalités. —Préliminaires.

Dans une revue des immenses travaux faits pendant ces dernières années sur l'arsenic, j'appelais, en
1840 (1), l'attention des magistrats sur les préliminaires des expertises : Il ne faut pas, disais-je, que le
magistrat, que le chimiste, invités par le grand nombre d'exemples d'empoisonnemens par l'arsenic et des
applications de l'appareil de Marsh, concentrent leur
attention sur la recherche d'un seul des agens capables
de donner la mort. La majeure partie des empoisonnemens se commet, il est vrai, par l'arsenic, et par
conséquent, dans le plus grand nombre des cas, c'est
en vue de l'application de l'appareil de Marsh qu'il
faut diriger l'expertise, mais il faut bien se garder de
compromettre dans cette préoccupation, les élémens

(1) *Presse judiciaire*, journal de Riom (Puy-de-Dôme).

de recherche des autres substances vénéneuses. Je vais tâcher de faire comprendre quelles sont les différences essentielles qui existent dans les formes et les résultats de l'expertise d'après l'application des grands travaux de M. Orfila sur l'absorption des poisons; je ferai ressortir en même temps, combien la direction d'une expertise judiciaire est devenue délicate pour le magistrat comme pour l'homme de l'art.

La mission de ces deux mandataires de la justice, expert et magistrat, doit commencer en même temps : ensemble, ils doivent procéder au soin de recueillir les pièces de conviction. Dès qu'une suspicion d'empoisonnement s'élève, et que la justice en a décidé l'examen et la poursuite, l'autorité locale doit être immédiatement chargée de veiller à la garde du domicile soit de la victime, soit des prévenus. Toute tentative d'expériences faites dans le but d'obtenir des indices sur l'existence du poison, doit être strictement interdite à tout autre opérateur que celui que l'autorité supérieure a choisi pour mener à fin l'expertise, ou pour en préparer les élémens en présence du magistrat instructeur.

Dans la plupart des cas, un maire, un juge de paix, un commissaire de police, croient devoir, par un excès de zèle et en l'absence d'un docteur en médecine ou d'un pharmacien, confier à l'herboriste, à l'épicier, à l'empyrique ou à tout autre personnage de la localité, une portion des matières suspectes, pour en déterminer *approximativement* la nature ; rien n'est plus fâcheux que ces usages : les résultats de ces essais sont toujours inexacts ou incomplets en même temps qu'ils sont l'objet de toutes les conversations de la localité. Sur la décision officieuse d'un oracle de l'endroit, les présomptions s'établissent, les conjectures naissent ; et des faits qui auraient paru parfaitement naturels au point de vue des personnes qui pourront être appelées en témoignage, ont reçu une teinte fâcheuse d'autant plus difficile à détruire, que le villageois respecte bien autrement la science du *savant de village* que la science des experts de Paris.

Il ne doit plus pouvoir en être ainsi : de concert et en même temps, l'expert et le magistrat doivent procéder à toutes les vérifications, à tous les préliminaires, inspection domiciliaire, exhumations, transport de matières de conviction. Il est bien des choses considérées long-temps comme inoffensives qui, répétées aujourd'hui, pourraient faire naître les difficultés les plus fâcheuses.

« Nous avons appris quelle marche suit le poison dans nos tissus : nous savons que son absence dans tel organe n'implique pas la *non-existence* d'un empoisonnement. Le plus grand intérêt s'attache à la distinction de chacune des portions d'un même cadavre. En effet, tantôt le tube intestinal, parce qu'il a reçu le premier l'ingestion du poison, devient l'organe le plus propre aux recherches de l'opérateur, tantôt les tissus cutanés, les chairs musculaires, sont les élémens des preuves les plus fortes, parce que l'agent délétère a été appliqué sur une partie externe; les viscères doués d'une grande capacité d'absorption à cause de leur disposition vasculaire; la vessie qui paraît retenir les derniers vestiges du poison quand il n'existe nulle part en quantités appréciables, sont dans certains cas les organes seuls réunissant les conditions nécessaires pour établir une certitude. Le sang enfin, en raison du rôle qu'il joue dans chaque portion de notre économie, doit servir puissamment à l'analyse, mais il doit être traité à part.

« Indépendamment de ces considérations, il en est qui résultent du contrôle de l'appareil de Marsh : nous avons appris que certains vases, certains ustensiles employés journellement comme très propres à renfermer des débris du cadavre, peuvent céder un poison dont plus tard on ne pourra plus assigner l'origine. Tout organe qui a pu recevoir le contact d'un peroxyde de fer donné comme antidote de l'arsenic, doit être évincé du nombre des tissus soumis à l'incinération, parce que le peroxyde de fer peut contenir de l'arsenic. Des organes retirés du sein de la terre sont encore ou ne sont plus propres à une analyse rigoureuse, selon que les terrains et les eaux qui traversent ceux-ci ont pu céder leurs principes constituans aux *détritus* que l'on exhume ; les terrains des cimetières contiennent de l'arsenic.

« Lorsque l'arsenic a été ingéré pendant la vie, il y a constamment une portion du métal passée dans le torrent de la circulation avant que la mort 'ensuive.

« Si l'arsenic a été ingéré après la mort, il n'y a jamais absorption du poison; le sang n'en charrie pas un atome. Les membranes en contact immédiat avec l'arsenic sont endurcies, tannées pour ainsi diré, sans rougeur, sans phlyctènes. Si quelques traces du métal passent de leur premier siége dans un autre organe, cet effet a lieu de proche en proche et d'une surface supérieure à une surface inférieure. Le foie, par exemple, soumis à cette *imbibition*, contient de l'arsenic dans la partie qui touchait à l'intestin, tandis que celle qui est la plus éloignée de ce point de départ, n'est pas arsenicale. L'opérateur qui remarque des traces d'ingestion après la mort, prend soin de recueillir les viscères les plus éloignés du siége de l'arsenic servant à l'imbibition. Il peut très souvent reconnaître ces traces, à moins qu'il n'y ait déjà désorganisation de la matière par la putréfaction.

« Il arrive en effet que les débris du cadavre, à cause de la putréfaction, ne sont plus reconnaissables; il est impossible à l'expert d'isoler les organes l'un de l'autre; les tissus sont saponifiés; l'arsenic, y en eût-il provenant d'empoisonnement, s'est combiné avec diverses substances pendant la saponification. Le poison est devenu insoluble dans l'eau ; dans cette occurrence, l'analyse réclame la plus minutieuse attention ; il n'y a plus qu'un très petit nombre de cas où il est permis à l'expert d'acquérir une certitude, et ces cas on ne peut pas les prévoir. Ici reviennent se produire avec la plus grande force les questions de terrains arsenicaux, d'imbibition cadavérique, d'intoxication après la mort, etc.

« Il ne suffit pas, pour expliquer de pareils mystères, d'une théorie rationnelle, il faut nécessairement que l'expérience soit appelée à confirmer le principe.

« La question principale est donc dans L'INTÉGRITÉ DU CADAVRE, et ce mot doit s'entendre non-seulement de la préservation des mains étrangères, mais encore des injures du temps, de la putréfaction.

« L'expertise peut tomber dans l'erreur quand elle opère sur des substances désorganisées ; mais la méthode nouvelle, la recherche des poisons absorbés, est loin de nous exposer à des chances d'y tomber plus nombreuses qu'autrefois. Portons nos regards en arrière, rappelons-nous qu'après dix ans d'inhumation, les experts allaient sans se douter de mille difficultés connues maintenant, déterrer un cadavre, mêler à son reste une portion de la terre qui le supportait, soumettre ces matières à l'analyse pour en tirer des preuves du crime ; alors, malgré que la nouvelle méthode soit, comme tout ici-bas, soumise à l'effet de la faillibilité de la nature humaine ; quoique l'homme le plus éminent, chargé d'interpréter la science la plus exacte, puisse encore en comprendre mal les secrets, et porter un jugement, téméraire jamais, faux... nous le croyons possible; nous rendrons hommage à la science qui nous protége , aux grands hommes dont les travaux ont fait jaillir la lumière des points les plus obscurs, et par cela même, les plus dangereux de la médecine légale. »

CHAPITRE III.

Pratique dans les opérations préliminaires.

En arrivant sur le théâtre du crime, le magistrat devra chercher à savoir quels symptômes ont accompagné la maladie, quels breuvages, quels alimens ont été administrés, quels médicamens ont été prescrits, quelles étaient les habitudes, la profession de la famille. En un mot il s'efforcera d'entourer l'homme de l'art de tous les documens qui peuvent le diriger dans la recherche de la nature du crime. Dans ces préliminaires, on devra décrire la localité et la nature du pays.

S'il s'agit d'une exhumation, il sera nécessaire de constater la situation respective des fosses dans le cimetière, la profondeur de la fosse où se trouve le cadavre, la nature du terrain qui recouvre la bière, l'état de la bière, la position du cadavre, son degré de putréfaction.

Si l'exhumation est voisine de l'époque de l'enterrement, l'expert devra chercher à conserver les moyens de résoudre la question d'imbibition cadavérique ; il devra, dans ce but, faire subir le moins possible de dérangemens au cadavre dans sa bière et éviter dans le transport de changer la situation, afin que les liquides qu'il contient ne changent pas de place. Avant tout, il prendra 3 ou 4 kilogrammes de la terre qui recouvre immédiatement le cercueil, afin de la faire analyser séparément.

On sera muni d'instrumens parfaitement exempts de tout autre métal que le fer ou l'acier ; l'ivoire, la corne, la porcelaine, le verre devront être choisis soit pour puiser les liquides des cavités, soit pour les recevoir. Il est indispensable que les vases destinés au transport de ces pièces de conviction soient en verre ou en porcelaine et parfaitement exempts de matières suspectes.

L'homme de l'art procédera à l'autopsie selon les règles les plus strictes de la science ; nous croyons qu'il serait convenable pour l'autopsie de laisser le cadavre dans sa bière, de déclouer les planches de côté pour les rabattre et élargir ainsi le fond sur lequel le corps repose : on évite ainsi plusieurs embarras. L'opérateur tâchera de reconnaître si l'empoisonnement a été commis par absorption sous-cutanée, ou par l'ingestion du poison dans une des cavités du corps. Dans tous les cas il prendra pour la conserver séparément la partie qui a été le siége de l'absorption ; s'il s'agit d'un organe encore rempli d'un liquide suspect, il le prendra également après lui avoir fait les ligatures convenables pour le conserver à part.

Les cas d'introduction d'un poison après la mort pour simuler l'empoisonnement sont rares ; cependant le médecin n'omettra aucune des circonstances propres à éclairer cette question. Il ne m'appartient pas d'indiquer la conduite que lui impose cette recherche.

Après l'inspection préliminaire du cadavre, le premier soin de l'expert doit être de prendre *le foie*, *la rate* (et *le cœur* si l'on veut), pour les conserver ensemble sans mélange d'autres organes ni liquides. Le foie servira en effet à reconnaître si le poison a été absorbé ; il faut donc éviter qu'il ne baigne dans des liquides, ou qu'il n'ait été en contact avec des matières qui s'échapperont des coupures qui seront faites aux autres viscères.

Le tube intestinal tout entier sera recueilli dans un autre vase : on pourra faire des ligatures à l'œsophage, au duodénum et au gros intestin. On mettra la vessie dans le même bocal, après lui avoir fait aussi des ligatures pour qu'elle ne perde pas de son contenu.

Enfin, dans un autre bocal on recueillera tous les liquides des cavités du corps et la plus grande quantité possible de sang.

On prendra ensuite 3 ou 4 kilogrammes de la terre qui se trouvait au fond de la fosse sous le cercueil. Cette terre ne devra pas être mélangée avec l'autre échantillon. Celle de dessus servira en effet à reconnaître si le poison retrouvé dans le cadavre a pu provenir du terrain du cimetière ; celle de dessous devra servir à reconnaître, si au contraire le cadavre n'a pas laissé échapper une partie de son contenu dans le sol sous-jacent.

Dans les cas où le bois du cercueil est pourri, où le cadavre est décomposé, quand les terres voisines font corps commun avec les détritus organiques, c'est là que la sagacité de l'opérateur est d'une grande importance, attendu qu'il est bien difficile de tracer des règles à l'avance. Mais comme il est presque toujours possible, dans ces circonstances d'exhumation après long-temps, de choisir l'époque où l'opération pourra être faite le plus avantageusement, il est du devoir de la justice de faire appel aux lumières des personnes qui s'occupent spécialement de toxicologie, soit à Paris soit dans les grands centres, et qui ont eu déjà plusieurs fois l'occasion de faire des opérations semblables.

Quoi qu'il en soit, on doit tâcher de remplir le plus grand nombre possible des conditions mentionnées plus haut, et de recueillir autant de matière animale ou de *terreau* que le permet la circonstance.

Telles sont, en général, les règles à suivre, règles qu'il ne suffit pas d'avoir observées, mais dont il faut constater 'observation par un rapport détaillé pour éviter les discussions ultérieures. La plupart des incidens fâcheux qui sont nés dans ces derniers temps

11

prenaient leur origine dans les infractions faites à ces règles.

Après avoir accompli tout ce qui a rapport à l'autopsie, c'est-à-dire après avoir procédé à l'inhumation des restes, en prenant autant de précautions pour eux que si une seconde exhumation était présumable, on procède aux investigations dans le domicile du défunt. Il est rare que l'autopsie n'ait pas donné quelques indices de la nature du crime et qu'elle ne facilite pas aussi les recherches. Il faut s'attacher à trouver des matières vomies, des déjections alvines, soit sur le plancher, soit sur les parois du lit, soit dans le linge de la victime, soit dans les vases qui lui ont servi dans sa maladie.

Viennent ensuite les explorations de la localité et des meubles de la maison. On ne saurait croire combien est utile la présence d'un expert, pour reconnaître les substances qui ont pu servir dans l'exécution de l'empoisonnement. Je citerai, à cette occasion, ce qui eut lieu dans l'instruction de l'affaire Pouchon, dans la Haute-Loire. Les magistrats du parquet du Puy, comprenant toute la valeur des moindres détails dans une cause aussi grave, eurent la sagesse d'ordonner qu'un homme de l'art serait appelé pour accompagner la justice dans son transport à Vorey, lieu du crime. Je fus chargé de cette mission. Qu'arriva-t-il? des matières vomies et desséchées sur le panneau du lit de Pouchon et sur le plancher de l'appartement avaient échappé aux recherches lors d'une première perquisition; ces matières furent raclées et recueillies. Mais le panneau du lit de Pouchon pouvait avoir été peint avec des couleurs de nature vénéneuse, avec du vert-de-gris, du vert de Scheele, par exemple : il fallait éviter l'erreur qu'aurait pu causer la présence toute naturelle des métaux composant ces couleurs, dans les résultats de l'analyse : je prévis l'objection; je ratissai une grande partie de la surface de ce même panneau tout autour de l'endroit où avaient été prises les matières vomies, et je préparai ainsi des élémens de contre-épreuve. On put juger plus tard de quelle importance était cette simple opération : Pouchon était mort empoisonné par un sel de plomb; certes en l'absence de la preuve qu'il n'existait pas de céruse ou blanc de plomb sur la surface du panneau du lit, la défense aurait défié l'accusation d'établir la moindre preuve sur la présence du plomb dans les vomissemens. Il est permis de penser que des magistrats, étrangers à la science, n'auraient pas pu prévoir et préparer de même les choses dans ce cas. Ce qui est arrivé à Vorey pour des raclures de plancher, pourrait arriver ailleurs pour des breuvages, des traces de poison dans certains vases, pour des taches de sang, dans les questions d'assassinat, etc.

11.

CHAPITRE IV.

Du partage des matières de conviction.——Prévision d'une contre-expertise.——Remise des pièces aux différens experts.

Dès que la commission d'expertise est décidée, le magistrat instructeur doit surveiller l'emploi des pièces destinées aux experts. Il doit agir comme si toujours une contre-expertise ultérieure était certaine. En conséquence, présent à l'ouverture des caisses et vases renfermant les organes, il fera faire une division exacte par *moitié* de chacune des pièces de conviction. Une partie sera remise aux experts, l'autre partie sera scellée immédiatement et rapportée au greffe.

Quand les experts auront terminé leur rapport, la justice si elle le juge nécessaire transmettra la seconde partie des organes à de nouveaux experts, en même temps que les procès-verbaux des opérations faites jusqu'à leur intervention. La seconde commission d'expertise, ayant à sa disposition tous les élémens de recherches et pouvant profiter des lumières propres à ceux qui ont procédé à la première opération , se trouvera dans les meilleures conditions possibles de succès, et ne sera pas exposée à faire naître des contradictions, entre les deux expertises , par suite d'une distribution inégale des matières d'analyse. D'ailleurs la prudence commande de ne pas compromettre l'avenir de tout le procès en exposant toutes les pièces aux éventualités du voyage, des accidens de laboratoire, ou de tout autre événement imprévu. Le partage par moitié n'expose nullement le succès de l'analyse: il oblige seulement les gens de l'art, chargés de l'examen nécropsique de chaque organe, à remplir avec le plus grand soin leur mission avant de laisser fractionner les pièces.

Il serait à désirer que dans tous les cas d'une contre-expertise la justice ordonnât que les opérations seront faites en présence des premiers opérateurs, il y aurait dans ce concours toutes les garanties possibles de l'exactitude des résultats.

CHAPITRE V.

Rédaction des commissions et ordonnances d'expertise.

Jusqu'à présent, le magistrat et l'homme de l'art ont préparé les matériaux de toute la procédure : ici commence la seconde phase d'une affaire d'empoisonnement, l'emploi des élémens de conviction. S'il est à désirer que les formalités dont j'ai tâché de démontrer l'importance dans les opérations préliminaires soient observées et soient constamment mises en pratique , il est, selon moi, indispensable de s'astreindre à la lettre de celles qui vont être indiquées dans le cours de l'expertise.

J'ai dit ailleurs, que la manière de conclure dépend de la manière dont on a posé les questions, beaucoup plus que des difficultés propres au fond de la cause : j'espère qu'après avoir suivi les développemens contenus dans ce chapitre on comprendra la justesse de cette opinion.

§ Ier.

MODÈLE D'ORDONNANCE D'EXPERTISE.

Nous, etc.

Ordonnons :

Qu'il sera remis à MM. les experts désignés, les procès-verbaux , d'exhumation , d'autopsie, de première expertise, de perquisition à domicile, en un mot toutes les pièces de la procédure qui peuvent fournir des renseignemens utiles dans la question de toxicologie et notamment tout ce qui concerne l'invasion, la nature, la marche et la durée de la maladie.

Que lors de la remise de ces pièces ainsi que des matières de conviction sur lesquelles devront être faites les analyses, les experts examineront s'il leur est possible de répondre sur tous les points de la commission ci-dessous mentionnés, et indiqueront, en cas de négative, quels sont les élémens complémentaires que la justice devra leur fournir.

Qu'il sera procédé aux opérations nécessaires pour reconnaître :

1° Si les matières soumises à l'examen des experts

contiennent une ou plusieurs des substances qui peuvent occasionner la mort, ou qui sont de nature à nuire à la santé; si les organes ont conservé des traces de l'action de cette substance.

2° Si cette substance au moment de l'expertise existait dans les matières à l'état *soluble* ou *insoluble* dans l'eau; si elle a été découverte dans des parties où l'*absorption* peut seule l'avoir portée.

3° Si ce poison peut être trouvé dans les parties analysées soit accidentellement soit naturellement, d'une manière quelconque en un mot, en dehors des cas d'empoisonnement.

4° Si dans toutes les combinaisons qu'il peut former, cet agent toxique possède toujours des propriétés vénéneuses.

4° Si le produit vénéneux obtenu peut avoir pris naissance dans les matières analysées, à une époque quelconque, par suite de la combinaison de deux ou plusieurs corps non délétères.

6° Quels sont les symptômes de l'empoisonnement, quelles sont les lésions de tissus que produit le plus ordinairement la substance obtenue.

Dans le cas où l'analyse chimique ne conduirait pas à la découverte d'une substance capable d'occasionner la mort, ou nuisible à la santé, les experts devront répondre aux questions suivantes :

7° Peut-il arriver qu'un individu soit mort empoisonné par une préparation quelconque et qu'on ne trouve plus la moindre trace du poison soit dans le canal digestif, soit dans les organes où la préparation avait été portée par l'absorption ?

8° Une substance vénéneuse n'aurait-elle pas pu, par suite des combinaisons qu'elle aurait contractées avec d'autres corps ou des décompositions qu'elle aurait éprouvées, se transformer dans le canal digestif, en un des composés inertes qui ont été trouvés dans l'analyse ?

9° Quels sont les poisons qui produisent les effets constatés dans les pièces du procès ?

10° Quelles sont les maladies qui produisent les effets constatés dans les pièces du procès ?

§ II.

Les dix questions que je viens de poser peuvent toutes à l'avance et pour tous les cas d'empoisonnement être résolues d'après les principes de la science. Par conséquent, le magistrat qui les présente a droit à une réponse formelle, catégorique, sur chacune d'elles : l'expert chargé de les résoudre est certain de trouver dans les auteurs des lumières pendant ses recherches, des autorités pour appuyer le jugement de sa conscience. Le rapport une fois déposé, la justice peut par ses propres yeux juger du mérite de l'œuvre des gens de l'art, comparer la solution donnée par les experts dans le cas présent, à la solution prescrite par les règles de la science. L'arbitraire, le despotisme de l'expert n'existent plus ; l'esprit de la loi s'étend dans toute sa vigueur sur toutes les phases de la discussion scientifique. Le magistrat poursuit le crime , l'expert prépare les preuves, le jury prononce.

Quelle différence dans la procédure, si l'on posait toujours ces dix questions, au lieu de demander comme cela est d'usage : *Y a-t-il empoisonnement; X. a-t-il succombé victime de l'administration d'une substance vénéneuse?*

N'est-il pas évident, qu'en imposant à l'expert de décider sur le fait de l'empoisonnement, on restreint les moyens judiciaires qui concourent à la découverte de la vérité? Ne place-t-on pas nécessairement l'expert dans la position de se créer une conviction sur l'existence du corps du délit, au moyen des preuves médico-légales seules , tandis que les jurés auront toute latitude pour puiser partout dans la cause des élémens de conviction, et seront cependant appelés à décider à leur tour le même fait? N'est-il pas affligeant de voir le verdict d'un jury contredire le jugement de l'expert quand l'un déclare qu'il *n'y a pas empoisonnement* et que cependant l'accusé est déclaré coupable? Combien n'y a-t-il pas d'exemples dans les annales judiciaires de ces contradictions qui blessent la raison, qui répugnent à la morale , qui rabaissent la majesté de la justice?

En donnant au contraire à l'expert la mission spéciale de déterminer la nature du fait actuel pour le classer ensuite dans la série des faits antérieurs de même ordre, on restitue à chacun des acteurs, dans le drame judiciaire, le rôle qui lui appartient en propre d'après la loi. Le ministère public sait à l'avance comment il doit envisager la cause; sur les principes consignés dans le rapport d'experts, il dispose ses moyens et ses preuves. Le défenseur ne se trouve plus à la merci des facultés pécuniaires de son client : à l'égal de l'accusation, la défense trouve par des études comparatives à redresser des erreurs, à combattre des applications fausses, à détruire des inductions dangereuses; jamais l'expert ne pourra présenter avec succès une opinion individuelle que ne sanctionne pas la raison commune.

Qu'on ne dise pas que la plupart de ces questions pourraient être supprimées du corps du rapport, et n'être posées qu'au jour de l'audience; ce serait exposer la vérité aux éventualités de la surprise, du talent, du hasard. Il est convenable, il est utile que toutes les charges, tous les moyens de défense puissent être connus, étudiés, médités avant le jour de l'audience publique.

Je développerai toute l'importance de cette réforme dans plusieurs chapitres qui vont suivre : je considère la rédaction des ordonnances comme le point capital de toute la toxicologie : c'est l'acte de transition

d'un pouvoir judiciaire à un autre pouvoir judiciaire.
Lors de cet acte, le juge instructeur finit, l'expert
commence : l'un ordonne, l'autre exécute; il faut donc
que le langage, les formes de cet acte transitoire soient
également familières à ces deux agens de la justice. Il
faut donc que le juge connaisse la portée de ses questions, et que l'expert comprenne l'étendue de la mission qu'il accepte.

En plaçant ainsi l'expertise médico-légale sous la
protection continuelle des principes de la science, on
ne tarderait pas à posséder un recueil précieux des
exemples de chaque espèce, et l'histoire judiciaire
servirait bientôt à fonder une jurisprudence tutélaire.

Ce ne sera encore pas assez d'avoir ramené l'expertise à des formalités constantes : notre époque réclame également un recueil dans lequel chacune des
dix questions auxquelles j'ai réduit la mission de la
science reçoivent la réponse que l'état actuel de nos
connaissances dicte à l'homme impartial. Ce livre
formera la seconde partie de l'œuvre que je me suis
imposée, œuvre que je m'efforcerai de rendre digne du
nom de *Toxicologie à l'usage des gens du monde.*
Pour atteindre ce but avec plus de certitude, cette seconde partie sera rédigée avec la collaboration de M. le
docteur *Segond,* qui a embrassé spécialement l'étude
des problèmes de la toxicologie, en professant comme
moi, pour les doctrines des grands maîtres, le respect
dont elles sont honorées par la raison générale.

CHAPITRE VI.

Parallèle établi sur un cas d'empoisonnement, entre la rédaction
habituelle des ordonnances et la rédaction que je propose.

§ Ier.

Pour faire comprendre les bienfaits de l'introduction des formalités dans les expertises, je vais reproduire ici le compte-rendu d'un procès récent, signaler
les embarras qui ont été causés par la forme suivie
dans l'instruction; puis j'appliquerai la série des dix
questions dont je propose l'usage à ce même cas pour
démontrer que tous les inconvéniens signalés disparaissent.

EMPOISONNEMENT. — EXPERTISE A MARSEILLE ET A PARIS. —
DISCUSSION MÉDICO-LÉGALE (Cour d'assises de Digne).

Après la lecture de l'acte d'accusation, M. l'avocat-général expose l'affaire en très peu de mots.
Voici ce qui résulte de cet exposé :

André Audiffret, cultivateur à la Condamine, commune de l'arrondissement de Barcelonnette, devint veuf au mois de juillet 1843. Le 25 octobre suivant, il épousa Catherine Béraud, tisseuse à Jauziers. Son nouveau ménage ne fut pas heureux. Catherine, qui avait eu une intrigue avec un jeune homme de Jauziers qui l'avait rendue mère, faisait de fréquentes visites à son village, sous prétexte d'aller voir sa mère. Audiffret se montra jaloux : de là, des querelles et séparation de fait. Ce ne fut qu'au milieu du mois de janvier 1844 qu'il y a eu rapprochement entre les époux. Catherine consentit à habiter la Condamine avec son mari. Le 26 du même mois, après avoir mangé une soupe que lui avait servie sa femme, Audiffret fut saisi de vomissemens, qui continuèrent pendant plusieurs jours. Le 2 février, il mourut.

Le bruit se répandit bientôt que cet homme, âgé de trente ans, robuste, n'ayant jamais eu de maladie sérieuse, avait succombé à un empoisonnement. Catherine Béraud fut mise en état d'arrestation. On procéda à l'autopsie, et les viscères principaux, ainsi que les intestins, furent placés dans des bocaux pour être transmis à des experts chimistes de Marseille. MM. Rousset, Meynier et Lasouchère se livrèrent à l'analyse de ces viscères, et sur le rapport négatif qu'ils avaient dressé, la Cour royale, saisie de l'affaire par le renvoi de la chambre du conseil de Barcelonnette, ordonna une plus ample information. Le 9 juillet, la partie des viscères conservée fut transmise à Paris, et confiée à MM. Ollivier (d'Angers), Lesueur et Barse. Ces nouveaux experts découvrirent une notable portion d'arsenic dans le foie et dans une petite quantité de sang.

Après un court interrogatoire de l'accusée, laquelle proteste de son innocence, M. le docteur Caire, médecin à Barcelonnette, est introduit.

M. le président : Veuillez nous faire connaître les opérations auxquelles vous avez procédé à la Condamine.

M. Caire raconte les détails de l'autopsie d'Audiffret. Il a remarqué quelques lésions à l'estomac. Cependant il ne peut se prononcer sur les causes de la mort de cet homme. Si l'analyse chimique a amené la découverte d'une certaine quantité d'arsenic, il sera porté à conclure à l'empoisonnement.

M. Rousset, docteur médecin, à Marseille : « Mes collègues et moi nous avons reçu mission d'analyser neuf catégories distinctes de pièces de conviction. La première catégorie se composait de deux paquets de farine trouvés par nous sur l'un des bocaux qui contenaient les organes d'Audiffret, et qui avaient voyagé jusqu'à Marseille placés entre le bouchon du bocal et les toiles ou bandes destinées à fixer ce bouchon. Ces paquets de farine contenaient de l'arsenic. Nous avons reconnu ce métal à tous ses caractères.

« En second lieu, nous avions à examiner des matiè-

res annoncées comme étant les produits des vomissemens d'André Audiffret ; nous n'y avons point trouvé
de substance vénéneuse. Nous avons successivement
analysé divers organes contenus dans le flacon n° 4,
tels que des portions d'intestins, et les reins ; nous
n'avons point trouvé de traces de substance vénéneuse. Il en a été de même des n°ˢ 3, 6 et 7, contenant
soit des boissons saisies au domicile du malade,
soit des résidus d'alimens, soit le liquide recueilli
dans l'estomac. Le n° 8 contenait le foie, la rate,
le cœur, un poumon, et peut-être la vessie. Nos rapports prouvent que nous avons trouvé de l'arsenic dans
un seul de ces organes, quoiqu'ils fussent contenus
dans un même vase, et c'est dans le foie. Encore faut-
il avoir soin de déclarer que ce viscère, soumis à plusieurs expériences successives dans le but de corroborer un premier résultat par un second, ne nous a
donné de l'arsenic que dans l'analyse de sa partie
droite. Le n° 7, contenant du sang, ne nous a pas
fourni de substance vénéneuse.

« En présence de ces résultats, nous avons demandé
à la justice d'être mis à même de reprendre nos expériences en employant les dernières parties de chacun
des organes, parties qu'il nous avait été enjoint de
conserver pour le cas d'une expertise ultérieure. Nous
avons reçu une réponse contraire à nos désirs, et dès-
lors nous avons dû dresser un rapport dans les circonstances qui nous environnaient. Il fallait expliquer

d'une manière quelconque la différence de résultats obtenus par nous sur les deux moitiés du foie d'un même individu. Il répugnait à notre raison d'admettre qu'en cas d'absorption pendant la vie, de l'arsenic que nous trouvions après la mort, le foie se fût chargé inégalement du poison absorbé, et donnât à la partie droite des résultats contraires à ceux obtenus de la partie gauche. Nous avons eu recours à une hypothèse, nous avons cherché la plus conforme à la raison ; les paquets d'arsenic et de farine avaient voyagé sur le bouchon du bocal contenant le foie ; cet organe formait le *chapeau*, pour ainsi dire, de la masse de viscères contenus dans le bocal. Pendant l'ouverture du flacon , ou pendant le voyage , l'arsenic des paquets ne pouvait-il pas s'être glissé dans le vase? Vous le voyez, l'hypothèse était raisonnable ; nous nous sommes empressés de l'admettre. Elle expliquait tout, et les explications tournaient au profit de la défense. »

M. Rousset continue de donner les détails de l'expertise et se réserve de donner son opinion de nouveau sur tous les faits de la cause, lorsqu'il connaîtra plus amplement les circonstances qui se rattachent à sa mission.

M. Meynier, chimiste à Marseille, rend compte des mêmes opérations; il décrit les procédés employés dans les diverses analyses; puis, considérant comme connus les résultats de l'expertise faite à Paris par MM. Ollivier (d'Angers), Lesueur et Barse, il expli-

que comment les deux expertises, quoique en apparence opposées dans leurs résultats, se prêtent, au
contraire, une force mutuelle : « Nous avons trouvé
peu d'arsenic, et les experts de Paris en ont trouvé
beaucoup dans toutes les parties du foie, dans celles
mêmes qui ne nous avaient rien fourni. C'est que les
experts de Paris ont été libres d'agir sur des doses suffisantes et plus considérables que nous, à qui la justice avait enjoint de ménager les pièces. » L'avis de
cet expert est du reste en tout conforme à celui de
M. le docteur Rousset.

M. Lesueur, chef des travaux chimiques à la Faculté de médecine de Paris, est introduit. Il dépose
de la manière suivante :

« Nous avons à répondre à deux questions qui nous
ont été posées dans la commission rogatoire ;

« 1° Y a-t-il une substance vénéneuse quelconque
dans les matières soumises à votre analyse ? 2° Y a-t-
il empoisonnement ? Pour nous mettre à même de résoudre la première, on avait mis à notre disposition :
de la farine renfermant de l'arsenic, des fragmens d'une
substance solide blanche, une petite portion du foie et
des détritus d'autres organes, etc. (après avoir donné
les détails des expériences auxquelles les experts de
Paris se sont livrés, M. Lesueur conclut à la présence
de l'acide arsénieux dans la farine, dans le foie, et déclare que les fragmens solides, blancs, qu'il a examinés, sont de l'acide arsénieux. Après avoir ainsi ré-

pondu à la première question, il termine de la manière suivante relativement à la solution de la seconde. Il y a-t-il empoisonnement?

« Nous aurions eu besoin, pour répondre à cette question, de connaître l'origine des matières soumises à notre examen, les circonstances dans lesquelles elles ont été recueillies, les symptômes et la durée de la maladie à laquelle a succombé André Audiffret; enfin les précautions prises pendant l'information de la procédure pour établir la certitude que l'arsenic extrait n'est pas parvenu dans les matières analysées autrement que pendant la vie. La justice n'ayant pas cru devoir nous donner des renseignemens sur ces divers points, ce n'est qu'après avoir examiné les rapports des premiers experts que je pourrai répondre à cette question. »

M. Jules Barse, chimiste à Paris, est introduit et dépose en ces termes :

« Messieurs, j'ai reçu conjointement avec MM. Ollivier (d'Angers) et Lesueur, la mission d'examiner si des matières recueillies dans des vases portant différens numéros contenaient une substance vénéneuse; en second lieu, quelle pouvait être l'origine de cette substance, et si la mort d'André Audiffret devait être attribuée à un empoisonnement.

« Les élémens de l'expertise qui nous était confiée se composaient : 1° de deux paquets de poudre blanche, pesant environ chacun 15 grammes; 2° d'un tube et

12.

d'une soucoupe contenant les produits d'une première expertise faite à Marseille; 3° d'un flacon renfermant une poudre grossière que nous avons reconnue être un mélange de nitrate de potasse et de matière organique; 4° un grand bocal en verre noir contenant des *détritus* organiques et un liquide épais; 5° une bouteille en verre noir brisée pendant le voyage et ayant perdu tout son contenu; 6° et 7° deux bouteilles en verre noir contenant un liquide noirâtre; 8° un grand bocal contenant une portion de foie, des débris d'organes rendus méconnaissables. Le tout baignait dans un liquide épais qui paraissait provenir de détritus organiques; enfin 9° une bouteille contenant du liquide.

« Aucune de ces diverses pièces ne portait d'étiquette indiquant leur origine; aucun procès-verbal n'était annexé à leur envoi, la commission rogatoire ne donnait aucuns détails propres à indiquer à qui avaient appartenu ces organes et à guider les experts dans l'appréciation qu'ils devaient faire cependant au sujet de la substance vénéneuse, dans le cas où ces matières en contiendraient.

« Nous avons procédé à l'examen chimique de chacune de ces pièces de conviction. Nous avons reconnu que les paquets de poudre blanche n° 1 étaient composés de *farine* et *d'acide arsénieux*. A l'un des paquets se trouvait annexé un petit étui en verre dans lequel avaient été recueillis des fragmens purs *d'acide arsénieux*, et les premiers experts de Marseille avaient mentionné sur l'étiquette de cet étui que ces fragmens avaient été extraits par eux de l'un des paquets de farine.

« Nous avons fait immédiatement toutes les opérations propres à constater que la nature de la matière répondait bien réellement à l'étiquette indicative. Ces fragmens sont de couleur blanche, opaque, à cassure vitreuse, solubles dans 80 parties d'eau distillée. Mis sur des charbons ardens, ils répandent une odeur d'ail très prononcée. Leur dissolution dans l'eau précipite en jaune par l'hydrogène sulfuré ; le précipité obtenu est soluble dans l'ammoniaque, avec décoloration du liquide produit. Enfin cet acide arsénieux se transforme en arsenic métallique, soit qu'on le chauffe dans un tube après l'avoir mélangé avec du charbon et de la potasse, soit qu'on le soumette à l'action de l'appareil de Marsh. Dans ce dernier cas les produits de l'expérience sont des taches et des anneaux métalliques jouissant de caractères distinctifs qui seront indiqués plus tard.

« Nous avons fait avec cet acide arsénieux pur des taches et des anneaux métalliques au moyen de l'appareil de Marsh, non-seulement pour en déterminer la nature, mais spécialement pour présenter à la justice un type auquel on pût comparer toutes les taches et les anneaux qui pourraient être ultérieurement obtenus dans l'analyse des autres matières.

« Le tube en verre et la soucoupe en porcelaine remis

par les experts de Marseille sous le n° 2 de l'inventaire, n'ont pas été examinés à Paris ; nous avons pensé qu'il serait plus convenable d'opérer, en présence des auteurs, la vérification de la nature de ces produits.

« Dans les matières cotées sous les n°s 3 et 8, nous avons trouvé une substance qui a donné, au moyen de l'appareil de Marsh, des taches et des anneaux semblables en tous points à ceux obtenus au moyen de l'acide arsénieux pur, comme il est facile de s'en assurer en les examinant comparativement. Le liquide n° 9, soumis aux mêmes expériences, nous a fourni des taches fort peu nombreuses, fort peu apparentes, et dont l'aspect physique semble de prime-abord devoir exclure une analogie quelconque entre leur composition (elles qui sont jaunâtres, sans reflet métallique prononcé); et la composition des taches obtenues précédemment qui sont grises, très miroitantes, et jouissent du reflet métallique au plus haut degré ; cependant ces taches étaient également formées par de l'arsenic.

« Les pièces portant les n°s 4, 6 et 7, ne nous ont fourni aucune trace de substance vénéneuse. La bouteille n° 5 avait été brisée , son contenu n'a donc pas été analysé.

« Voici, messieurs, des taches et des anneaux obtenus, d'une part avec de l'acide arsénieux reconnu à tous ses caractères physiques et chimiques; et, en second lieu, des taches et des anneaux obtenus avec des matières suspectes. Si nous prouvons que les seconds produits possèdent tous les caractères qui distinguent les premiers, nous avons prouvé d'une manière incontestable qu'une seule et même substance formait toutes ces taches et ces anneaux, car aucun corps défini chimiquement ne partage ses propriétés avec un corps de nature différente.

« Or, voici les taches provenant de l'acide arsénieux pur ; elles sont volatiles par la chaleur, elles sont solubles dans l'acide azotique à froid ; elles produisent avec cet agent un liquide incolore qui, évaporé à siccité, laisse un résidu blanc soluble dans l'eau. Ce résidu blanc, touché par un cristal de nitrate d'argent produit une couleur rouge brique. Ce produit rouge brique est soluble dans l'ammoniaque. Prenons maintenant les anneaux obtenus au moyen de cet acide arsénieux, nous voyons que la matière qui forme ces anneaux est parfaitement identique de composition avec la matière qui a formé les taches : dans l'un et l'autre cas nous avions obtenu de l'arsenic métallique.

« Examinons maintenant les produits des opérations faites sur les autres matières suspectes ; soumettons ces taches et ces anneaux à l'action des divers agens que nous avons mis en usage en premier lieu. Eh bien ! nous reproduisons dans ce cas la même série de caractères distinctifs, et dès que cette série est complète, nous devons déclarer nettement que toutes ces taches, tous ces anneaux étaient formés d'arsenic métallique.

« Ces résultats répondent donc parfaitement à la première question posée par la commission rogatoire ; mais pourrons-nous résoudre celle qui se rattache à l'origine et aux effets de la substance vénéneuse découverte ? Non, certainement ; il nous a manqué des élémens de conviction tellement essentiels que nous avons dit dans notre rapport écrit ce que je vais avoir l'honneur de répéter ici : nous attendrons que la Cour nous ait placés dans les conditions qui sont indispensables pour parvenir au complément de l'expertise dont nous avons été chargés ; il ne suffit pas d'avoir trouvé de l'arsenic dans un organe pour aborder la discussion d'une suspicion d'empoisonnement. Bien des causes différentes peuvent conduire à ce même résultat : des experts de Marseille ont fait une expertise qu'il nous est essentiel de connaître, et c'est sur leurs résidus d'analyse que nous avons opéré ; il doit exister un procès-verbal d'autopsie, constatant quelles précautions ont entouré les opérateurs, et quels soins on a pris des matières. Nous devons attendre que tous ces documens nous soient communiqués. »

Pendant la déposition de M. Barse, un huissier a fait l'ouverture de la caisse qui contient les pièces revenues de Paris. M. le président invite M. Barse à donner de nouveau les détails nécessaires pour que MM. les jurés puissent comprendre l'importance des résultats des opérations faites à Paris. M. Barse ex-

plique soigneusement toutes les phases de l'opération;
il prend successivement, pour les montrer à la Cour,
des capsules de porcelaine recouvertes de larges taches et des anneaux métalliques renfermés dans des
tubes de verre.

M le président fait ressortir la différence immense
des résultats de l'expertise de Paris comparée à celle
faite à Marseille. En présence de ces pièces et des dépositions qui s'y rattachent, la présence de l'arsenic
dans certains organes ayant appartenu à Audiffret
n'est plus une question, c'est un fait évident.

On annonce que M. de Lasouchère, ancien élève de
l'Ecole Polytechnique, professeur à Marseille, dernier
expert, vient d'arriver. M. le président ordonne son
introduction pour qu'il s'explique sur les résultats de
l'analyse qu'il a faite avec MM. Rousset et Meynier.

M. de Lasouchère, chimiste à Marseille, donne les
détails des opérations auxquelles il s'est livré avec
MM. Rousset et Meynier. Les résultats sont que le
foie seul a fourni des taches et un anneau dont il leur a
été impossible de reconnaître la nature, quoiqu'elle
présentât une grande analogie avec l'arsenic, ces taches et cet anneau étant trop faibles pour opérer sur
eux la série de réactions nécessaires. Ensuite, M. de
Lasouchère déclare que, pour lui, la présence de l'arsenic dans cet organe, fût-elle incontestable, ne prouve-
rait absolument rien contre l'accusée, attendu qu'il est
certain que des paquets d'arsenic avaient voyagé long-

temps entre les couvertures soit en liége, soit en toile, du vase qui contenait le foie. « Non-seulement, dit M. de Lasouchère, je n'affirmerais rien sur le passé à cause de cette circonstance, mais encore je refuserais d'opérer de nouveau sur les restes de ces mêmes matières, parce que la quantité d'arsenic qu'on en pourrait extraire, fût-elle double de celle que les experts de Paris ont obtenue, je n'aurais encore aucune certitude sur son origine. Le doute que j'élève ici est sacré, c'est une religion, et quelles que soient, messieurs, les explications ultérieures qui pourraient être présentées sur ce fait, je resterai inébranlable, convaincu, car le raisonnement ne pourra jamais me faire fléchir sur les impressions que j'ai reçues de l'examen physique de la situation des paquets vis-à-vis des organes. »

Quelques questions sont posées aux experts de Marseille, sur la manière dont ils ont déballé les pièces à conviction. Le ministère public soutient qu'il est physiquement impossible que de l'arsenic contenu dans des paquets soigneusement fermés se soit introduit dans les bocaux également fermés à l'aide de bouchons neufs recouverts de toile neuve et d'une bande de papier. M. Meynier soutient l'avis de M. l'avocat-général; M. de Lasouchère le combat, en convenant, toutefois, que son opinion peut paraître extraordinaire.

M. Darnis : Avant d'interroger MM. les experts sur la question de savoir s'il y a eu empoisonnement, nous pensons qu'il serait utile de leur faire connaître tous les procès-verbaux qui ont été dressés dans cette affaire, et de les autoriser à entendre la déclaration de quelques témoins portant sur les circonstances de la maladie qui a entraîné la mort d'Audiffret.

M. le président ordonne la lecture des divers procès-verbaux en vertu de son pouvoir discrétionnaire.

On passe ensuite à l'audition des témoins.

M. de Lavalette, capitaine du génie à la Condamine : Le 2 février dernier, M. le curé de la Condamine me fit part des soupçons qu'il avait sur la cause de la mort d'Audiffret. Il me raconta que celui-ci l'avait fait appeler la veille, et qu'il lui avait révélé qu'il mourait empoisonné par sa femme. Je conseillai à M. le curé de faire connaître cette circonstance à la justice. Sur son refus, je parlai moi-même à M. le maire, qui suspendit l'inhumation d'Audiffret.

M. Faudon, maire : Audiffret se plaignait des infidélités de sa femme. Je ne puis dire si c'était à tort ou à raison.

M. le président, à l'accusée : Pourquoi alliez-vous si souvent à Jauziers , malgré la volonté de votre mari ?

L'accusée : Parce que je voulais terminer un travail de commande, et que j'avais mon métier de tisseuse chez ma mère. Mon mari était jaloux, mais bien à tort.

M. l'avocat-général : Votre mari savait que vous

aviez été mère lorsqu'il vous épousa. Vous deviez, plus que toute autre, vous appliquer à vous ménager sa confiance par une conduite régulière. Il se plaignait de vos relations avec un garde forestier. Ce garde ayant été changé de résidence, on pourrait croire que vous avez empoisonné votre mari pour être libre d'aller vivre avec lui.

L'accusée : Si le garde s'est vanté de m'avoir fait la cour, je n'ai pu l'empêcher : je n'ai rien à me reprocher.

D. Pourquoi n'avez-vous pas appelé un médecin, lorsque vous avez vu la maladie de votre mari prendre un caractère grave ? — R. Il était avare, et ne voulait pas de médecin.

D. Dès les premiers symptômes, vous avez annoncé à tous vos voisins qu'il ne s'en tirerait pas. « Il est perdu, disiez-vous, il est perdu ! » — R. Je voyais ses yeux vitrés, je le croyais dangereusement malade, et mon affection pour lui me faisait tenir les propos qu'on me prête.

M. le président : Vous avez servi un potage de pâte à Audiffret ; c'est après avoir bu le bouillon qu'il a été pris par les vomissemens : qui donc avait mis l'arsenic dans ce potage ?

L'accusée : J'ai mangé du même macaroni et du même bouillon. Je ne m'explique pas comment il se fait que mon mari en ait été indisposé.

D. Vous avez chargé quelqu'un de prier votre mari

de faire son testament en votre faveur? — C'est possible, mais cela ne prouve pas que je sois cause de sa mort.

D. Lorsqu'on vous a arrêtée, vous avez demandé à une personne si, dans le cas où votre mari aurait été empoisonné, après plusieurs déjections par le haut et par le bas, il pourrait être resté de l'arsenic dans l'estomac? — R. Je n'ai demandé cela à personne. Je ne m'en souviens pas.

D. La veille de la mort, vous vous êtes informée avec mystère de ce qu'on disait dans le village de la maladie de votre mari, et vous avez annoncé qu'il ne passerait pas le neuvième jour. — Cela n'est pas; je pleurais et ne parlais pas.

Plusieurs témoins sont successivement entendus. Ils racontent les souffrances d'Audiffret, leur étonnement de le voir mourir subitement. Il se plaignait de douleurs à la gorge et à l'estomac ; il vomissait tout ce qu'il prenait. Sa femme n'était ni gaie ni triste ; elle ne voulait pas de médecin : elle annonçait qu'il était perdu ; que son mal lui était venu à la suite d'un repas dans lequel il avait mangé une soupe de pâte qu'elle avait refusé de partager avec lui. Le 23 janvier, l'accusée acheta, au vu et au su de son mari, une certaine quantité de mort-aux-rats qu'elle prépara en pâte, et plaça dans deux assiettes. Cette préparation a été saisie par la justice.

M. l'avocat-général demande que M. le docteur

Rousset soit rappelé aux débats ; et après avoir résumé les divers points sur lesquels les dépositions des cinq experts ont pu offrir quelque divergence, il pose des questions relatives à l'origine et aux effets de l'arsenic obtenu par MM. Lesueur et Barse.

M. Rousset expose qu'en présence des résultats de l'expertise de Paris, de laquelle il résulte que le foie d'Audiffret contenait dans toutes ses parties une quantité notable d'arsenic, il abandonne l'hypothèse formulée dans sa première déposition au sujet de l'origine de ce métal. Cette hypothèse consistait à dire que de l'arsenic en nature, qui avait voyagé sur le bouchon de l'un des bocaux, aurait pu tomber dans le vase, et souiller ainsi une partie des matières y contenues. Les premiers experts auraient inventé cette explication pour faire comprendre pourquoi la partie droite du foie leur avait fourni de l'arsenic, tandis que la partie gauche n'en avait pas fourni. M. Rousset se réserve de prononcer sur la question de médecine après que la question de chimie aura été épuisée.

M. Meynier explique que la possibilité de l'introduction de l'arsenic placé dans les paquets est inadmissible dès qu'on examine la forme de ces paquets, qui, selon lui, ne peuvent pas laisser échapper leur contenu.

M. de Lasouchère déclare que, pour lui, l'hypothèse créée lors de l'expertise faite à Marseille n'a perdu aucune force dans son esprit. Contrairement à l'opinion de ses collègues, il trouve des élémens puissans de doute sur l'origine de l'arsenic, dans tout ce qui a été révélé de l'état de la maison des époux Audiffret, et de la manière dont l'autopsie a été faite dans un pays dénué de tout.

« Je crois voir encore, s'écrie l'expert, tous les habitans de ce village refusant avec horreur de prêter leurs ustensiles aux opérateurs, et ceux-ci mettant en réquisition tout ce qu'ils trouvent d'abord chez le défunt, puis tout ce qu'il y a de plus mauvais chez les voisins. Quant à la possibilité de la transmission d'arsenic des paquets aux organes, elle est positive, car, en débouchant le vase, des débris de copeaux, de la poussière, placés sur le bouchon, ont dû tomber en partie dans le flacon. M. Meynier me répond par un raisonnement tiré de la forme de ces paquets. Eh bien ! j'en appelle au souvenir de M. le docteur Rousset sur ce point : qu'il veuille bien expliquer les circonstances qui peuvent éclaircir le point de la perfection de ces paquets. »

M. Rousset revient, et déclare que c'est lui qui a pris le premier de ces paquets sur le bocal. Il les a mis dans une nouvelle enveloppe, afin de les transporter chez lui en les plaçant dans sa poche. Or, quand il a ouvert l'enveloppe provisoire, il y a trouvé une partie de la poudre que recélaient les paquets, quoique cachetés (1).

_____

(1) Cet exemple prouve combien l'expert est blâmable, pour ne pas dire plus, de chercher à convaincre le jury sur un fait

M. le docteur Lesueur. L'absence de l'arsenic dans l'estomac et dans les intestins n'exclue pas la possibilité que l'arsenic trouvé dans le foie seul provienne d'un empoisonnement. Au contraire, je trouve dans la science des exemples qui viennent à l'appui de cette opinion. En effet, appelé à Béthune dans une affaire de triple empoisonnement, j'ai vu l'estomac d'une des victimes ne fournir que des taches si minimes qu'on ne pouvait pas en définir la nature; tandis que le foie, examiné par le même procédé, a donné des quantités d'arsenic telles, que les experts ont négligé d'en recueillir les dernières parties. Quant à l'hypothèse des experts de Marseille, il ne m'appartient pas d'en détruire la valeur.

M. Jules Barse vient à son tour donner son opinion sur les faits scientifiques qui se sont révélés aux débats.

« Hier, dit-il, j'ai eu l'honneur de démontrer que la substance obtenue pendant nos analyses était de l'arsenic, par conséquent une substance capable d'occasionner la mort. Je me suis attaché à établir comme principe constant, que des taches sur la porcelaine, quand elles réunissent certains caractères, doivent

quelconque, par des raisonnemens purement métaphysiques. Je ne saurais rendre un trop éclatant hommage à la sagacité de M. de Lasouchère, et à la fermeté de M. Rousset. La dénégation formelle que dans leur honneur et conscience ils ont opposée aux raisonnemens de leur collègue, a fait une impression profonde sur tout l'auditoire.

être pour nous tous, chimistes et gens du monde, déclarées être de l'arsenic, et considérées comme de nature identique à celle de la substance que l'on obtient en anneaux dans les tubes de l'appareil de l'Académie des sciences. Ceux qui avaient soutenu le contraire à une époque où ils ne faisaient point de toxicologie judiciaire, ont été contraints plus tard d'admettre que l'arsenic seul possède les caractères que nous avons énoncés ; et maintenant ils reconnaissent comme arsenicale toute substance possédant ces caractères, soit qu'on l'obtienne en taches, soit qu'on l'obtienne en anneaux.

« Ainsi donc, point de doute possible sur l'existence de l'arsenic. Sa présence est avérée. Quelle est l'origine de cet arsenic? Voilà l'objet de ma seconde déposition. Sur ce point s'élèvent deux manières d'expliquer le fait. La première consiste à dire qu'il a été administré pendant la vie d'Audiffret, c'est-à-dire que la quantité de ce métal, extraite du foie, provient de l'absorption pendant la vie.

« Pour admettre cette explication, l'expert doit pouvoir remonter jusqu'à l'origine de l'usage de l'arsenic. Il doit pouvoir parcourir, sans rencontrer de lacunes, de solutions de continuité, toute la série des faits qui se sont passés depuis l'ingestion du poison, jusqu'à sa découverte par l'analyse. Il faut surtout que des faits ne viennent pas contredire d'autres faits.

« Or, il s'est produit aux débats des déclarations

émanées d'hommes compétens, et qui admettent la possibilité de la chute, dans les bocaux contenant les viscères, d'une partie de l'arsenic contenu dans des paquets placés sur le bouchon de ces vases. Le rapport de MM. les experts de Marseille élève cette hypothèse, et l'appuie de considérations puissantes. Le curé de la localité nous annonce que la chambre habitée par les époux Audiffret était dans un état de délabrement presque inouï. C'est un plancher percé de trous, c'est une toiture sans plafond, des murailles non crépies ; c'est une vieille armoire sur laquelle se trouvent côte à côte, chose presque incroyable, du pain destiné à la nourriture des deux époux, et des assiettes remplies de farine arsenicale destinée à tuer les rats qui venaient en trop grand nombre partager la provision du pauvre ! Le médecin qui a fait l'autopsie déclare qu'on a pris, pour y placer chaque viscère du défunt, les plats qu'on a trouvés dans la maison mortuaire. Voici, messieurs, des circonstances qui ne permettront jamais à l'homme, quelque éclairé qu'il soit, de conclure avec calme que l'arsenic trouvé plus tard n'a pas une origine innocente.

« Ce n'est point un doute que j'apporte à MM. les jurés, c'est une certitude, c'est une conviction profonde. Non, les faits de la cause ne permettent pas de prononcer sur la question d'empoisonnement. La science doit être neutre dans cette circonstance, et ses lumières ne peuvent pas être invoquées. Je me résume donc en disant positivement : Nous ne possédons aucun moyen de distinguer l'origine de l'arsenic obtenu du cadavre d'Audiffret ; et pour me servir d'une comparaison familière peut-être, mais qui fasse comprendre toute ma pensée, je déclare, en terminant, que, ni pour la science, ni pour la raison, avec cent chevaux gris on ne fera jamais un cheval noir ! »

M. l'avocat-général : MM. les experts ont raisonné dans l'hypothèse d'une transmission de l'arsenic des paquets dans l'un des bocaux : je vais éclairer leur esprit à cet égard, par la lecture du procès-verbal du magistrat instructeur qui assistait à leurs opérations, et dont ils connaissent tout le scrupule. Cette pièce dit formellement que le paquet de farine arsenicale était placé sur le bocal n° 4, et non pas sur le bocal n° 8. Or, ni les experts de Marseille, ni les experts de Paris n'ont trouvé d'arsenic dans le bocal n° 4, surchargé des paquets, tandis que c'est dans les organes placés dans le bocal n° 8 qu'ils en ont extrait ! La conséquence à tirer du fait est logique. La conscience des experts de Marseille leur a suggéré une pensée qui n'est pas soutenable en présence de ce procès-verbal ! Mais, d'ailleurs, il n'a pas été trouvé de l'arsenic, seulement dans le bocal n° 8 : la bouteille n° 9, contenant du sang de la victime, a fourni aux experts de Paris une certaine quantité d'arsenic.

Il s'engage un débat entre MM. de Lasouchère et Rousset, au sujet du bocal n° 8. L'un maintient inva-

13.

riablement l'hypothèse de la chute de l'arsenic sur le foie, qui était placé au-dessus de tous les autres organes dans le bocal ; le second déclare que cette hypothèse n'ayant été créée que dans la nécessité de donner une explication d'un fait qui s'explique aujourd'hui sans cela, on ne doit pas persister dans son maintien.

M. Jules Barse : M. l'avocat-général a demandé une explication de la présence de l'arsenic dans la bouteille n° 9 ; il conclue de cette preuve la nécessité d'une intoxication. Eh bien ! je vais soumettre à la Cour les idées qui me portent, au contraire, à considérer cette circonstance comme incompatible avec l'idée d'un empoisonnement.

« Cette bouteille contenait sans doute le sang qu'on avait pu recueillir dans la cavité abdominale après en avoir enlevé tous les viscères? (le docteur qui a fait l'autopsie, fait un signe affirmatif) Eh bien! il y avait à-peu-près là 250 grammes de liquide sanieux. Si l'on admet que l'arsenic extrait en quantité minime de ces 250 grammes faisait partie constituante de ce sang, on doit admettre qu'*à fortiori* la dose d'arsenic sera d'autant plus considérable, qu'on pourra agir sur une plus grande quantité de ce même sang. Or, nous trouvons dans les faits la preuve du contraire. Le bocal n° 4, analysé par nous à Paris et par messieurs les experts à Marseille, contenait du sang en quantité bien plus considérable, et pourtant l'analyse que fournit-elle? Rien ! absolument rien !

« Que dire alors pour expliquer le fait? Remontons encore à l'autopsie; il ne s'agit plus de vases qui recevront les matières, mais bien des ustensiles employés pour les recueillir. Qu'était la cuiller avec laquelle on a enlevé ce sang? les linges avec lesquels les opérateurs étanchaient les souillures? Tout cela ne venait-il pas de cette maison délabrée, où des rats en grand nombre avaient pu vomir de l'arsenic avant d'être tués par l'effet du poison?

« Je m'arrête devant des détails qui prouvent notre impuissance dans la circonstance actuelle, et je proclame hautement encore qu'ici le devoir de la science est de se récuser, de rester neutre. La question d'empoisonnement se trouve réduite à se débattre sans le secours de la chimie, comme si le cadavre n'eût point été mis à la disposition de la justice. »

M. l'avocat-général : Je demanderai à M. Barse s'il admet qu'une substance puisse contenir de l'arsenic sans qu'on puisse déceler sa présence?

M. Barse : En matière judiciaire, le chimiste ne doit point voir au-delà des limites fixées par ses sens. On dit académiquement que l'appareil de Marsh décèle un cent millième, par exemple, d'arsenic, et qu'au-delà de ce terme il est impossible d'en constater la présence. Certes, dans ces cas la raison indique qu'il suffit de placer une dose moindre d'arsenic dans l'appareil pour être certain qu'il y a là de l'arsenic sans qu'on puisse le prouver. Mais en médecine légale, là où le témoignage des sens cesse, le domaine du raisonnement doit cesser également ; et s'il en était autrement, où s'arrêterait le champ des conjectures, et pourquoi ne dirait-on pas que tout est dans tout?

M. l'avocat-général : Monsieur Rousset, veuillez bien nous donner votre avis comme médecin.

M. Rousset déclare que dans le procès-verbal d'autopsie il ne trouve aucun fait qui puisse expliquer la mort d'André Audiffret; mais qu'en admettant la présence de l'arsenic dans les organes comme démontrée positivement, la mort s'explique par un empoisonnement.

M. le docteur Lesueur : Les symptômes qui ont été remarqués pendant la maladie d'André Audiffret n'appartiennent pas exclusivement à l'empoisonnement par l'arsenic. Dans d'autres maladies ils peuvent se présenter. Les lésions remarquées par le docteur qui a fait l'autopsie ne sont pas suffisantes pour qu'on puisse dire qu'elles ont occasionné la mort. D'ailleurs, ces lésions, observées à Barcelonnette lors de l'autopsie, n'ont pas été retrouvées par les experts de Marseille, qui les ont cherchées plus tard. L'hypothèse établie par les experts de Marseille au sujet de l'origine de l'arsenic m'empêche de conclure à l'empoisonnement. Comme M. Rousset, j'expliquerais la mort par une intoxication, s'il était démontré clairement que l'arsenic ne vient pas d'une source opposée (1).

(1) *Gazette des Tribunaux* du 19 décembre 1841.

§ II.

On voit dans l'exemple que je viens de citer quelles sont les conséquences de l'omission des formalités dès le début de l'instruction : il était question de savoir si Audiffret était mort empoisonné ; la justice s'était transportée sur les lieux pour faire procéder à l'autopsie, à l'exhumation : on devait recueillir à part le foie, la rate et le cœur, afin d'établir s'il y avait où non absorption du poison ? On a mélangé ces viscères dans le même bocal avec un organe membraneux *qui a paru* être la vessie, avec l'estomac, avec un poumon, etc., première faute que rien dans le cours de la procédure n'a pu réparer.

L'autopsie fait découvrir trois érosions qui affectaient la membrane muqueuse dans le voisinage du pylore ? Au lieu de conserver avec soin des traces aussi importantes, on laisse cet estomac mélangé avec des organes qui ne pouvaient qu'en hâter la décomposition. Aussi les seconds experts ont cherché vainement ces traces d'érosions. Seconde faute irréparable !

Il était question d'un transport d'organes, de viscères, etc. ? On arrive sur les lieux sans avoir de bocaux en verre, propres au transport : c'est dans des ustensiles de ménage pris chez le défunt qu'on dépose *pour quelques jours* toutes les parties qu'on soumettra plus tard à l'analyse. Troisième faute irréparable !

Des experts sont nommés pour faire les analyses ? On leur remet des fractions d'organes, si minimes que dans leurs conclusions ils en réclament une nouvelle quantité avant de clore leur rapport : fausse direction de l'expertise !

On leur ordonne de passer outre et de formuler des conclusions ? En l'absence de faits, les experts se jettent dans le domaine des hypothèses : fausse appréciation des devoirs de l'expert !

Survient le rapport des seconds experts ? Les conclusions sont affirmatives sur l'existence de l'arsenic dans certaines pièces de conviction, négatives sur l'existence de ce poison dans d'autres pièces. Résultat inévitable de l'absence de formalités !

De là, contradiction entre les deux expertises, impossibilité de prouver que cet arsenic a été administré pendant la vie, qu'il a été administré à l'état soluble, qu'il a été absorbé. L'un des experts de Marseille pense que l'arsenic contenu dans des paquets ne pouvait pas sortir du papier servant d'enveloppe ? L'un de ses collègues prouve immédiatement le contraire, en opposant le fait au raisonnement. Les experts se divisent d'opinions, les uns concluent sous forme dubitative, les autres affirmativement, mais avec des restrictions ; ceux-ci appuient la défense, ceux-là se récusent, et soutiennent que, par respect pour la science, il ne faut pas la faire intervenir dans un aussi grave conflit. Tout en un mot dans l'expertise médico-légale est incertain, attaquable; rien ne peut permettre d'asseoir, sur les faits scientifiques, autre chose que des soupçons ou des preuves d'irrégularité !

A quel instant, tous ces embarras judiciaires se produisent-ils? c'est au moment de réclamer d'un jury un arrêt immédiat ! L'accusation se trouve ruinée dans sa base, au moment décisif; la défense est dans l'impossibilité de constituer à son profit les moyens qui viennent de se produire. Il faut en convenir, ce spectacle n'est point digne de l'enceinte d'une cour d'assises.

§ III.

Appliquons maintenant au même cas les réformes que je propose :

Au début de l'instruction, le magistrat connaît ses devoirs, sait quelles sont les conséquences ultérieures de sa mission. Avant d'exhumer le cadavre d'Audiffret, on a pris des informations, on s'est concerté avec l'homme de l'art; les vases, les instrumens, sont préparés, chacun sait à l'avance ce qu'il doit faire, et comment chaque chose doit être faite.

Le foie, la rate, le cœur et les reins une fois enlevés, on puise dans les cavités, tout le sang qui s'y trouve avant d'ouvrir aucune partie du tube intestinal. On ficelle et cachette ces deux premiers bocaux, afin que rien dans la suite ne puisse y être introduit par mégarde où par malveillance.

On enlève *tout d'une pièce* le tube intestinal pour l'examiner, contenant et contenu, *en dehors du cadavre*, puis on place ces organes dans un vase séparé.

L'autopsie terminée et les diverses pièces de conviction recueillies, on place le cadavre et les débris de sa bière dans une *bière neuve*, si l'ancienne est détériorée. On marque avec soin l'endroit de l'inhumation, afin de pouvoir retrouver ces restes dans le cas d'un nouveau transport. Mais supposons même que tous ces préliminaires n'ont pas été observés; raisonnons dans le cas où se sont trouvés les experts de Marseille dans l'affaire Audiffret; et mettons ces messieurs en face d'une commission rogatoire comme celle que j'ai formulée : suivons-les dans la solution des dix questions qui leur sont posées et plaçons-les dans le cas où ils se sont trouvés réellement, c'est-à-dire dans le cas où les opérations préliminaires ont été mal faites.

Leur premier soin est de rechercher s'ils pourront répondre sur tous les points de l'expertise ci-dessous mentionnés, quels sont les élémens complémentaires que la justice devrait leur fournir?

Les experts pourront, au moyen des pièces qui leur ont été remises, répondre : 1° à la première des questions posées dans l'ordonnance; c'est-à-dire s'il y a ou non du poison dans les matières : quant à savoir si le poison a été porté par *absorption* dans les organes,

les élémens de l'expertise sont insuffisans. L'estomac,
la vessie et un poumon ont été placés dans le même
flacon avec le foie et la rate. Or, l'estomac, la vessie
et le poumon peuvent avoir contenu du poison, alors
que le foie et la rate n'en contenaient pas encore, et
cependant aujourd'hui, ce poison peut avoir passé de
l'estomac dans le foie, par suite de l'imbibition cadavérique. En conséquence, il serait indispensable au
succès de l'expertise qu'une seconde exhumation eût
lieu, pour prendre, dans les restes d'Audiffret, des portions de chair musculaire dans les points où l'absorption
seule pourrait avoir porté le poison.

Sur la troisième question, pour restreindre les cas
où le poison aurait pu être introduit accidentellement
dans le cadavre, il serait nécessaire de faire prendre
dans le cimetière des échantillons de terre dans toutes
les parties qui avoisinent le cercueil d'Audiffret, afin
de savoir si les terrains, pendant l'inhumation, n'ont
pas pu céder au cadavre une matière vénéneuse.

« Enfin, les experts auraient demandé à opérer sur
la moitié de chacune des matières de conviction, afin
que si une contre-expertise avait lieu, les opérateurs
fussent dans les deux cas placés dans la même situation à l'égard des moyens d'exploration. »

En présence de cette réponse, le magistrat instructeur aurait été immédiatement averti des vices
de l'instruction préliminaire, et dans une seconde
exhumation, s'entourant de toutes les lumières des

gens de l'art, il aurait comblé toutes les lacunes qui ont entravé la justice jusqu'à la fin de ce procès. Il est clair dès-lors que tous les points débattus, toutes les hypothèses auraient pu être complétement résolus. Le débat s'est établi sur la chute d'arsenic dans l'un des bocaux? on reçoit des pièces nouvelles et vierges de toute espèce de contact. On a soupçonné la pureté des premiers vases employés à l'autopsie? on reçoit des chairs musculaires qui n'ont été souillées par personne. Y a-t-il de l'arsenic dans les pièces recueillies en premier lieu, ainsi que dans les pièces prises la seconde fois? L'origine de l'arsenic est clairement démontrée, les paquets n'y sont pour rien. Les opérations des premiers experts sont-elles assez peu concluantes pour nécessiter une contre-expertise? Les moyens d'analyse dans le second cas sont les mêmes que dans le premier.

Il reste la perfection des procédés pour produire des différences dans les résultats, mais pas autre chose. Or, il doit être rare que des hommes, quand ils acceptent une mission d'expertise, n'aient pas les connaissances pratiques nécessaires. J'ai dit ailleurs que la justice doit se montrer bien sévère dans le choix de l'expert; j'en donne ici la raison. Il n'y aura jamais de dissidence entre des hommes capables, cherchant un produit chimique avec des matériaux semblables.

CHAPITRE VII.

Discussion des motifs. — De chacune des questions qui doivent être posées aux experts.

§ Ier.

Est-il possible pour les experts de répondre sur tous les points de la commission ci-dessous mentionnée : en cas de négative, quels sont les élémens complémentaires que la justice devra leur fournir.

Toutes les fois qu'on demande à quelqu'un de faire le mieux possible une chose quelconque, on doit donner à l'opérateur tous les moyens qu'il croit utiles au succès de l'entreprise. Je ne comprends pas l'intention de certains magistrats qui croient devoir mettre sur les pièces de conviction des chiffres au lieu d'étiquettes, et supprimer les documens les plus propres à faciliter les recherches, entre autres les procès-verbaux d'autopsie, ou les rapports des premiers experts.

Il est arrivé dernièrement à MM. Ollivier (d'Angers), Lesueur et moi, une commission rogatoire ainsi conçue :

Nous, etc.

Ordonnons :

« Que par MM. ***, il sera procédé à l'analyse
« chimique des pièces de conviction qui ont été adres-
« sées sous les n°s 1 , 2, 3, 4, 5, 6, 7, 8, 9, afin de
« constater s'il existe des traces d'un poison quel-
« conque dans les matières transmises, et *de recher-*
« *cher si la mort de X... doit être attribuée à un*
« *empoisonnement.* »

Ces pièces de conviction ainsi désignées , étaient toutes des débris de matières en putréfaction, presque méconnaissables. Les bocaux qui les renfermaient n'avaient aucune étiquette indicative ; aucun document ne les accompagnait. Nous demandâmes des élémens complémentaires qui nous permissent de répondre à la question posée par la justice : il nous fut répliqué qu'une première expertise ayant été faite , le magistrat instructeur avait voulu placer les nouveaux opérateurs dans une indépendance complète : on refusa.

Nous considérâmes le problème posé comme insoluble pour nous ; notre expertise se borna à dire que dans quatre pièces sur neuf il y avait de *l'arsenic* , et que dans les cinq autres il n'y avait aucune substance vénéneuse. Nous laissâmes à qui de droit la réponse à la question relative au genre de mort de l'individu.

Quelles furent les conséquences de cela? C'est qu'au jour du débat, ni le ministère public ni la défense ne savaient de quelle manière envisager la cause. On demanda aux experts de Paris de faire connaître leur opinion ; nous fîmes les mêmes réserves. On ordonna que les premiers experts nous expliqueraient leurs opérations ; que le médecin nous ferait connaître les résultats de son autopsie ; que les témoins de la maladie déposeraient sur les symptômes observés : en un mot, on fit faire verbalement par les personnes intéressées et dont on voulait sans doute éviter l'influence, ce qu'on avait refusé de faire au moyen de pièces authentiques et non variables dans leur nuance. Et ces pièces purent être modifiées en paroles quelle que fût l'intention de l'orateur d'y rester fidèle.

N'était-il donc pas plus simple de placer, dès l'abord, les experts de Paris sur toute l'étendue du terrain, avec mission d'en explorer toutes les parties? Qu'on y réfléchisse, et on verra qu'il est de la dignité de la justice, et du respect dû au caractère des hommes qu'on choisit pour résoudre une question aussi grave, de témoigner à l'expert la confiance la plus illimitée. C'est le meilleur moyen de le rendre indépendant et circonspect dans ses actions.

§ II.

1re Question. — *Les matières soumises à l'examen des experts contiennent-elles une substance vénéneuse? Les organes ont-ils conservé des traces de
l'action de cette substance?*

La base principale d'une accusation est sans contredit l'existence du corps du délit. Dans l'empoisonnement il est fort important (je ne dis pas *essentiel*,
indispensable) de présenter la substance qui a occasionné la mort. Il serait futile de donner d'autres développemens sur l'importance de cette question. On
ne démontre pas ce qui est évident.

2e Question.—*Le poison au moment de l'expertise
existait-il dans les matières à l'état soluble, ou insoluble dans l'eau? A-t-il été découvert dans des
parties où l'absorption seule peut l'avoir porté?*

Avant les travaux de M. Orfila sur l'absorption des
poisons, l'expertise se réduisait à l'analyse du tube
intestinal et des matières de déjections. Quand ces
dernières matières n'avaient pas pu être remises aux
experts, il devenait impossible d'établir d'une manière
claire, positive, que l'intoxication avait eu lieu pendant la vie : en vain invoquait-on les traces, les lésions,
qu'aurait dû laisser le poison sur son passage, très

souvent en effet les organes se trouvaient dans un état normal en apparence.

Aujourd'hui, on sait que le poison trouvé dans le tube intestinal n'est que l'excédant de celui qui a causé la mort. Il n'y a que des exceptions très rares à cette règle, encore ces exceptions ne sont-elles fondées que sur des expériences peu nombreuses : la découverte du poison *absorbé* simplifie immédiatement la tâche de l'opérateur; d'une part, il sait que son administration remonte au temps de la vie, d'un autre côté il a la certitude que la substance ne peut être arrivée dans les organes de l'absorption que sous un état assimilable, c'est-à-dire soluble, c'est-à-dire vénéneux.

Qu'on trouve de l'arsenic dans le tube intestinal d'un individu auquel on a fait prendre du *peroxyde de fer*, comme antidote de ce poison ; que pour découvrir cet arsenic on ait été forcé d'arriver à la carbonisation des membranes; que pourra-t-on conclure de l'expérience? rien de positif, rien de satisfaisant pour la justice. Car Rien ne prouve que toute la quantité de l'arsenic extrait de l'intestin ne fut pas un sel insoluble lors de son introduction, une combinaison d'arsenic et de fer par exemple, une combinaison fort innocente, quoique arsenicale. La preuve de l'empoisonnement disparaîtrait donc par suite de l'emploi des moyens propres à en arrêter les effets? Il serait contraire à l'état actuel de nos connaissances, au but qu'on se propose dans les expertises de ne point poser cette question.

14

Mais il y a des cas où l'empoisonnement a causé la mort, sans que le poison ait été absorbé. Pour les acides concentrés, l'acide sulfurique par exemple, ce n'est pas dans le foie, dans la rate, dans le sang, qu'il faut chercher les preuves du corps du délit. Il ne faudrait pas conclure que ce poison n'a pas pu occasionner la mort sans passer dans la circulation en quantités telles qu'on le retrouve dans les organes déjà indiqués. Il y a des poisons qui ne peuvent tuer que par absorption, il y en a qui tuent sans être absorbés, il y en a enfin sur tous les degrés de l'échelle intermédiaire. C'est à l'expert de traiter cette question d'après l'état de la science.

Quand cette question n'est pas posée dans les commissions rogatoires, ou quand il manque dans les pièces les élémens nécessaires pour la résoudre, il faut s'attendre à des conclusions dubitatives de la part de tous ceux dont on réclamera l'avis sur l'existence de l'empoisonnement. C'est en conséquence celle dont il faut surtout préparer la solution par tous les soins imaginables, c'est le point capital de l'expertise. Dans le plus grand nombre des cas, mieux vaut pouvoir disposer du foie d'un cadavre que de tout le reste ensemble. Avec le foie s'il contient du poison, on peut composer par la pensée tous les élémens qui serviraient à établir l'empoisonnement.

Il y avait de l'arsenic dans le foie? donc le composé arsenical a été absorbé, car le foie n'en contient pas et il ne s'en forme pas de toutes pièces. Il y a eu absorption? donc ce composé était soluble, assimilable ; donc il était vénéneux. Personne n'a assisté au lit du malade? Personne n'a recueilli de déjections ? et qu'importe pour établir le corps du délit ? est-ce qu'un sel vénéneux d'arsenic peut exister dans la circulation sans y exercer des ravages ? Ne connaissons-nous pas son action, ses effets ? avoir vu le malade, ce serait avoir un cas de plus à ajouter aux mille cas sur lesquels s'appuie la science.

3ᵉ QUESTION. — *La substance vénéneuse trouvée peut-elle se rencontrer dans les parties analysées soit naturellement , soit accidentellement, par une cause quelconque, en un mot, en dehors des cas d'empoisonnement.*

Cette question devient la contre-partie de la précédente. On doit être d'autant plus scrupuleux dans la manière de la résoudre que les explications qui ne seront pas claires , les cas qui seront oubliés, seront autant de moyens de défense enlevés à l'accusé. Mieux vaut cent fois admettre comme certaine, une *hypothèse possible*, dans le domaine de la défense, que de faire une *preuve* au moyen de ces probabilités dans le domaine de l'accusation. Qu'il me soit permis à cette occasion de faire ressortir tout ce que renferme ma pensée : en 1840, lors d'un procès célèbre, les travaux sur l'arsenic occupaient tout le monde : on tremblait en présence de la fidélité effrayante des résultats d'une

14.

méthode nouvelle. On essayait tout par l'appareil de Marsh, on essaya des os humains pris au hasard. On obtint de l'arsenic ! y avait-il donc de l'arsenic dans le corps humain à l'état normal ? ou bien l'homme à qui avaient appartenu ces os, était-il donc mort empoisonné ? on répéta l'expérience ; encore de l'arsenic !

Que faire au moment où des procès multipliés occupaient les Cours d'assises? Taire ce résultat? Considérer ces deux expériences comme incapables de battre en brèche la science qui jamais dans ses annales n'avait admis dans nos organes cet ennemi mortel? c'eût été prudent, c'eût été sage en soi, mais dans les conséquences c'eût été dangereux, c'eût été coupable! Sur une lueur arsenicale, on concluait à l'empoisonnement par l'arsenic, sans se préoccuper de l'idée que le corps de l'homme pût en contenir sans qu'il fallût déplorer un crime; les auteurs publièrent leur découverte, que dis-je? il y eut dispute pour la priorité; c'était si noble, en effet, d'avoir armé la société d'une sauvegarde contre l'appareil de Marsh, ce terrible inquisiteur !

Mais il advint qu'on s'était disputé les fruits d'une chimère : l'arsenic normal ne fut plus retrouvé ; on le raya du nombre des choses réelles, on le bannit du nombre des choses possibles. (1) Eh bien! pendant son

____

(1) M. Orfila qui s'était déclaré des premiers pour l'existence de l'arsenic normal, fut également le premier qui, par un paquet cacheté déposé à l'Académie, annonça qu'on n'en trouvait

règne éphémère , l'hypothèse fallacieuse avait-elle causé quelques désordres? un mal quelconque? Non. Elle pouvait sauver un coupable tout au plus; on ne lui en laissa pas le temps. Des partisans de l'école systématique sacrifièrent la réalisation du but principal qu'ils recherchent, au bonheur de trouver enfin un savant en défaut.

Pour moi, quoi qu'il en soit du passé, je déclare que je serais toujours prêt à rétablir l'hypothèse de l'arsenic *dit normal* (1), toutes les fois que, dans un cas d'empoisonnement par ce métal je ne trouverais que de l'arsenic intimement combiné aux tissus organiques quelconques d'un individu qui aurait exercé une profession dans laquelle on emploie de l'arsenic. Dans ce cas, je le répète, dès que l'hypothèse est admissible qu'on la produise. Cela sera plus sage que de produire cent probabilités contre elle. En voici la preuve :

Fier d'avoir contribué à détruire l'hypothèse de l'arsenic normal, M. Flandin bâtit sur ses ruines un édifice d'un nouveau genre : il porte dans le monde *la loi a'incompatibilité des poisons avec nos organes à l'état normal.* En vertu de cette loi, aucune sub-

plus. Tôt ou tard, il sera peut-être permis de dire tout haut, quelle fut la cause de cette erreur momentanée de la science, erreur du reste comme on le voit, entièrement favorable aux accusés.

(1) On appelle ainsi l'arsenic qui pourrait provenir d'une source quelconque, et qui sans avoir été la cause de la mort, se trouverait dans les cas où un empoisonnement n'aurait pas eu lieu.

stance vénéneuse ne peut se rencontrer dans le corps de l'homme, et toutes les fois que des viscères d'un individu on retirera une substance vénéneuse, il y aura constatation d'un corps de délit. « *S'il en était autrement*, s'écriait M. Flandin dans le procès Pouchon, *s'il y avait des poisons normaux, il n'y aurait pas de toxicologie possible!* » Et plus tard, à l'Académie des sciences: «Sur la question de l'existence *du « cuivre* et *du plomb,* que nous avons portée devant « l'Académie, M. Chevreul a déjà par deux fois ex- « primé son opinion *qu'il a bien voulu* (textuel) dire « conforme à la nôtre. C'est pour nous l'assurance que « la savante compagnie voudra mettre' un terme à des « incertitudes qu'une polémique, cherchant parfois « l'équivoque, n'a cessé d'entretenir, et qui se repro- « duiraient indubitablement encore, préjudiciables à la « science et peut-être à la justice au jour d'un procès « criminel en Cour d'assises. » (*Extrait du Mémoire de M. Flandin.*)

Supposons que pendant le règne de cette doctrine ainsi consacrée par l'affirmation de M. Flandin et par *l'adhésion tacite* des deux honorables savans, MM. Pelouze et Chevreul, qu'on rendait solidaires de son entrée dans le monde, il se soit présenté un cas d'empoisonnement par le cuivre : il n'y avait pas d'équivoque et de polémique possible sur le résultat de l'expertise ; la présence du cuivre dans les organes entraînait la preuve d'un empoisonnement, la justice avait son cours!

Eh bien! que dirait aujourd'hui M. Flandin? Devant quel tribunal MM. Pelouze et Chevreul n'auraient-ils pas droit de l'appeler pour faire rendre à leur nom la pureté qui les honore? Comment racheter les conséquences de cette complicité dans une erreur judiciaire, si un jury avait eu le malheur d'être déjà appelé à décider d'après la *loi* d'incompatibilité des poisons?

Aujourd'hui M. Pelouze sait que cette prétendue loi est une manifeste absurdité; la presse a appris que les mémoires *présentés* à l'Académie, par M. Flandin, sont loin d'être *approuvés* par ce corps savant, et qu'ils sont plus loin encore de mériter des éloges pompeux et unanimes. Il est reconnu par M. Pelouze que l'on trouve du cuivre dans le foie d'individus morts dans les hôpitaux de Paris, sans avoir été empoisonnés.

On voit par cet exemple combien il faut se garder d'admettre comme principes, ces opinions individuelles, quand il s'agit d'augmenter les moyens de l'accusation, ou de diminuer les moyens de la défense. On doit apporter dans la réponse à la 4ᵉ question toute l'attention nécessaire pour ne rien omettre des cas qui peuvent faire exception à l'empoisonnement.

§ III.

4e QUESTION. — *Tous les composés de la substance toxique sont-ils capables d'occasionner la mort?*

Il y dans la série de la plupart des composés d'une même matière vénéneuse, des nuances importantes à faire ressortir : ces nuances qui pourraient être graduées de telle sorte que les différences fussent très peu sensibles d'un degré à l'autre, deviennent cependant immenses lorsqu'on examine l'action vénéneuse de deux composés de la même substance pris dans les degrés les plus éloignés.

En matière d'empoisonnement on établit deux catégories complétement différentes, quant à l'action toxique des composés que chacune d'elles renferme. On distingue les composés *solubles*, c'est-à-dire pouvant perdre la forme *solide*, et disparaître dans de l'eau ordinaire sans troubler la transparence du liquide ; le sel, le sucre, la gomme sont *solubles*. Les composés vénéneux solubles sont les plus dangereux, parce qu'ils passent avec une facilité très grande dans la circulation, parce qu'ils agissent sur une plus grande surface, parce que leurs principes délétères, divisés à l'infini dans un liquide, ne rencontrent aucun obstacle à leur action. Dans cette classe, on établit encore des catégories fondées sur la facilité avec laquelle ces corps solubles peuvent être précipités à l'état *solide* dans le liquide même qui les tenait en dissolution. Ainsi les sels de plomb, les sels d'argent sont très facilement *précipités* de leurs dissolutions par les matières organiques, tandis que les sels solubles d'arsenic peuvent rester en contact avec des organes, avec des alimens, sans cesser d'être dissous.

Il y a aussi des matières *insolubles* dans l'eau ordinaire qui rencontrent, dans l'estomac, des élémens qui leur donnent la propriété de se dissoudre et de rentrer ainsi dans la classe des poisons les plus dangereux.

Enfin, il y a des composés qui renferment des corps très vénéneux et qui cependant ne le sont pas eux-mêmes. Le *sulfate de baryte* naturel est dans ce cas. Ce sel est composé d'acide sulfurique qui est un poison, de baryte dont l'action vénéneuse est très intense; et pourtant le résultat de l'association de ces deux agens délétères est un composé parfaitement inerte.

On comprend dès-lors toute l'importance qui s'attache aux réponses sur la question n° 4. C'est encore de l'exactitude à bien exposer l'état de nos connaissances sur ce point, que dépend la certitude du jugement que le jury devra prononcer.

§ IV.

5ᵉ Question. — *La substance vénéneuse pourrait-elle avoir pris naissance dans l'économie animale à une époque quelconque par suite de la combinaison de deux ou plusieurs corps non délétères ?*

J'emprunte à M. *Chatin* les passages suivans de sa thèse sur la toxicologie : je n'ai pas besoin de dire que je ne me suis résolu à cette citation textuelle, que parce que je n'aurais pas réussi à tirer du domaine de la science des doctrines plus solides et plus nettement exprimées.

« Les poisons ne sauraient se montrer spontanément dans le corps vivant sans y avoir leurs élémens. Il ne peut donc s'y former de poisons minéraux, à moins de considérer comme tels les acides et les bases qui d'abord combinés ensemble viendraient à être rendus à l'état de liberté (1) sous certaines influences.

« Eh bien, toutes les observations le prouvent : cette dissociation des composés minéraux n'a pas lieu.

« Les seuls faits qui semblent contraires à ce principe se trouvent dans la quantité assez grande de *carbonate de soude* rencontrée dans la bile à la suite de quelques altérations du foie, et la quantité non

(1) On appelle *acides* des corps de la nature ayant la saveur du vinaigre et qui ont la propriété de perdre leurs caractères quand ils s'associent intimement avec certains autres corps qu'on appelle *bases*. Quand on met un sou dans du vinaigre, le sou se dissout, petit à petit, dans cet acide. Un corps bleu prend naissance. Le vinaigre *acide* et le *cuivre base* ont perdu leurs caractères primitifs pour former un nouveau corps *acétate de cuivre* qui jouit de propriétés particulières.

moins notable d'*acide chlorhydrique* observée dans l'affection connue sous le nom de pyrosis.

« Mais si l'on considère que ces deux corps, soude et acide chlorhydrique, existent constamment en petite proportion dans l'économie, on sera forcé d'admettre que loin d'y avoir ici *formation spontanée*, même en donnant à cette expression le sens le plus large, il n'y a que production de corps habituellement existans. C'est là le simple effet d'une fonction exagérée mais qui ne s'arrête jamais. La soude et l'acide chlorhydrique ne sont pas plus alors des corps *accidentellement spontanés* que l'acide urique ou l'urée quand le travail des reins double ou décuple la proportion qu'en renferment ordinairement les urines.

« *Il n'y a donc pas de poison minéral accidentellement spontané dans le corps vivant*, et j'ajouterai, ce que l'on ne contestera pas, qu'il en est de même dans le corps de l'homme qui a succombé depuis assez peu de temps pour ne point avoir encore éprouvé de décomposition putride.

« Si nous passons aux poisons organiques, nous voyons bien *à priori* que l'oxygène , que l'hydrogène , le carbone et l'azote, qui forment avec des traces de soufre et de phosphore la base de nos tissus pourraient en se combinant diversement entre eux ou en reprenant leur état de liberté, donner naissance à des poisons terribles , à du phosphore, à des acides d'*azote* (eau forte ou acide nitrique), à des acides de *soufre* (huile de vitriol), à de l'ammoniaque (alcali volatil), à de l'acide *cyanhydrique* (*acide prussique*), mais nous savons *à posteriori*, et c'est l'important, que ces corps (1) ne se forment pas, du moins leur production n'a-t-elle jamais été constatée.

« Julia Fontenelle a bien dit que du bleu de Prusse, et par suite de l'acide prussique, existaient dans le pus de certains ulcères ; mais il n'a pas tardé à être démenti par M. Braconnot qui a vu que le prétendu bleu de Prusse n'était qu'une matière organique. M. le chirurgien Robert m'ayant remis du linge taché en bleu par le pus d'un ulcère simple de la jambe, et M. Laugier une quantité assez considérable de linges et de charpies teintes également en bleu par le pus d'un ulcère carcinomateux du sein, j'ai pu m'assurer par moi-même que le bleu de Prusse n'était pour rien dans la coloration.

Il ne se produit donc pas de poison organique dans le corps de l'homme vivant, et j'ajoute qu'il doit en être de même du cadavre dont la putréfaction ne s'est pas encore emparée.

« Dans la décomposition des cadavres comme dans l'économie vivante, il est de sens commun qu'un mé-

____

(1) Tous ces poisons ne sont en effet que des combinaisons différentes des corps qui forment la base de nos tissus. L'oxygène, l'hydrogène, le carbone et l'azote, voici les élémens qui forment le sucre et la morphine, l'orange et la ciguë et toute la série des corps organiques.

tal ou un métalloïde ne puisse prendre spontanément naissance. Du mercure ou de l'arsenic, par exemple, ne peut se montrer, se développer, comme l'ont prétendu quelques personnes, là où n'existait pas un composé mercurique ou arsenical. Les corps simples de la chimie ne se fabriquent pas de toutes pièces. C'est là une notion tellement élémentaire dans la science, qu'on a lieu de s'étonner qu'elle ait pu être méconnue de bonne foi, par des hommes qui avaient donné des preuves de savoir et de raison.

« Les corps composés de minéraux ne naissent pas davantage d'une manière spontanée. On ne trouvera après la décomposition la plus complète du cadavre, que ceux qui préexistaient à cette décomposition et dans une proportion identique. L'ordre de leurs combinaisons pourra seul être quelquefois changé.

« Il n'en n'est pas de même des poisons organiques dont plusieurs se produisent incontestablement dans les conditions précédentes. Au premier rang se place l'ammoniaque ; puis viennent se placer les acides sulf-hydrique et prussique. Je dois dire que la production spontanée d'acide prussique regardée comme possible par la plupart de ceux qui ont écrit sur la chimie, ne paraît avoir été constatée par personne.

« Il résulte aussi d'une observation anciennement faite par M. le baron Thenard que l'acide nitrique pourrait, dans certaines circonstances difficiles à appré-cier, se former en quantités considérables par la décomposition des chairs musculaires. En petite proportion, cet acide est d'ailleurs l'un des *résultats constans* de l'altération des matières organiques au contact de l'air.

« Ces faits mettront presque toujours l'expert dans l'impossibilité de se prononcer sur un empoisonnement par les corps qui précèdent, dans les cas où les recherches n'auront pu porter que sur un cadavre en putréfaction.

« *Des poisons prennent-ils naissance dans l'action des réactifs sur les cadavres ou sur les matières alimentaires ?*

« On peut admettre, afin de rattacher la solution de cette question à quelques points de vue généraux, que les *réactifs* agissent alors comme *base*, comme *acide*, comme corps *oxydant*, comme corps *désoxydant*, comme *altérant*.

« Comme base ou acide, les réactifs employés ne peuvent remplacer que des bases ou des acides plus faibles ; c'est ainsi que la potasse chassera l'ammoniaque de ses combinaisons, et que l'acide chlorhydrique sera dégagé par l'acide sulfurique des chlorures normaux. On ne devra toutefois pas perdre de vue que les affinités des corps sont contre-balancées par la proportion de ces corps en présence ; de telle sorte, par exemple, que le faible acide acétique pourra décomposer, d'un chlorure ou d'un sulfate donné, une quantité d'autant plus grande que la proportion de cet acide sera plus considérable.

« Dans les faits de cet ordre, il ne se forme véritablement pas de substance vénéneuse nouvelle, celle qui pouvait exister, engagée dans une combinaison saline, ne faisant qu'apparaître à l'état de liberté.

« Des substances toxiques peuvent, au contraire, prendre réellement naissance sous l'influence de réactifs oxydans. On pourrait obtenir de l'acide oxalique en traitant des matières sucrées, féculentes, etc., au moyen de l'acide azotique ; et l'on formera nécessairement des acides phosphorique et sulfurique dans la destruction des matières cérébrales fibrineuses, etc., par le nitrate de potasse.

« Comme exemple de poison prenant naissance sous des influences désoxydantes, nous citerons les phosphates et les sulfates de l'économie qui donneront des phosphures et des sulfures par l'action du charbon et de la chaleur.

« Je désigne d'une manière générale sous le nom vague d'*altérans*, tout réactif dont l'action ne peut être rapportée d'une manière simple à l'un des quatre modes précédens, quoique, à vrai dire, elle ne soit, dans la plupart des cas, qu'une forme complexe des actions oxydantes, désoxydantes, etc.; tantôt alors le réactif ne fait que solliciter la formation du nouveau corps vénéneux; tantôt, au contraire, un certain nombre de ses élémens entre dans la constitution de ce dernier.

« Fait-on agir à froid de la potasse sur des matières animales? de l'acide oxalique, de l'ammoniaque prennent naissance. Élève-t-on la température? l'acide oxalique disparaît, mais l'acide hydrocyanique se montre à son tour. Ce dernier prend encore naissance, suivant MM. Thenard, Gaultier de Claubry, Sobrero, Dalpiaz, dans l'action de l'acide azotique sur l'amidon, le sucre, l'alcool, les huiles essentielles, et suivant mes propres recherches, dans l'action du même acide sur les matières grasses. Or, la dernière de ces substances faisant partie des animaux, et pouvant se rencontrer avec les précédentes, sucre, alcool, dans les mélanges alimentaires, on voit qu'il ne serait pas impossible qu'une certaine quantité d'acide prussique se formât dans l'action de l'acide nitrique sur elles. Il faut citer encore l'action de *la chaleur* qui peut déterminer la production de certains poisons, ammoniaque, acide cyanhydrique, acide acétique, etc.

Il faut à présent se hâter de le dire, les divers corps vénéneux signalés comme pouvant prendre naissance, ne sauraient que difficilement induire en erreur : 1° parce que l'expert n'opère presque jamais dans la réunion des circonstances nécessaires à leur production; 2° parce que toutes les fois que dans les recherches toxicologiques, on fait intervenir les *bases alcalines* et les acides minéraux *concentrés*, on a spécialement pour but d'arriver à la découverte d'un poison minéral par la destruction des matières organiques, parce qu'enfin les élémens toxiques que nous avons cités résultent plus ou moins d'arrangemens divers, des élémens de la matière organique, élémens dont on ne veut et ne doit tenir aucun compte dans quelque combinaison qu'ils se montrent engagés. Il est d'ailleurs évident qu'on ne saurait attacher de l'importance aux petites quantités de sulfates ou de phosphates normaux qui peuvent être réduits, pas plus qu'à la faible proportion de bases ou d'acides plus puissans. En résumé, comme en toxicologie la prudence doit être extrême, l'expert ne devra pas oublier que des substances toxiques peuvent résulter de l'action de quelques réactifs sur les matières cadavériques ou alimentaires.

« *Des poisons peuvent-ils prendre naissance par l'action des réactifs ou des véhicules les uns sur les autres?*

« Un expert croit être sur les traces de la morphine : il suppose l'avoir fait passer dans un soluté alcoolique qu'il additionne d'acide nitrique pour constater la couleur *rouge ;* celle-ci ne se montrant pas, il se met à chercher en tâtonnant quelque autre poison, et soit qu'il n'ait en son pouvoir que la petite quantité de soluté qu'il a additionnée d'acide nitrique, soit inadvertance, il ajoute du nitrate d'argent au soluté alcoolique. Un précipité blanc apparaît, soluble dans l'ammoniaque, insoluble dans l'acide nitrique

15

froid, mais disparaissant dans cet acide bouillant, et donnant, quand on le chauffe après l'avoir desséché, un gaz qui offre tous les caractères du cyanogène! L'expert conclut à la présence, *dans la matière suspecte*, de l'acide prussique ou d'un prussiate....., et c'est lui qui a fabriqué le poison en faisant agir l'acide nitrique sur l'alcool!!

« Un autre expert pense devoir se livrer à la recherche du mercure, de l'argent, de l'antimoine, etc.; il acidule les matières et y plonge une lame de cuivre; mais ni mercure, ni argent, ni antimoine ne se présentent. Une lame de *fer*, substituée dans les mêmes matières à la lame de *cuivre*, se recouvre d'une couche rouge qui est formée par ce dernier métal : l'expert conclut que la matière examinée contenait une préparation cuivreuse, et c'est lui qui l'y a introduite !

« Ces deux exemples donnent une idée de la question et en indiquent la solution. Ils montrent, en effet, que des poisons peuvent naître de l'action réciproque des véhicules ou des réactifs; mais l'erreur sera facilement évitée : 1° en ne mêlant pas *sans besoin* plusieurs réactifs dans une même matière suspecte; 2° en tenant compte, si l'on est obligé à de pareils mélanges, de l'action réciproque des corps mis en contact; 3° en ne manquant pas de se demander, quand on a découvert un corps toxique, s'il n'a pas été antérieurement ajouté aux matières dans le but d'obtenir quelque réaction; 4° en se livrant à des essais comparatifs, toutes les fois que les produits des réactions ne seraient pas connus avec certitude.

Des poisons peuvent-ils prendre naissance dans l'action réciproque de substances non vénéneuses ?

« Certaines substances inertes, en agissant sur d'autres corps inoffensifs, en vertu d'une force inconnue dans son essence et désignée par M. *Berzélius* sous le nom de force, catalytique, donnent naissance à de véritables poisons. C'est ainsi que l'*émulsine* contenue dans les amandes *amères*, mise en contact avec leur *amygdaline* par l'intermédiaire de l'eau (fabrication de l'orgeat), détermine la formation d'acide prussique et d'essence d'amandes amères.

D'autres fois c'est en se décomposant réciproquement, que des matières possédant une faible action sur l'économie produisent des substances toxiques. Mêlez comme l'a fait M. *Mialhe* du calomel avec du sel ammoniac, et vous obtiendrez presque instantanément du *sublimé corrosif*. Ce corps paraît encore prendre naissance suivant M. Mialhe quand on substitue le sel marin au sel ammoniac. Contredite par M. Laroque et par d'autres observateurs, cette dernière réaction paraît être extrêmement lente (1). »

(1) Thèse pour le doctorat en médecine par M. Chatin, 1844.

15.

§ V.

6ᵉ QUESTION. — *Quels sont les symptômes de l'empoisonnement, quelles sont les lésions de tissus que produit d'ordinaire le poison trouvé ?*

Dans tous les cas d'empoisonnement, les experts sont appelés à répondre à cette question : mais d'ordinaire c'est devant le jury seulement qu'elle est soumise. Je crois important de la placer dans l'ordonnance parce qu'avec les documens que sa solution fournit, le magistrat peut diriger les témoignages pendant l'instruction , faire intervenir des preuves qu'il aurait crues sans importance. Le défenseur de son côté, jouissant du même privilége, est libre d'établir quelle confiance méritent les témoins qui déposent des symptômes, etc., etc.

7ᵉ QUESTION. — *Peut-il arriver qu'un individu soit mort empoisonné par une préparation quelconque, et qu'on ne trouve plus la moindre trace du poison, soit dans le canal digestif, soit dans les organes où la préparation avait été portée par la voie de l'absorption ?*

M. Orfila a résolu ainsi cette question pour l'arsenic :

« Le composé arsenical peut avoir été *entièrement* « expulsé du canal digestif par les vomissemens et

« par les selles, si les évacuations ont été abondantes,
« si le malade a pris une quantité considérable de li-
« quide, surtout lorsque le poison a été administré dans
« un véhicule. Si la préparation arsenicale avait été
« donnée en poudre très fine et qu'elle fût insoluble ou
« peu soluble comme l'acide arsénieux, il faudrait
« pour qu'elle fût expulsée en entier que les vomisse-
« mens et les selles eussent été excessivement abon-
« dans et souvent réitérés. Quant à la portion absor-
« bée et portée dans tous nos tissus, il est avéré
« qu'au bout d'un certain nombre de jours qu'il me
« serait impossible de préciser, il n'en reste plus la
« moindre trace dans les tissus. L'expérience prouve
« qu'avec le temps, le sang ainsi que tous nos orga-
« nes se débarrassent par les voies urinaires, et peut-
« être aussi par d'autres voies excrémentitielles du
« poison arsenical qui était arrivé jusqu'à eux : Voici
« une preuve incontestable de ce fait : que l'on em-
« poisonne deux chiens en appliquant sur la partie in-
« terne de la cuisse de chacun d'eux 10 centigrammes
« d'acide arsénieux, en poudre fine. Que l'on aban-
« donne l'un de ces animaux à lui-même et qu'a-
« près la mort, qui aura lieu 30 ou 40 heures après
« l'empoisonnement on analyse ses viscères ; *on en re-*
« *tirera de l'arsenic.* Que l'autre chien soit au con-
« traire soumis à l'action de médicamens diurétiques
« puissans : s'il urine abondamment, il sera guéri
« au bout de quelques jours et son urine renfermera à

« chaque instant des doses appréciables d'arsenic. Si
« dix ou douze jours après le commencement de l'ex-
« périence, quand cet animal est parfaitement guéri
« de l'empoisonnement, on le pend et qu'on analyse
« ses organes, *on n'y découvre plus la moindre*
« *trace d'arsenic.* D'où il suit qu'un expert commet-
« trait une erreur grave si, n'ayant pas retiré des or-
« ganes d'un individu soupçonné mort empoisonné et
« qui aurait vécu plusieurs jours, il concluait qu'il
« n'y a pas eu empoisonnement (1) ; il ne pourrait sans
« doute pas affirmer que l'homme est mort empoi-
« sonné, mais encore une fois, il devrait bien se gar-
« der d'établir le contraire. Il faudrait dans ce cas tirer
« parti des symptômes, des lésions de tissus et du com-
« mémoratif pour arriver à une conclusion qui pourrait
« rendre l'empoisonnement plus ou moins probable. »
(Orfila, *Traité de toxicologie.*)

On comprend toute la gravité de cette question.
Dans les cas où l'analyse ne fournit aucun résultat,
la justice, pour manquer de l'un des élémens de recherche et de conviction dont elle dispose, ne peut pas
abandonner la série des preuves morales. S'il en était
ainsi, on ne pourrait jamais prouver l'empoisonnement dans les cas où le cadavre de la victime ne pourrait pas servir à des opérations chimiques.

____

(1) Le terme d'*empoisonnement* est pris pour synonyme de
*ingestion pendant la vie d'une substance capable d'occasionner la
mort.*

Les 8ᵉ et 9ᵉ questions sont faites dans le même but :
c'est afin de faciliter l'établissement de la conviction
d'après les preuves morales, en l'absence des preuves
chimiques.

La 10ᵉ question est posée dans l'intérêt de la défense:
de même que l'accusation doit trouver ses bases dans
le rapport des experts, de même la défense doit pouvoir y puiser ses moyens.

CHAPITRE VIII.

Le magistrat doit-il poser à l'expert, la question de savoir s'il
y a empoisonnement? — L'expert doit-il répondre à cette
question dans le cas où elle est posée par le magistrat?

§ Ier.

On entend quelquefois les magistrats reprocher aux
experts d'avoir déplacé les rôles dans les débats judiciaires et de s'être constitué les arbitres souverains
d'une question pour la solution de laquelle on avait invoqué des lumières et non pas un arrêt. S'il est vrai
que des experts, dans une affaire capitale, se sont trouvés investis du pouvoir de décider, et qu'ils aient prononcé, sur l'existence d'un fait, une sentence pour laquelle la loi impose un conseil de douze, il ne faut
point en accuser les hommes de l'art.

Les magistrats dans leurs commissions rogatoires

posent à l'expert des questions dont ils n'ont pas prévu toute l'étendue; ils demandent à l'homme de l'art si dans le cas dont il s'agit, *il y a eu empoisonnement.*

Qu'est-ce donc qu'un *empoisonnement?* Ce terme est-il simple, constant dans sa valeur, selon qu'il est employé par le magistrat, par l'homme du monde, par le toxicologiste? Tout le monde est-il d'accord sur l'acception, sur le sens de ce mot? Examinons comment le définissent les hommes de la science et les hommes de loi : mais avant tout, fixons-nous sur ce qu'on doit entendre par un *poison.*

« Légalement parlant, dit M. Devergie, on doit « entendre par la dénomination de *poison*, toute sub- « stance qui peut donner la mort plus ou moins promp- « tement. Mais une semblable définition est trop « vague pour être adoptée en toxicologie. Mahon a « défini le poison : les matières qui, prises intérieure- « ment ou appliquées de quelque manière que ce soit « sur un corps vivant, sont capables d'éteindre les « fonctions vitales, ou de mettre les parties solides ou « fluides hors d'état de continuer la vie. Les moder- « nes, dit Fœdéré, désignent, sous le nom de poison, « toute substance qui, prise intérieurement ou appli- « quée de quelque manière que ce soit sur un corps « vivant, est capable d'éteindre les fonctions vitales, ou « de mettre les parties solides ou fluides hors d'état de « continuer la vie. —Suivant Fœdéré, il faut définir les « poisons : des substances reconnues par les médecins

« comme propres à altérer et éteindre dans le plus grand
« nombre des cas les fonctions destinées à entretenir
« l'exercice de la vie toutes ensemble ou séparément.
« — M. Orfila, au contraire, a adopté la définition de
« Gmelin : On doit considérer comme poison *tout corps*
« qui détruit la santé ou anéantit entièrement la vie,
« lorsqu'il est pris intérieurement ou appliqué de quel-
« que manière que ce soit *sur un corps vivant* et à
« petite dose. — Nous adressons deux reproches à cette
« définition. D'abord, l'expression de corps s'entend de
« tout agent tant mécanique que chimique. Or, les poi-
« sons n'agissent jamais mécaniquement. Ensuite, ces
« expressions de *corps vivans* nous paraissent trop va-
« gues : c'est-à-dire que parce qu'une substance sera un
« poison pour un végétal ou pour un animal donné, elle
« sera aussi vénéneuse pour l'homme ? Mais telle matière
« est vénéneuse pour un animal et ne l'est pas pour
« l'homme. (1) Anglada a défini les poisons : les sub-
« stances qui, appliquées sur certaines surfaces du corps
« de l'homme ou des animaux, et agissant en vertu de
« leur nature, produisent habituellement, quoique à
« des doses faibles, des effets qui exposent la vie à de
« grands dangers, et la détruisent même, et cela sans
« que leur matière s'accroisse ou se reproduise. —
« M. Devergie définit les poisons : toute substance qui,
« prise à l'intérieur ou appliquée à l'extérieur du corps

---

(1) M. Orfila a répondu à ces objections dans sa nouvelle édi
tion.

« de l'homme, et à petite dose, est habituellement ca-
« pable d'altérer la santé ou de détruire la vie *sans
« agir mécaniquement* et sans se reproduire. Cette
« dernière restriction est de Franck. »

On voit que cette définition laisse subsister la confusion des médicamens et des poisons. Par conséquent,
la définition exacte du poison est encore à donner, attendu qu'on ne saurait tracer aujourd'hui la ligne dé-
marcative entre le médicament et le poison, puisque
la même substance, dans des circonstances différentes,
prend tour-à-tour les caractères du poison et du médicament. Constatons ici qu'il n'y a pas accord même
entre les toxicologistes, pour une définition qui cependant existe implicitement dans l'art. 301 du Code pénal, comme nous le verrons plus loin.

L'article 301 du Code pénal dit : est qualifié empoisonnement tout *attentat à la vie d'une personne*,
par l'effet de substances *qui peuvent donner la mort*,
plus ou moins promptement, de quelque manière que
ces substances aient été employées ou administrées
et *quelles qu'en aient été les suites.*

Attentat à la vie d'une personne : La loi veut que
l'empoisonnement soit le fait d'une main étrangère
avec *volonté* de donner la mort, c'est-à-dire avec
préméditation. Ainsi le *suicide*, par l'arsenic ne constitue pas l'empoisonnement, la mort de l'ouvrier cérusier, de l'étameur de glaces, survenue par suite de
coliques violentes et des lésions anatomiques les plus

apparentes, ne constitue pas l'empoisonnement, quand même l'analyse fait trouver le poison dans les organes.

Qui peuvent donner la mort : La loi veut que le meurtrier se soit servi de substances capables de produire le crime qu'il a médité : ainsi une substance vénéneuse est préparée dans l'intention de commettre un empoisonnement , le criminel pour masquer le poison en l'administrant , la mêle avec un corps qui à son insu la transforme en une matière non vénéneuse : la victime prend le breuvage inoffensif et tout-à-coup le meurtrier lui montre, isolés l'un de l'autre, les terribles poisons qu'il vient de lui faire prendre réunis : cette nouvelle inattendue frappe la victime d'une congestion cérébrale et la tue. Le meurtrier impassible avoue son crime, montre les poisons qu'il a préparés, l'analyse prouve qu'associés ils étaient incapables de causer la mort, il n'y a pas crime d'empoisonnement.

Quelles qu'en aient été les suites : La loi qui dans le paragraphe précédent s'est montrée tout en faveur du criminel dont le forfait n'a manqué que par des causes indépendantes de sa volonté, se présente dans celui-ci d'une sévérité cruelle : il n'est pas nécessaire que mort ou maladie s'ensuive pour que l'action devienne *empoisonnement*. Il suffit que le poison ait été administré dans le but d'occasionner la mort et qu'on l'ait administré à l'état de poison. Ici se présentent les difficultés les plus graves dans l'appréciation des faits qui concernent l'expert.

Les *médicamens* toxiques administrés sans l'intention de donner la mort rentrent en effet par les termes de la loi dans la catégorie des substances dont l'administration à doses suffisantes constitue le crime d'empoisonnement; comment le chimiste résoudra-t-il cette question comment pourra-t-il dire si la substance qu'il retrouve a été administrée *en quantité suffisante* pour donner la mort? car c'est la quantité qui, de médicament simple, fait passer cette substance à l'état de poison. Et dans tous les cas où l'ingestion du poison ne cause pas la mort, soit parce que la victime venait à l'insu du coupable de prendre une substance qui en a neutralisé les effets, soit parce que le vomissement a chassé par un bonheur inespéré tout le poison dès son entrée dans l'estomac, soit enfin parce que les secours de la médecine ont paralysé les effets du poison, comment l'expert pourra-t-il décider que la substance administrée était capable d'occasionner la mort? la victime n'est-elle pas là vivante pour lui donner un formel démenti dans le cas où il se prononcerait pour l'affirmative?

Examinons comment l'annotateur de la médecine légale de M. Devergie a envisagé le sujet qui nous occupe :

« Il résulte, dit-il, de l'article 301 que deux con-
« ditions sont exigées par la loi pour constituer le
« crime d'empoisonnement. La première, c'est qu'il
« y ait eu attentat à la vie, c'est-à-dire volonté de

« porter atteinte à la vie d'une personne. En cette
« matière la volonté seule emporte nécessairement et
« implicitement la préméditation à cause des prépara-
« tifs que nécessite le crime d'empoisonnement. Voilà
« pourquoi le législateur n'a pas dû exprimer la cir-
« constance de la préméditation. La seconde, c'est
« que l'attentat à la vie ait eu lieu au moyen d'une
« substance propre *à donner la mort*, c'est-à-dire
« avec une substance qui pourrait donner la mort
« d'après la manière dont elle a été administrée, et
« dans la forme sous laquelle elle a été donnée.

« Une substance vénéneuse peut donc être adminis-
« trée avec l'intention de donner la mort, et cependant
« cette action ne constituera pas le crime d'empoison-
« nement, si cette substance vénéneuse a cessé de
« l'être par ce fait seul, que pour masquer le poison
» en l'administrant, le meurtrier l'aura mêlé avec un
« liquide ou solide capable de le transformer en une
« matière non vénéneuse. Une substance non véné-
« neuse, considérée comme vénéneuse par le meurtrier
« pourra être regardée comme capable de donner la
« mort si par le fait du hasard elle a été incorporée
« dans un véhicule qui l'a transformée en une substance
« vénéneuse. Tel est l'esprit de la législation et des
« doctrines consacrées par la jurisprudence de la Cour
« de cassation. Citons des faits et des exemples qui
« affirment et fassent comprendre toutes les conséquen-
« ces de cet article. Dans l'affaire *Cassazi* une cer-

« taine dose sulfurique avait été mélangée avec du
« vin et offerte par un mari à sa femme qui en avait
« bu. Il fut établi que cet acide ainsi mélangé avait
» cessé d'être un poison. La Cour d'assises du Tarn
« acquitta. Dans l'affaire de Dominique Veranzi, arrêt
« conforme.

« Une personne incorpore du verre pilé à un mets
« dans le but d'empoisonner ; quelque odieuse que
« soit cette action elle ne constituera pas le crime
« d'empoisonnement, parce que le verre pilé n'est pas
« un poison, et ne peut être considéré que comme un
« agent mécanique dont l'action est d'autant moins
« nuisible qu'il aura été mieux pulvérisé. Mais ce fait
« pourra, selon les circonstances, s'il a occasionné une
« maladie ou une incapacité de travail personnel, ren-
« trer dans le paragraphe 4 de l'article 317.

« Un individu met de l'antimoine métallique en
« poudre dans du vin. Le hasard veut qu'il ne trouve
« pas immédiatement l'occasion de faire prendre ce
« mélange immédiatement à la personne qu'il veut
« empoisonner. L'antimoine se transforme peu-à-peu
« en une matière vénéneuse. Ici au contraire, il y a
« crime d'empoisonnement, parce que la substance a
« été capable de donner la mort au moment où elle a
« été administrée.

« On applique sur une plaie une matière vénéneuse
« dans le but d'empoisonner la blessure et de causer
« la mort. Il n'y a pas d'empoisonnement si le poison

« n'est pas du genre de ceux qui peuvent être absor-
« bés, parce que, dans cet état, il n'est pas capable de
« causer la mort et que son action se borne à irriter
« la plaie.

« Il résulte encore de la jurisprudence de la Cour de
« cassation, qu'il importe peu que la substance véné-
« neuse ait été administrée à une dose capable de
« donner la mort. Il suffit que par sa nature, au mo-
« ment de l'administration elle eût des qualités délé-
« tères, suffisantes pour causer la mort. C'est ce que
« l'on doit inférer de deux arrêts rendus l'un le 7 juil-
« let 1814, au rapport de M. Bouchau sur le pourvoi
« d'Anne Chevalier femme Tarteret, et l'autre le
« 26 novembre 1812, au rapport de M. Vasse; il s'a-
« gissait de l'emploi de la poudre de cantharides.

« Une femme jette de l'acide sulfurique à la tête
« d'une autre femme de manière à la défigurer, la
« mort en est la suite. Il y a ici une substance capable
« de donner la mort; elle a été appliquée à l'extérieur
« il est vrai, mais comme dans l'article 301 il est dit,
« que peu importe la manière dont la substance a été
« employée ou administrée, cette circonstance ne s'op-
« poserait pas à ce que l'action fût considérée comme
« un empoisonnement, si au lieu d'avoir seulement
« l'intention de défigurer il était reconnu que la per-
« sonne avait l'intention de porter atteinte à la vie.
« Cependant le fait pourrait être envisagé plus jus-
« tement comme blessures volontaires avec ou sans

« intention de donner la mort suivant les circonstan-
« ces (1).

« Un médecin administre à un malade comme mé-
« dicament des substances vénéneuses à une dose con-
« sidérable et hors des règles générales de son art.
« S'il cause la mort, il y aura impéritie, ignorance,
« faute lourde, mais il n'y aura pas empoisonne-
« ment, parce qu'il n'y a pas eu intention de donner
« la mort.

« Du reste la loi n'a pas énuméré et n'a pas déter-
« miné les substances qui peuvent donner la mort.
« C'est une question de fait qu'il n'est pas donné aux
« magistrats ou aux jurés de résoudre, c'est aux mé-
« decins, aux chimistes qu'appartient sa solution. De
« là l'importance de l'étude de ces substances, de leur
« mode d'action et de l'appréciation des doses aux-
« quelles elles peuvent donner la mort.

« En résumé, on voit que le législateur a été peut-
« être moins sévère à l'égard du crime d'empoisonne-
« ment qu'à l'égard des autres crimes : aussi M. Marc
« s'est-il élevé avec raison suivant nous, contre la ré-
« daction et l'esprit de l'art. 301 du Code pénal :—Il
« résulte évidemment, dit-il, du texte de cette loi, que
« pour être considéré comme empoisonneur, il faut

(1) C'est d'autant plus vrai que des cendres rouges, des charbons ardens jetés au visage, s'ils occasionnaient la mort, seraient considérés comme un poison, tandis qu'à *froid* les mêmes
substances seraient indifférentes.

« avoir donné ou appliqué une substance capable de
« déterminer une mort plus ou moins prompte, et que
« si une substance donnée ou appliquée, n'est pas par
« sa nature capable de produire plus ou moins prompt-
« tement la mort, il n'y a plus crime, alors même
« que l'intention d'empoisonner aurait été bien ma-
« nifeste.

« Mais pourquoi cette indulgence à l'égard du plus
« atroce des attentats? L'assassin, dont par un heu-
« reux hasard, le fer rencontre un corps intermédiaire
« qui garantit sa victime n'en est pas moins puni (1),
« tandis que l'empoisonneur trompé par son ignorance
« dans le choix des moyens, rentre dans la société sans
« même être passible de la plus légère peine afflictive.

« Toutefois M. Marc ne nous paraît pas avoir
« tenu assez de compte du premier paragraphe de
« l'article 301. Ici il suffit qu'il y ait eu attentat à la
« vie, c'est-à-dire volonté de donner la mort, pour
« que la peine de mort soit appliquée. Or, la loi a
« reconnu trois espèces d'homicides: l'homicide par
« imprudence, l'homicide volontaire et l'homicide vo-
« lontaire avec préméditation. Elle n'applique la
« peine de mort que pour ce dernier cas. Dans
» l'empoisonnement il suffit d'un attentat à la vie

(1) On trouvera dans le cours du paragraphe suivant, en réponse à cette observation, des réflexions très judicieuses faites
par M. Faustin Hélie.

« pour appliquer cette peine ; et il est vrai que la ma-
« nière dont on attente à la vie en administrant du
« poison, entraînant implicitement la préméditation,
« le législateur a dû adoucir la rigueur d'une pareille
« présomption en exigeant que la substance employée
« pût donner la mort.

« Au surplus les observations qui pouvaient être
« fondées avant la loi du 28 avril 1832, le sont moins
« aujourd'hui, puisqu'en vertu des paragraphes 4, 5
« et 6 de l'article 317, le crime ne reste pas toujours
« impuni, car si le poison, modifié dans sa nature
« par les mélanges dans lesquels il a été introduit, ne
« peut dans beaucoup de cas occasionner la mort, il
« peut encore laisser à sa suite une maladie de plus ou
« moins de durée ; et le coupable dans ce cas est pas-
« sible des peines portées audit article. Mais l'objec-
« tion reste dans toute sa force pour le cas où la ma-
« tière vénéneuse a été transformée en une substance
« inerte qui n'a pu occasionner ni maladie ni incapa-
« cité de travail personnel. Il y a pour ce cas une
« lacune dans la loi, nous devons la signaler à l'at-
« tention du législateur, c'est à sa sagesse à y pour-
« voir. »

D'un autre côté, la loi en qualifiant d'*empoisonnement*, tout attentat à la vie d'une personne, par l'effet des substances qui peuvent donner la mort plus ou
moins promptement, de quelque manière que ces sub-

16.

stances aient été employées ou administrées et quelles
qu'en aient été les suites, implique la volonté d'attenter à la vie d'une personne, c'est-à-dire la préimé-
ditation : Or, un cérusier ou un étameur de glaces
meurt, je suppose, à la suite de coliques violentes, et
l'on retrouve dans ses organes du plomb ou du mercure ; le médecin déclare qu'il y a empoisonnement,
sans examiner si l'empoisonnement a été volontaire,
accidentel ou criminel ; il y a eu maladie, il y a eu
mort, il y a poison, il y a donc eu empoisonnement.
Mais dans l'esprit du magistrat, la mort du cérusier
ou de l'étameur de glaces ne constitue pas l'empoisonnement, il manque ce qui constitue le crime, la volonté,
la préméditation. Il n'y a pas eu *attentat*, il n'y a pas
empoisonnement. Nous ne saurions trop faire ressortir
la différence qui existe entre ces diverses définitions d'un
même terme employé par le chimiste, par le médecin
et par le magistrat.

Le chimiste, homme de faits positifs, connaît
quels sont les principes constituans de l'économie
humaine à l'état normal : il connaît également quelles
sont les substances soit simples, soit combinées, qui
sont capables d'arrêter les fonctions de la vie : ces
substances portent le nom de poison. Lorsqu'il
trouve dans un organe l'une de ces substances, il y
a pour lui empoisonnement, quelle qu'en soit l'origine ; c'est-à-dire présence de poison, là où il ne devrait pas y en avoir, rien de plus, rien de moins :

Le médecin, homme d'appréciation des faits ré-
latifs, connaît comme le chimiste les principes constituans de notre économie, il connaît également quelles sont les substances qui sont capables d'occasionner la mort : mais là ne s'arrête point la science
du médecin légiste, il sait que presque tous les poisons sont des médicamens très salutaires lorsqu'ils sont
pris à des doses convenables, c'est à lui qu'appartient
d'étudier les lignes démarcatives entre la proportion
sanitaire et la proportion délétère de chacune de ces
substances : il ne suffit donc pas au médecin de trouver, dans les viscères, de l'arsenic pour déclarer qu'il
y a eu empoisonnement ; il faut qu'il acquière la certitude que cet arsenic a causé des ravages et non pas des
bienfaits. C'est pourquoi il s'assure positivement que
le malade a éprouvé les symptômes de l'intoxication,
les effets, sur l'économie animale, d'un poison donné en
quantité suffisante, pour affirmer qu'il y a empoisonnement. Pour le médecin le mot empoisonnement signifie
maladie suivie ou non de mort, causée par un poison,
rien de plus, rien de moins.

Nous voyons déjà par cette discussion, que le magistrat quand il pose la question, et l'expert quand il
y répond, parlent un langage qui n'a pas la même
valeur dans l'esprit de chacun d'eux, quoiqu'ils emploient les mêmes termes. Il est donc bien évidemment dangereux de soumettre aux gens de l'art la
question de l'empoisonnement, question pour laquelle

la Cour d'assises entière doit être convoquée. C'est
restreindre les moyens de la juger sûrement, que de la
poser dans l'expertise, attendu que les gens de l'art
n'auront point le secours des preuves morales et tous
les détails des témoignages sur les faits qui seront dé-
roulés au jour du débat.

Aussi qu'arrive-t-il? justement ce dont se plaignent
les magistrats : l'expert qui a émis une opinion écrite,
ne se préoccupe pas de la valeur des élémens de preuve
autres que ceux dont il a pu disposer. Le ministère
public lui oppose cette série de preuves concomitantes,
et par lesquelles on acquiert une clarté que refuse l'expertise. L'homme de l'art impose son opinion ; la magistrature impose la sienne.

Eh bien ! cette situation est déplorable; elle déna-
ture l'esprit de nos institutions judiciaires. L'expert
ne doit point être l'arbitre de la question d'empoisonnement, et le magistrat ne doit point lui imposer ce
rôle ; l'expert ne doit point l'accepter.

Préparer les moyens de conviction qui sont du ressort de la science, discuter la valeur des faits de médecine légale, éclairer les jurés sur toutes les phases de
la perpétration du crime , ou sur ses conséquences ,
voilà la mission de l'expert. Aussi, dans la proposition
d'une formule nouvelle pour les commissions rogatoires , n'ai-je point fait figurer la question d'empoisonnement, qui a été jusqu'aujourd'hui la base de ces ordonnances.

Mais poursuivons l'étude de cette interprétation des termes de la loi : c'est le fondement de la toxicologie judiciaire.

§ II.

MM. *Faustin Hélie* et *Chauveau* s'expriment ainsi sur la définition de l'empoisonnement :

« Il résulte de cette définition, que deux conditions
« sont exigées par la loi pour l'existence du crime : la
« première, c'est qu'il y ait attentat à la vie, c'est-à-
« dire volonté de porter atteinte à la vie d'une per-
« sonne, suivie de l'exécution consommée ou seule-
« ment tentée de ce dessein ; la deuxième, c'est que
« l'attentat ait eu lieu au moyen d'une substance ca-
« pable de donner la mort, d'après la manière et sous
« la forme qui ont servi à l'administrer. Ces deux élé-
« mens exigent des explications. »

Après avoir discuté la première condition exigée par la loi, condition à laquelle l'expert est complétement étranger, ces jurisconsultes abordent la discussion de la seconde.

« Cet élément, disent-ils, formellement défini par
« la loi dit : que l'attentat ait eu lieu par l'effet d'une
« substance capable de donner la mort, c'est-à-dire
« une substance qui pourrait donner la mort d'après
« la manière dont elle a été administrée et dans la

« forme sous laquelle elle a été donnée. De là, plusieurs
« conséquences importantes.

« Une substance vénéneuse peut être administrée
« avec l'intention de donner la mort ; mais s'il est con-
« staté que cette substance n'avait pas la puissance de
« la donner, cette action pourra, suivant les effets
« qu'elle aura produits, constituer un autre délit, mais
« cessera de former le crime d'empoisonnement. Cette
« disposition n'est que l'application d'une règle géné-
« rale en matière d'incrimination. Il ne suffit pas, en
« effet, pour constituer l'empoisonnement, comme le
« meurtre et l'assassinat de la volonté de donner la
« mort : il est nécessaire qu'un acte matériel d'homi-
« cide concoure avec cette volonté. Or, si la substance
« administrée se trouve, même à l'insu de l'agent, inof-
« fensive, le fait matériel disparaît ; il ne reste plus
« qu'une intention criminelle plus ou moins certaine et
« qui échappe à l'action de la loi pénale. Un savant
« médecin, M. Marc, s'est donc trompé lorsqu'il a dit :
« *Pourquoi cette indulgence à l'égard du plus atroce*
« *des attentats ? L'assassin, dont par un heureux*
« *hasard le crime rencontre un corps intermédiaire*
« *qui garantit la victime, n'en est pas moins puni,*
« *tandis que l'empoisonneur, trompé par son igno-*
« *rance dans le choix des moyens, rentre dans la*
« *société sans même être passible de la plus légère*
« *infliction !*

« Entre ces deux hypothèses, il n'existe aucune ana-

« logie : là, le corps du délit est constaté, c'est un
« crime manqué ; ici, ce n'est pas même un commen-
« cement de crime puisque l'acte ne pouvait pas nuire.
« L'analogie existerait peut-être si l'assassin s'était
« servi d'un pistolet non chargé, ou d'un poignard
« dépourvu de lame ; et alors le fait matériel d'exécu-
« tion disparaissant aussi, le crime cesserait d'exister.
« Au reste, il est vrai que l'article 301 laissait comme
« lacune le cas où la substance, sans être capable de
« donner la mort, pouvait toutefois causer quelque
« maladie ; mais cette lacune a été remplie par le
« deuxième paragraphe ajouté à l'article 317 par la
« loi du 28 avril 1832. Cette disposition nouvelle que
« nous examinerons au chapitre des coups et blessures,
« confirme d'ailleurs le principe de l'article 301, puis-
« que dès que les substances sont seulement nuisibles
« à la santé, sans être de nature à donner la mort,
« l'action, même commise avec l'intention de tuer, de-
« vient l'objet d'une incrimination différente et d'une
« autre pénalité.

« Ainsi lorsqu'une substance capable de déterminer
« la mort a été mélangée à une autre substance qui a
« neutralisé l'effet du poison, celui qui a administré
« cette mixture, même avec l'intention d'attenter à la
« vie d'une personne, n'est coupable ni du crime d'em-
« poisonnement ni de la tentative de ce crime. Cette
« question fut ainsi jugée par la cour spéciale du
« Tarn, dans une espèce où une certaine dose d'acide

« sulfurique mélangée avec du vin, avait été offerte
« par un mari à sa femme qui en avait bu. Il fut établi
« que cet acide ainsi mélangé avait cessé d'être un
« poison, et l'accusé fut acquitté. Le ministère pu-
« blic se pourvut en cassation, mais son recours fut
« rejeté.

« Prenons un autre exemple : un malfaiteur fait
« entrer du verre pilé dans un mets, dans le but d'em-
« poisonner les personnes auxquelles il est destiné,
« mais le verre pilé que la médecine a rangé pendant
« long-temps parmi les poisons, n'en a aucun des ca-
« ractères, ainsi que la science l'a récemment dé-
« montré. Cette substance ne peut être considérée que
« comme un agent mécanique dont l'action est d'au-
« tant moins nuisible qu'il a été mieux pulvérisé.
« Ainsi cette action, quelque criminelle qu'elle soit,
« ne constituera pas le crime d'empoisonnement.

« Toutefois, cette règle reçoit certaines limites;
« elle en reçoit d'abord du hasard même des faits.
« Une substance non vénéneuse, considérée comme
« vénéneuse par le meurtrier, pourrait être regardée
« comme capable de donner la mort, si par l'effet du
« hasard elle a été incorporée à un véhicule qui l'a
« transformée comme substance vénéneuse. On cite
« l'exemple suivant : un individu met de l'antimoine
« métallique en poudre dans du vin. Cette substance,
« prise de suite, ne serait pas nuisible; mais il ne
« trouve pas l'occasion de faire prendre ce mélange à

« la personne qu'il veut empoisonner, l'antimoine se
« transforme peu-à-peu en une matière vénéneuse. Il
« y a dès-lors crime d'empoisonnement, parce que la
« substance a été capable de donner la mort au mo-
« ment où elle a été administrée.

« Il paraît résulter ensuite de la jurisprudence de la
« Cour de cassation que le crime existe dans le cas
« même où la substance, capable par sa nature de
« donner la mort, n'a pas été administrée en *quantité*
« *suffisante* pour la causer, et il suffit, dit Bourgui-
« gnon qui cite deux arrêts dont nous n'avons trouvé
« nulle part le texte, il suffit que les substances soient
« *mortifères*, c'est-à-dire de nature à pouvoir donner
« la mort, en sorte qu'il n'est pas nécessaire d'inter-
« roger le jury sur le point de savoir si la quantité
« était suffisante. — Les termes de l'article 301 se
« prêteraient difficilement à cette rigoureuse inter-
« prétation ; ils exigent, en effet, que l'attentat à la
« vie ait été causé par l'effet de substances *qui peuvent*
« *donner la mort;* il ne suffit donc pas que les sub-
« stances administrées soient d'une nature *mortifère;*
« il faut qu'elles aient par elles-mêmes la puissance de
« donner le mort, autrement il suffirait de la dose
« minime d'un poison pour constituer la tentative de
« crime d'empoisonnement. Au reste, on doit présu-
« mer que la Cour de cassation, si les termes de ses
« arrêts ont été exactement interprétés, aura été in-
« fluencée par l'impunité dont l'empoisonnement eût

« joui dès que la dose du poison eût été insuffisante
« pour donner la mort. Cette impunité n'existerait
« plus aujourd'hui, puisque l'article 317, suppléant au
« silence de l'article 308, prévoit et punit maintenant
« l'empoisonnement lorsqu'il ne cause qu'une simple
« maladie (1).

« Une question a été soulevée dans la pratique. La
« science a observé qu'une substance administrée à
« très petites doses, et dont chaque dose ne peut, iso-
« lée, causer la mort, peut cependant la produire
« lorsque les doses se répètent pendant un certain
« nombre de jours. Cette sorte d'empoisonnement,
« d'autant plus dangereux qu'il simule les effets et le
« cours d'une maladie, peut donner lieu à quelques
« difficultés ; ces difficultés consistent uniquement dans
« les moyens de le constater lorsque la mort a suivi.
« Mais si l'empoisonnement a été découvert avant
« qu'il ait pu la causer, il nous semble que le fait dont
« il s'agit pourrait constituer une tentative du crime
« pourvu qu'il fût constaté que l'agent avait le dessein
« de donner la mort, qu'il avait déjà administré plu-

(1) Il est très important de méditer avec une attention profonde la discussion que le plus célèbre toxicologiste de notre
époque, a établie sur ce point si délicat, en opposition aux doctrines des savans jurisconsultes que je viens de reproduire.
M. Orfila m'ayant donné son travail pour l'insérer dans ce livre
j'ai dû insérer également *in extenso*, le texte des ouvrages de
M. Faustin Hélie. Je tâcherai dans le prochain paragraphe de
guider mes lecteurs dans le choix d'une opinion sur ce point
ainsi controversé. (Voir tit. III, le *Mémoire* de M. Orfila).

« sieurs doses, et qu'une certaine quantité de ces doses
« pouvait être mortelle.

« Occupons-nous maintenant de la seconde partie
« des termes de l'article 317, *de l'action d'adminis-*
« *trer volontairement des substances qui, sans être*
« *de nature à donner la mort, sont nuisibles à la*
« *santé.*

« Cette incrimination nouvelle dans le Code pénal,
« et bizarrement accolée à l'article 317 dont elle
« forme la deuxième partie, a eu pour but de remplir
« une lacune de ce Code. Aux termes de l'article 301,
« l'administration de substances nuisibles n'est punis-
« sable qu'autant que les substances sont de nature
« à donner la mort ; dans ce cas, le crime est qualifié
« empoisonnement. Mais il n'y avait ni crime, ni dé-
« lit lorsque les substances administrées n'étaient pas
« de nature à produire cet effet, lors même qu'elles
« auraient causé une maladie ou une incapacité de tra-
« vail plus ou moins longue. Le législateur, soit oubli,
« soit plutôt difficulté de définir cette espèce de sub-
« stance, n'avait fait aucune mention de ce délit qui,
« toutefois, dans certaines circonstances, pouvait être
« fort grave. La loi du 28 avril 1832 a essayé de ré-
« parer cette omission.

« La deuxième disposition de l'article 317 est ainsi
« conçue : *Celui qui aura occasionné à autrui une*
« *maladie ou une incapacité de travail personnel en*
« *lui administrant volontairement, de quelque ma-*

« *nière que ce soit, des substances qui, sans être de*
« *nature à lui donner la mort, sont nuisibles à la*
« *santé, sera puni d'un emprisonnement d'un mois à*
« *cinq ans, et d'une amende de 16 francs à 500*
« *francs ; il pourra de plus être renvoyé sous la sur-*
« *veillance de la haute police, pendant deux ans au*
« *moins et dix ans au plus. Si la maladie ou incapa-*
« *cité de travail personnel a duré plus de vingt jours,*
« *la peine sera celle de la réclusion*, etc., etc.

« Si l'on rapproche cet article de l'article 301, on
« voit que *l'empoisonnement* (1) offre actuellement
« trois degrés :

« Il ne constitue qu'un simple délit si les substances
« administrées sont nuisibles à la santé, sans être de
« nature à donner la mort, et si ces substances n'ont
« occasionné qu'une maladie de vingt jours :

« Il prend le caractère d'un crime, et devient pas-
« sible de la réclusion si les mêmes substances ont
« causé une maladie de plus de vingt jours :

« Enfin, il est puni de mort, si les substances étaient
« de nature à donner la mort quelles qu'en aient été
« les suites.

« Mais cette gradation, empruntée aux articles 295,
« 309 et 310, n'est pas complète : il peut arriver en
« effet qu'une personne, à dessein de nuire, mais sans

(1) L'auteur aurait pu se garder d'employer ici le terme d'empoisonnement qui ne signifie en effet que ceci : *administration
d'une substance de nature vénéneuse*, rien de plus, rien de moins.

« intention de donner la mort, ait administré une sub-
« stance qui, sans être de nature à la causer, soit nui-
« sible à la santé, et que cette substance infusée dans
« un corps débile ait eu pour effet d'occasionner la
« mort. N'eût-il pas fallu, dans ce cas, prendre à l'ar-
« ticle 309 son deuxième paragraphe aussi bien que
« son premier et appliquer la peine des travaux forcés
« qu'il prononce dans une hypothèse identique? En
« effet, de quelle peine sera passible ce crime? Sera-ce
« de la peine réservée au crime d'empoisonnement?
« Mais il manquerait à ce crime deux de ses élémens :
« la volonté de donner la mort, et une substance de
« nature en général propre à la donner. Sera-ce l'une
« des peines portées par l'article 317? Mais cet article
« n'a prévu que la maladie et non la mort. Ce ne pour-
« rait donc être qu'en forçant le terme de la loi qu'on
« parviendrait à la répression du crime. »

§ III.

J'ai déjà cherché à faire pressentir quelle est mon
opinion sur la grave question que nous agitons ici :
dans le cours du paragraphe précédent, j'ai annoncé
que je tâcherais de guider encore l'esprit de mes lecteurs dans le choix à faire d'une opinion sur la dissidence qui existe entre les toxicologistes et les jurisconsultes sur la valeur des mots employés par la loi

« substance capable de donner la mort ; substance de
« nature à nuire à la santé ; » en un mot sur la compétence de chacun dans la question de *l'empoisonnement*.

Mon embarras serait extrême, si je n'avais pas pour
me conduire moi-même des règles dont la solution de
cette question est une conséquence.

Mon opinion est que cette question n'appartient ni
à l'expert ni aux magistrats ; que les jurés sont seuls
compétens pour la résoudre ; qu'elle ne doit point être
posée dans les commissions d'expertise ; enfin, j'ai
proposé de suivre dans cette partie de la procédure,
la méthode que suivait une législation antérieure dans
les questions posées au jury.

Autrefois, en effet, au lieu de dire : *l'accusé est-il
coupable d'avoir attenté à la vie de X en lui administrant une substance capable d'occasionner la mort ?*
on disait : 1° *le crime est-il constant ? l'empoisonnement a-t-il été commis ?* 2° *l'accusé est-il l'auteur de
l'empoisonnement ?* 3° *l'accusé est-il coupable d'avoir
commis ce crime ; c'est-à-dire d'avoir agi avec préméditation dans l'intention de donner la mort ?* Voilà
comment se décomposait la question que la loi pose
aujourd'hui.

Eh bien ! qu'on décompose de la même manière la
question qu'on fait aux experts : qu'on adopte *la série
de fractions, pour ainsi dire*, dont l'ensemble conduit nécessairement les esprits à une conviction sur

l'existence du corps du délit ; et par conséquent prépare une réponse que donnera le jury, mais que n'auront point donnée les experts ; aussitôt toute perplexité cesse dans le choix à faire d'une opinion.

Dans la série des questions que je propose, en effet, se trouve celle-ci : « La substance obtenue par l'analyse est-elle capable de causer la mort? etc. » Cette question suffit pour que tous les pouvoirs constituant la Cour d'assises puissent agir en toute liberté ; et cette liberté, il est essentiel de la conserver. Car il faut le dire : l'article 342 du code d'instruction criminelle est ainsi conçu : « La loi ne de-
« mande pas compte aux jurés des moyens par les-
« quels ils se sont convaincus ; elle ne leur prescrit
« point de règles desquelles ils doivent faire particu-
« lièrement dépendre la plénitude et la suffisance
« d'une preuve ; elle leur prescrit de s'interroger eux-
« mêmes dans le silence et le recueillement, et de
« chercher dans la sincérité de leur conscience quelle
« impression ont faites sur leur raison, les preuves
« rapportées contre l'accusé et les moyens de sa dé-
« fense. La loi ne leur dit point : *Vous tiendrez pour*
« *vrai tout fait attesté par tel ou tel nombre de té-*
« *moins;* elle ne leur dit pas non plus : *Vous ne re-*
« *garderez pas comme insuffisamment établie toute*
« *preuve qui ne sera pas formée de tel procès-verbal,*
« *de telles pièces, de tant de témoins, ou de tant d'in-*
« *dices;* elle ne leur fait que cette seule question, qui

17

« renferme toute la mesure de leur devoir : *Avez-vous*
« *une intime conviction ?* »

Pourquoi donc alors le jurisconsulte et le toxicologiste, chacun de leur côté, voudraient-ils limiter l'étendue
de la liberté du jury ? Pourquoi l'un voudrait-il exiger
que l'expert présentât une quantité de substance capable de donner la mort, dans tous les cas où le jury
peut dire oui ? Pourquoi l'autre voudrait-il exiger que
le jury ne pût ou ne dût jamais s'enquérir de la
preuve du crime ailleurs que dans l'expertise ? Je com-
prendrais cette insistance dans l'interprétation des
textes, si les jurés étaient tenus de donner *les motifs*
de leur verdict ; car alors, sur l'examen de ces motifs,
l'opinion publique pourrait faire la révision de son
arrêt ; mais puisque au contraire la loi a pris soin de
donner au jury une latitude extrême, laissons à ce
pouvoir judiciaire une mission que la loi ne confère
qu'à lui.

Que résulte-t-il de ce qui précède ? deux choses : le
jury, les magistrats sont libres de poser les questions
comme il leur semble utile de les poser ; les experts
sont libres de ne répondre qu'en leur honneur et conscience, c'est-à-dire de ne pas compromettre les
graves intérêts qui dépendent de leur réponse, en ac-
ceptant de donner aux magistrats ou au jury des élémens vicieux ; rien dans la loi n'est déterminé ; c'est
vrai : mais si l'on veut bien récapituler tout ce qui
précède, se souvenir que la preuve de l'empoisonne-

ment s'obtient par le concours de plusieurs ordres de
témoignages ou d'élémens de conviction ; on ne posera
jamais cette question à l'expert qui ne dispose que
d'une partie de ces élémens, pas plus qu'on ne la pose
aux témoins qui ont vu vomir le malade, ou à ceux
qui savent quels symptômes se sont déclarés pendant
la maladie. Il n'y a que le jury qui soit placé au point
de vue convenable pour traiter cette question : seul il
embrasse toute l'étendue de la procédure. Faire juger
par tout autre que par le jury le fait de l'empoisonnement, c'est dire, selon moi, que toute la discussion
qui s'établit entre l'accusation et la défense après la
déclaration des experts, est une pratique illégale ; car
c'est remettre en cause une question tranchée depuis
long-temps. Je crois avoir suffisamment prouvé que la
mission des gens de l'art doit se borner au rôle que
leur indique le modèle de commission rogatoire que
j'ai proposé.

Pour ce qui regarde spécialement la *question de
quantité*, je partage complétement l'avis de M. Orfila
sur les points qu'il a traités dans son mémoire (voir
titre III, chap. I). Je suis convaincu que tout magistrat, tout juré qui en aura étudié la portée se gardera
des erreurs qu'une opinion contraire à celle de M. Orfila pourrait entraîner. Mais encore, je le répète, il
faut que cette réforme soit imposée par la *raison* et
non pas par *autorité*. La conscience du jury est
libre, indépendante dans ses moyens de conviction.

17.

CHAPITRE IX.

De l'origine des substances vénéneuses extraites d'un cadavre.

L'expert doit être en état d'éclairer la justice dans les questions d'origine de la substance vénéneuse. Il est des cas où l'instruction n'a pu recueillir aucun indice sur la nature des symptômes de la maladie, et sur les lésions organiques qui ont été suivies de mort. Les difficultés d'avoir ces renseignemens importans sont très grandes, quand il s'agit d'un crime commis depuis long-temps, et que l'exhumation du cadavre ne s'opère qu'après un long séjour dans la terre.

Dans ces cas, la justice se bornera peut-être à demander à l'expert si les matières soumises à son examen contenaient une substance vénéneuse; mais l'expert ne devra point se contenter d'établir par certaines preuves matérielles la possibilité d'une intoxication, il devra mettre les juges en état d'apprécier si l'intoxication (c'est-à-dire la présence d'un poison dans les organes) est le fait d'une action criminelle. On comprend, en effet, qu'un médecin, un chimiste, des hommes spécialement versés dans les connaissances de la structure du corps humain, pourront faire apprécier les choses d'une manière bien plus distincte que si des étrangers à la science étaient chargés de ce soin.

Dans le but d'éclairer la question d'origine, l'expert n'oubliera jamais que l'art de guérir emprunte à la classe des poisons les plus énergiques des moyens salutaires : l'antimoine, le plomb, l'arsenic, le cuivre, le mercure, etc.; en un mot, toute la nomenclature des agens toxiques se trouve déjà ou s'introduit de plus en plus dans la matière médicale de nos jours.

Quelle différence y a-t-il, chimiquement parlant, dans un cadavre après une longue inhumation , entre une intoxication violente, qui a fait succomber le malade au milieu de vomissemens, de déjections alvines, et un traitement médical *toxique* long-temps soutenu? Personne ne pourra établir cette différence , à moins de trouver dans le cadavre de grandes quantités de poison, car, dans la plupart des cas, la portion de l'agent toxique absorbée , celle qui tue , reste seule dans l'économie, tandis que les déjections débarrassent le tube intestinal du supplément.

Certaines professions, un régime alimentaire exceptionnel, un défaut de soins ou un mauvais choix dans les ustensiles culinaires, les vins, le cidre, la bière, le vinaigre, le sel de cuisine, les bonbons, sont autant de causes d'introduction d'une foule de substances métalliques dans le corps de l'homme. Qui nous dit que ces substances, étrangères à notre économie, sont éliminées au fur et à mesure qu'elles se présentent au travail de l'assimilation? .Comment prouver qu'elles ne se fixent pas au contraire d'une manière stable dans nos tissus, et que leur proportion ne se grossit pas chaque jour de la minime quantité qui arrive inappréciable dans le torrent de la circulation? Nous savons que les ouvriers en plomb, en mercure, se saturent à la longue des émanations atomiques des matières les plus fixes et les moins volatiles en apparence. Quelles sont les lois qui fixent le maximum de capacité d'absorption pour chaque individu? Qui nous apprend que ces ouvriers une fois saturés peuvent, en quittant le métier, revenir à l'état *normal* primitif, c'est-à-dire perdre par régénération de leurs tissus les substances toxiques dont ils sont imprégnés? Où sont les faits qui nous prouvent que les chefs et les ouvriers employés dans les hauts-fourneaux ne sont pas, eux aussi, saturés des émanations antimoniales, arsenicales, zinciques, qui accompagnent constamment la fabrication du fer, de l'argent, de l'antimoine, etc., etc.

Indépendamment de ces innombrables causes d'absorption des métaux les plus dangereux, pourquoi ne pas faire figurer le charlatanisme éhonté, qui, de nos jours, envahit le domaine de la médecine? Comment établir que le poison qui se dresse en corps de délit au sortir d'un cadavre, ne doit pas son origine au traitement suivi dans l'ombre par un malheureux tombé victime de sa crédulité dans des annonces perfides? Tous ces prétendus remèdes secrets ne contiennent-ils pas du plomb, du mercure, du cuivre, de l'arsenic, etc., etc.? Et l'efficacité de ces panacées universelles n'est-elle pas en raison directe des proportions de ces poisons corrosifs? N'est-ce pas dans la fleur de l'âge que l'homme se trouve le plus exposé à saturer ses organes de ces agens énergiques dont il ne cesse l'usage que, lorsque épuisé par le remède, il voit la maladie primitive s'affaisser sous le germe d'une maladie plus profonde, l'intoxication lente? Qui pourra dire que ces traitemens criminels, ce trafic infâme qui s'exerce au grand jour, ne sont pas encore des causes de la présence des substances que l'on transforme plus tard en preuves d'un crime? En vain prétendrait-on qu'il n'est pas présumable qu'un traitement médical puisse donner lieu à des méprises après un certain laps de temps; en vain objecterait-on que l'expérience prouve que certaines quantités des poisons absorbés sont éliminés chaque jour par les organes sécréteurs de notre économie : rien n'autorise à ériger en principe ces faits qui sont vrais dans les cas d'empoisonnement *aigu*, mais qui n'ont pas été étudiés dans les cas d'intoxication *lente*. Il y a plus : des faits nous prouvent au contraire toute la ténacité des poisons métalliques une fois introduits dans le corps de l'homme ; au bout de vingt années, un traitement mercuriel, par exemple, fait encore ressentir son influence en accablant celui qui l'a subi de douleurs ostéocopes, de dartres, d'alopécie, d'exostoses, d'une foule enfin de symptômes consécutifs attribués par les uns au virus mal détruit, par les autres à l'abus du traitement prétendu curatif.

Si maintenant nous complétons ce tableau en indiquant toutes les causes d'intoxication dues au simple hasard, à la malveillance, à l'ignorance, aux circonstances nées de l'inhumation, de l'exhumation, de l'analyse enfin; nous conduirons sans peine le chimiste à comprendre que toute intoxication n'a pas une origine criminelle, et à professer cette sage maxime : S'IL N'Y A POINT DE CRIME SANS CORPS DE DÉLIT, IL Y A DES CORPS DE DÉLIT SANS CRIME.

C'est surtout dans les circonstances où l'analyse ne fait découvrir du poison que dans les organes de l'absorption, que toutes ces considérations doivent préoccuper l'esprit de l'opérateur. Alors, en effet, la quantité de poison obtenue est très peu considérable, et les procédés d'analyse permettent rarement de reconnaître si l'ingestion du poison a eu lieu à plusieurs doses infinitésimales et successives, ou bien en une seule fois.

Quand on découvre du poison dans les parties où

l'absorption seule peut l'avoir porté et en même temps dans les organes qui ont reçu le poison qui a été absorbé, ou dans les vomissemens de la victime; le problème se simplifie beaucoup. Mais quand il s'agit de conclure sur la partie du poison absorbé, on doit être d'autant plus sévère que nous savons qu'il existe dans l'économie certains métaux qui pourraient cependant être qualifiés de substance capable d'occasionner la mort.

M. Devergie, dans son *Traité de médecine légale,* dit : « S'il est vrai que la découverte de l'arsenic, dans « les organes autres que ceux où il a pu être ingéré « après la mort, tend à démontrer que la mort a été « le résultat d'un *empoisonnement* (synonyme d'in- « toxication), puisqu'elle prouve que le poison a été « absorbé, et que par conséquent, il a été donné pen- « dant la vie ; il est vrai aussi que cependant cette « preuve d'empoisonnement laisse moins de certitude « dans l'esprit, que celle qui se déduit de la présence « du poison dans l'estomac et les intestins, à cause des « suppositions possibles qu'elle peut faire naître sur les « sources de l'arsenic. »

Je ne sais pas jusqu'à quel point il faut accorder la préférence à la somme des preuves offertes par le poison absorbé , déduction faite des hypothèses qui l'ac- compagnent, ou à la somme des preuves offertes par l'existence du poison dans l'estomac et les intestins ; s'il est vrai de dire que l'on peut confondre, dans le premier cas, le poison d'origine criminelle avec le poison qu'on peut rencontrer naturellement dans un cadavre, il est également vrai de dire, qu'en l'absence de poison dans les organes de l'absorption, la présence du poison dans le tube intestinal a bien peu de puissance quand elle n'est pas accompagnée des preuves qui résultent des symptômes observés et des lésions cadavériques. Il n'est pas plus facile d'admettre, selon moi, qu'un poison qui a occasionné la mort, puisse se trouver dans le foie sans qu'il en reste dans le tube intestinal, que d'admettre que le poison a pu occasionner la mort sans être parvenu, par absorption, dans le foie quand il en existe encore dans le tube intestinal.

Quelle que soit l'opinion qu'on embrasse, elle sera toujours exposée à controverse ; pourquoi dès-lors, dans les cas où les élémens de l'expertise ne sont pas complets, chercher à la trancher, et pourquoi ne pas se borner à exposer les faits tels qu'ils ont été découverts, en laissant à qui de droit, c'est-à-dire au jury, le soin de les apprécier ?

En vain prétendrait-on que cette réticence diminuerait le nombre des cas où il est permis de donner des conclusions affirmatives ; que les embarras de l'expert sont déjà assez compliqués pendant les recherches ; qu'on n'est pas toujours maître de choisir les élémens d'analyse ; sans venir encore restreindre la portée de ses conclusions dans les cas où il a obtenu des preuves évidentes de la présence d'un poison : sans égard pour ces raisonnemens, il faut toujours se souvenir qu'en choisissant les cadavres, l'analyse trouverait dans les viscères d'individus morts naturellement dans les hôpitaux, des métaux qui avaient fait long-temps partie constituante de leurs organes sans les affecter sensiblement pendant leur vie.

La doctrine que nous professons replace la toxicologie sur le piédestal imposant où l'œil du monde la respectera toujours comme un puissant auxiliaire dans la recherche du crime.

CHAPITRE X.

Devoirs des experts pendant leurs opérations.

La conduite de l'homme de l'art, pendant les opérations préliminaires, a été tracée dans l'un des chapitres précédens : le présent paragraphe sera consacré aux détails de l'expertise proprement dite.

Les experts procèdent quelquefois à leurs opérations chimiques sans avoir pris connaissance complète de toutes les pièces qui leur sont remises pour éclairer leurs recherches : en agissant ainsi, ils pensent pouvoir revenir sur cette omission, et se livrer à l'examen des pièces écrites, après l'analyse des matières, avec beaucoup plus de fruit parce qu'ils connaîtront alors s'il existe ou non une substance vénéneuse.

Cette pratique est blâmable et peut conduire à employer d'une manière peu rationnelle des matériaux qu'il ne sera plus possible de retrouver : pour éviter que par oubli ou par négligence les choses puissent se reproduire de la sorte, il serait à désirer que le magistrat, lors de la prestation de serment, fît lire à haute voix, par le greffier, le texte de toutes les pièces aux experts.

Quoi qu'il en soit, après avoir réfléchi sur l'étendue de leur mission, après avoir examiné quels sont les moyens mis à leur disposition pour remplir leur mandat, après avoir médité le contenu des procès-verbaux des opérations faites jusqu'à eux, les experts doivent immédiatement résoudre la première question posée par la commission rogatoire. S'il manque une pièce importante parmi les élémens de l'expertise, il faut en prévenir la justice, et suspendre celles des opérations qui ne pourraient être rendues complètes qu'au moyen du supplément demandé.

Vient alors la question d'analyse : c'est ici que toute la sagacité, la prévoyance, le soin de l'opérateur doivent se déployer. On se concerte d'abord sur le choix des procédés, des méthodes de recherches chimiques. Les opérations doivent embrasser, excepté dans les cas spéciaux où la justice aurait déterminé le nom du poison à découvrir, la généralité des questions de la toxicologie analytique : ainsi, avant de les dénaturer par l'action des réactifs, les organes digestifs seront minutieusement explorés pour savoir s'il ne s'y rencontrerait pas des traces de cantharides, de noix vomique, ou de toute autre substance que des caractères physiques distinguent beaucoup mieux, caractères qui disparaissent par suite des opérations. Souvent il se rencontre des grains d'acide arsénieux dans les plis de la membrane muqueuse ; il vaut mieux, sans contredit, opérer immédiatement leur séparation pour les examiner, que de les confondre dans la totalité des organes, sauf à les retrouver en fin de compte. On éclaire ainsi la question dès le principe, tandis qu'on s'expose à toutes les éventualités des manipulations en faisant le contraire.

Je suis loin de prétendre ici imposer, comme seules bonnes, les règles qui sont énoncées : personne ne sait mieux que moi combien l'habitude rend familières les choses les plus difficiles, et combien le défaut de pratique rend difficiles les choses les plus simples ; aussi ne m'adressé-je point aux gens de l'art qui sont versés dans la pratique de ces opérations ; mais il est des hommes qui viennent après ceux que la confiance des magistrats investit habituellement de ces fonctions délicates, je serais heureux de pouvoir leur aplanir la route que j'ai parcourue avec peine ; maintenant je continue.

On peut diviser les recherches en trois sections dans tous les cas où les organes ne sont pas en putréfaction :

1e *Section*. — Poisons végétaux poisons non métalliques. Dans cette catégorie se rangent les acides sulfurique, azotique, chlorhydrique, l'eau de javelle, l'opium, la morphine, la noix vomique, les cantharides, etc., etc.

2e *Section*. — Poisons qui peuvent être décelés

au moyen de l'appareil de Marsh : l'arsenic et l'antimoine.

3ᵉ *Section*. — Poisons qui peuvent être obtenus soit
par la distillation sèche des matières, soit par l'analyse
des cendres provenant du charbon qui forme le résidu
de la distillation. Le mercure , le cuivre, le plomb,
etc., etc.

Le talent de l'opérateur consiste à disposer ses procédés de manière à ce que les réactifs employés
d'abord à la recherche de certains poisons ne nuisent
pas à la recherche des suivans. Ainsi il faudrait se garder de verser dans les liqueurs suspectes du *sulfate de
cuivre* comme réactif de l'arsenic, avant d'avoir épuisé
la question de savoir s'il n'y aurait pas un sel de
cuivre dans ces matières. Les personnes qui ne se sont
pas fait une méthode d'analyse ainsi graduée, sont for-
cées d'agir sur des fractions d'organes pour chaque
opération, afin de ne pas épuiser la masse dans la recherche d'un seul ou de deux poisons. Ce défaut a
conduit quelques praticiens, peu familiers au manie-
ment des réactifs, à prescrire d'opérer sur des *dixièmes*
du foie d'un individu. On verra bientôt combien ces
fractionnemens sont nuisibles au succès de l'expertise.

Il faut se munir d'une quantité de chaque réactif telle
que, sans renouveler la provision, on puisse faire 1° l'a-
nalyse d'essai de leur pureté, c'est-à-dire l'expertise à
blanc ; 2° l'analyse des matières suspectes; 3° le dépôt,
si on l'exige, à l'appui du rapport, comme moyen de

contre-expertise , d'une quantité de chaque réactif égale à celle qui a été employée dans l'une de celles des opérations qui ont fourni des résultats.

L'expert doit toujours tâcher de reconnaître, non-seulement la nature de la substance vénéneuse, mais encore son mode de combinaison, son état de *solubilité* ou d'*insolubilité*, soit à froid soit à chaud, dans les divers agens chimiques qu'on emploie. On peut presque toujours résoudre cette dernière question, et c'est un très grand point quand il s'agit de décider si le poison s'est introduit insensiblement pendant la vie, à des doses infinitésimales et inoffensives comme chez les ouvriers en métaux, ou à des doses délétères comme dans un cas d'empoisonnement.

Les experts devront surtout se garder d'adopter le système de fractionnement dont il vient d'être question : car c'est ce système qui a conduit M. Flandin, son auteur, à nier l'existence du cuivre dans les organes en dehors des cas d'empoisonnement. Croire , comme ce médecin, que celui qui peut obtenir un résultat avec, *dix*, obtiendra également un résultat en opérant par dix fois séparément sur chaque unité formant la dizaine, c'est ouvrir le champ le plus vaste des erreurs scientifiques, soit pour, soit contre les accusés. Il est inexact d'annoncer que 100 grammes d'un organe fourniront de l'arsenic toutes les fois que 500 grammes de ce même organe en auraient fourni en quantité appréciable. C'est introduire un principe que combattent tous les faits, toutes les expériences. Non, la matière n'est point divisible à l'infini quand il s'agit de toxicologie judiciaire ; la matière cesse d'exister là où les sens ne l'aperçoivent plus, quoique le raisonnement prouve qu'elle existe encore, et qu'il suffirait pour le prouver de réunir en une seule, deux ou plusieurs particules devenues inappréciables, par leur division.

Dans les résultats obtenus, quelle importance doit-on attacher à la quantité de matière vénéneuse extraite ? Le système de pondération des poisons extraits des organes, auquel M. Flandin attache une importance capitale, ne peut également conduire qu'à des appréciations erronées dans la plupart des cas. Les systèmes du fractionnement des matières, et de pondération des produits, ont été traités dans toute leur étendue, par M. Orfila. Je dois à l'obligeance de ce savant de pouvoir publier le mémoire inédit qui formera le chap. I du titre III de ce livre. Aussi, me bornerai-je quant à présent à faire un simple rapprochement. Il y a dans l'application simultanée de ces deux modes opératoires une contradiction flagrante qu'il suffit d'énoncer pour la faire sentir. M. Flandin croit devoir estimer la preuve de l'empoisonnement d'après le poids du poison qu'il obtient. Dès-lors on doit avoir un très grand intérêt à obtenir un poids considérable. Eh bien! pour arriver à ce résultat, M. Flandin propose d'agir sur des fractions de matières d'analyse! Certes, c'est prendre un singulier moyen de retirer des quantités pondérables, que de diminuer le plus possible, volontairement, sciemment, le poids des matières dans lesquelles le poison se trouve en raison directe de la masse et uniformément répandu.

Quelle que soit la puissance de sa mémoire, l'opérateur doit tenir exactement note de toutes les phases de l'analyse, afin que, lors de la rédaction de son rapport, il ne soit pas exposé à des confusions de pièces, et surtout à des classifications erronées de résultats.

Dans les cas où les réactions qu'on tente sont *douteuses*, soit à cause de leur faiblesse, soit à cause du peu d'habitude de l'expert, il faut éviter soigneusement d'avoir recours à des essais comparatifs au moyen de la substance vénéneuse dont on soupçonne la présence. Je me rappelle un procès dans lequel on apprit que pendant leurs opérations, deux médecins voulant savoir si des taches étaient réellement arsenicales, prirent de l'acide arsénieux, le placèrent dans un appareil de Marsh, pour obtenir des taches comparatives. Dans cet essai, ces messieurs furent doublement imprudens : l'appareil sauta, les débris blessèrent l'un d'eux à l'œil, et le liquide se répandit en éclaboussures sur toutes les pièces environnantes. Les embarras suscités par cet accident se produisirent dans tout le cours du procès, car les deux opérateurs avaient eu la conscience de donner tous les détails de leur mésaventure. Celui qui ne possède pas les capacités soit théoriques, soit pratiques, nécessaires pour agir sans ces moyens d'emprunt, doit se récuser hautement. Pour apprendre la chimie judiciaire, il n'est pas permis d'accepter une expertise d'où dépendent la vie, l'honneur des citoyens.

Voir par soi-même, juger par ses sens; avoir une individualité, une opinion, la force de cette opinion; discuter avec calme même contre la majorité, communiquer ses lumières, accepter celles de ses collègues, savoir abandonner une idée quand la fausseté en est démontrée, mais rester inébranlable quand la raison impose de ne point céder au nombre; tel doit être l'homme qui comprend la grandeur de sa mission.

Soutenir avec bonne foi et sans ignorance une thèse erronée, par suite d'une fausse appréciation des sens, n'est point une faute, c'est un malheur : le jury est institué pour écouter la discussion qui s'établira sur le point controversé, et pour prononcer, lui représentant *la raison commune*, sur les assertions différentes des experts qui représentent *la raison individuelle*. Les dissertations en Cour d'assises ne doivent jamais être une lutte d'amour-propre : il n'y a point d'adversaires entre les membres d'une même expertise en cas de dissidence dans les opinions; il y a des hommes qui, en leur honneur et conscience, ont vu ou apprécié un même fait de deux manières différentes, et qui soumettent les causes de leur jugement à l'appréciation des hommes que la loi a spécialement investis de ce pouvoir.

Je ne donne point ici de détails sur les modes opératoires : je ne pourrais que répéter les observations

18.

nombreuses qui sont consignées dans le *Manuel de l'appareil de Marsh*, que j'ai publié avec M. Chevallier. Mais on ne saurait trop méditer sur la marche qu'on suivra dans les analyses, pour ne point compromettre, par des applications intempestives de réactifs de nature vénéneuse , les élémens de recherches ou pièces de conviction. Il n'y a point de formulaire possible pour la pratique des opérations : c'est en faisant beaucoup qu'on parvient à bien faire. Il n'y a pas d'écueils qu'on évite plus facilement que ceux dans lesquels on est déjà tombé. Il en est des manipulations toxicologiques comme de toutes les autres parties de la chimie. Nous savons tous également bien, comment on fabrique *la quinine* par exemple; cependant, nous n'arriverons pas tous également à retirer cet alcali végétal à un degré de blancheur aussi parfait, en quantité aussi considérable par kilogr. de quinquina, que le fabricant qui a voué sa vie à cette branche d'industrie. C'est pourquoi le toxicologiste doit se tenir constamment en haleine en faisant pour son compte, pour les académies, des travaux sur la matière.

MÉMOIRE INÉDIT,

PAR M. ORFILA.

TITRE TROISIÈME.

RÉFUTATION

DE DEUX ERREURS CONTRE LESQUELLES IL IMPORTE DE
PRÉMUNIR LES EXPERTS
CHARGÉS DE LA RECHERCHE MÉDICO-LÉGALE
DES POISONS.

PAR M. ORFILA.

SOMMAIRE.

1° *En matière d'empoisonnement il faut soigneusement
s'abstenir de chercher à déterminer si la quantité de
poison administrée par une main criminelle était ou
non suffisante pour occasionner la mort.*

2° *Pour déceler un toxique dans les tissus de l'économie
animale, il est cent fois préférable d'opérer sur un or-*

gane entier que sur une partie de cet organe, contrairement à la pratique conseillée et mise en usage par MM.
Flandin et Danger.

3° L'existence du cuivre dans le corps de l'homme non
empoisonné ne peut plus être l'objet d'un doute, malgré l'opinion émise par ces auteurs à deux reprises
différentes, devant l'Académie des sciences et malgré
l'appui qui a été prêté à cette opinion par quelques-uns
des membres de ce corps savant.

4° La loi promulguée par MM. Flandin et Danger sur l'incompatibilité de l'existence des poisons avec l'état de
santé, n'a pas même besoin d'être réfutée.

5° C'est une erreur que de dire, comme l'ont fait ces
deux auteurs, que les poisons absorbés ne se trouvent
jamais dans le sang.

Je viens attirer l'attention sur deux faits graves, qui,
s'ils passaient inaperçus, finiraient par être adoptés, au
grand détriment de la science et de l'ordre social; je
veux parler de la tendance qu'affecte l'école toxicologique, qui prend le titre d'*école nouvelle*, à vouloir décider *d'après la quantité trouvée d'un poison par l'a-
nalyse, si cette quantité a été suffisante pour occasionner
la mort*, tandis que d'autre part elle cherche à établir

que l'on opère plus sûrement en n'analysant que quelques grammes de matière suspecte, du foie par exemple, plutôt qu'en agissant sur une portion considérable de cet organe. Si ces prétentions ne sont pas fondées, on prévoit le danger qu'il y aurait à les laisser s'accréditer. Ce danger consisterait, *pour la première assertion* à dire, dans certaines circonstances, que la quantité de poison recueillie étant fort minime, a été insuffisante pour donner la mort, et pour la *deuxième*, à mettre souvent les experts dans l'impossibilité de déceler la substance vénéneuse, tandis qu'ils auraient pu la trouver s'ils avaient opéré sur une proportion plus considérable de matière suspecte. Dans l'un et l'autre cas les coupables, aidés par des expertises mal conçues, pourraient échapper à la juste sévérité de la loi, quand le contraire serait arrivé, si les experts eussent connu et rempli toute l'étendue de leurs devoirs. Et qu'on ne croie pas que j'exagère ; les détails dans lesquels je vais entrer fourniront amplement la preuve de ce que j'avance. Examinons l'une après l'autre les deux questions qui font l'objet de ce mémoire.

PREMIÈRE QUESTION.

Est-il nécessaire pour établir que l'empoisonnement a eu lieu, de recueillir une quantité de substance vénéneuse

*qui ne soit pas trop faible, ou bien suffit-il de prouver
que cette substance existe dans une proportion quelconque?*

§ Ier.

Depuis que l'on est parvenu à déceler les plus petites
traces de préparations arsenicales, antimoniales, cuivreuses
etc., on s'est demandé s'il n'y avait pas témérité à conclure
qu'il y avait eu empoisonnement, alors que l'on ne décou-
vrait que des quantités excessivement minimes d'une substance vénéneuse ; des experts et des magistrats peu versés
dans l'étude de la toxicologie, ont paru disposés à n'accorder
aucune valeur aux résultats des expériences, quand elles
n'auraient pas pour effet d'extraire des matières suspectes
une *quantité* de substance vénéneuse qui ne serait pas trop
minime ; les uns et les autres ont fait tous leurs efforts
pour parvenir à savoir quel pouvait être le poids du toxique recueilli, afin de juger, d'après ce poids, si la proportion de celui qui avait été administré était ou non suffisante
pour occasionner la mort. On pourra se convaincre de
l'exactitude de mon assertion par les citations suivantes :

1° Après l'affaire de Tulle, M. Raspail publia un mémoire

à consulter dans lequel on lit le passage suivant : « En supposant que les taches obtenues par les experts de Paris soient réellement des taches arsenicales, leur *nombre* représenterait-il une *masse assez forte* pour signifier la *préexistence d'un empoisonnement* arsenical ? Non (p. 104). »

2° Le 10 décembre 1843, plusieurs familles habitant le Pruisen Gracht à La Haye, ressentirent les symptômes de l'empoisonnement par l'arsenic. Antonine Van der Burg âgée de 19 ans fut accusée et convaincue d'avoir mêlé de l'acide arsénieux au sel de cuisine qu'elle avait vendu. Le 19 septembre 1844 elle fut condamnée à mort par la Cour provinciale de La Haye. Voici ce qu'on lit dans le rapport des experts. « Nous avons constaté une *quantité suffisante d'arsenic pour donner la mort*, dans le sel de la boutique, dans le sel acheté à cet endroit et trouvé chez les victimes, *et dans les déjections de ces dernières.* »

3° Dans une affaire d'empoisonnement jugée à Epinal le 8 septembre 1844 sous la présidence de M. Messine, un débat s'élève entre les experts sur les qualités toxiques de la noix vomique. M. le président fait appeler de nouveaux médecins et de nouveaux chimistes, et après les avoir entendus, il reste acquis aux débats que : *de la noix romique a été donnée en quantité suffisante pour occasionner la mort, surtout à un enfant.*

4° Dans un rapport de MM. Pelouze, Flandin et Danger sur un cas d'empoisonnement par l'arsenic, jugé à Saintes le 30 août 1844, sous la présidence de M. Merveilleux, on trouve une conclusion ainsi conçue : La portion du foie du cadavre de Guyonnet sur laquelle nous avons opéré, contenait une quantité *très notable d'arsenic ;* cette quantité peut être évaluée à 2 milligrammes au moins pour 100 grammes, ce qui au minimum porterait à 50 milligrammes la *quantité totale* de substance toxique contenue dans cet organe, à supposer que le foie *pesât 2 kilogrammes et demi,* poids moyen d'un foie d'homme adulte.

5° A Auch dans le procès de madame Lacoste des questions nombreuses sont agitées relativement à la *quantité* d'arsenic retirée du foie, des intestins et des muscles. Ainsi dans la première conclusion de leur rapport, les experts disent que s'ils avaient à évaluer en poids, la quantité extraite de la partie du foie sur laquelle ils ont opéré, ils ne craindraient pas de la porter *à plus de 5 milligrammes.* M. Pelouze annonce que la totalité du foie en eût fourni 20 milligrammes et qu'il y en avait d'ailleurs dans les muscles et dans les parois intestinales. M. Devergie s'exprime ainsi dans une partie de sa déposition : « Si maintenant je rapproche « ces symptômes de l'existence du poison et de la *quantit* « de ce poison trouvée dans le foie et les autres organe

« *qui est celle que l'on trouve dans la généralité des cas*
« *d'empoisonnement*, je suis conduit à dire que la mort a
« été le résultat de l'introduction de l'arsenic dans le
« corps. » Le docteur Molas, contrairement à l'opinion
émise par les experts de Paris, croit au contraire que la
quantité d'arsenic recueillie est très minime, car elle n'est
pas même d'un grain, et il ajoute : «Il faudrait donc savoir
si un grain peut, selon certaines dispositions du corps, produire la mort : on sait que les substances médicamenteuses,
les poisons mêmes, n'agissent pas sur les malades comme
sur les personnes en bonne santé ; ce qui tuerait un homme
malade, peut ne rien faire ou faire peu de chose à un
homme bien portant, et *vice-versa.* »

6° A Orléans dans une affaire jugée le 20 janvier 1845,
M. Beyne, président de la Cour d'assises, demande au
docteur Ballot, *si la quantité d'arsenic extraite des ma-*
tières suspectes est assez considérable pour donner la
mort. M. de Rochefontaine, défenseur de l'accusé, s'adressant au même médecin, lui dit : « *ainsi l'arsenic n'ayant*
point été trouvé en quantité considérable, M. le docteur
ne peut affirmer qu'il ait été administré en dose assez forte
pour donner la mort. » D'un autre côté M. Petit, chimiste
distingué, lorsqu'il examine le rapport des experts s'exprime ainsi : «*Cependant* peut-être les experts n'ont-ils pas

usé complétement de tous les moyens voulus pour obtenir une quantité *pondérable* d'arsenic. »

7° Plus récemment encore la *Gazette des Tribunaux* à laquelle j'ai emprunté ces citations, rapporte une affaire d'empoisonnement jugée à Agen le 25 janvier 1845 dans laquelle on lit les lignes suivantes extraites du rapport des experts : « La proportion d'arsenic trouvée « dans la partie explorée du foie, de l'estomac et des reins « réunie, peut être évaluée à environ 26 milligrammes. « En ajoutant à cette proportion de 26 milligrammes, celle « qui existe dans la partie non explorée, *on arrive à une* « *dose plus que suffisante pour produire la mort.* »

8° Enfin, dans l'affaire Loursel, jugée à la Cour d'assises de la Seine-Inférieure, le 25 février dernier et jours suivans, M. Morin déclare que les organes extraits du cadavre de la dame Loursel ont fourni une quantité remarquable d'arsenic *suffisante pour donner la mort.* Plus tard M. le président Chéron, s'adressant à M. Bussy, lui demande si, à raison des conséquences finales de l'analyse qui a été faite et de la *quantité* d'arsenic qui a été trouvée dans les viscères qui ont été examinés, il a pensé que la dame Loursel avait été empoisonnée. — « Oui, monsieur, « répond M. Bussy, c'est notre opinion. En supposant que « la dame Loursel n'ait pas succombé à une autre maladie

« elle devait succomber à l'ingestion de la *quantité* d'arsenic
« que nous avons extraite de ces viscères. » Toutefois, il est
vrai de dire que M. Girardin, interpellé par l'accusé sur
la *quantité* d'arsenic qu'il avait obtenue, conjointement
avec M. Morin, avait répondu fort sagement à mon avis :
« Nous avons trouvé une quantité assez notable d'arsenic ;
« *mais la quantité n'y fait rien, parce qu'il est possible*
« *que l'arsenic ait été expulsé avec les urines. Dès-lors*
« *qu'il y a de l'arsenic dans un corps, il n'a pu s'y trou-*
« *ver qu'à l'aide d'une médication ou d'un crime.* »
M. Girardin aurait dû ajouter *ou d'un suicide.*

§ II.

On voit, ainsi que je l'ai déjà dit, que partout on
attache aujourd'hui une importance extrême à savoir
si la quantité de poison recueillie représente une proportion de substance vénéneuse suffisante pour occasionner
la mort. Or, il est aisé de mettre à nu le vide de pareilles
prétentions, soit en examinant l'esprit de la législation qui
régit la matière, ainsi que la jurisprudence adoptée sur ce
point par la Cour de cassation ; soit à l'aide des documens
scientifiques que je me propose de faire connaître. Voyons

d'abord le texte de l'art. 301 du Code pénal. « Est qualifié
« empoisonnement, tout attentat à la vie d'une personne
« par l'effet de substances qui peuvent donner la mort
« plus ou moins promptement, de quelque manière que
« ces substances aient été employées ou administrées, *et*
« *quelles qu'en aient été les suites.* » Évidemment, la loi
ne s'inquiète en aucune manière de la *proportion* de substance vénéneuse qui aura pu être administrée, et encore
moins s'occupe-t-elle de l'issue de l'empoisonnement ,
puisqu'on lit à la fin de l'article déjà cité : *quelles qu'en
aient été les suites.* Pour la Cour de cassation, il importe
peu que la substance vénéneuse ait été administrée à une
dose capable d'occasionner la mort. On peut s'en assurer
en lisant deux arrêts rendus par elle, l'un le 7 juillet 1814
au rapport de M. Bauchau, sur le pourvoi d'Anne Chevalier, femme Turteret, contre un jugement de la Cour
d'assises de la Haute-Saône; et l'autre, le 26 novembre
1812, au rapport de M. Vasse (1). On se demande avec

(1) Voici quelques détails authentiques sur les circonstances
qui ont précédé et accompagné les deux jugemens dont il
s'agit :

La dame Gadini était accusée d'avoir empoisonné sa belle-mère
en mêlant plusieurs grains de cantharides pulvérisées dans un
potage épais de farine de pois chiches, laquelle tentative avait
été manifestée par des actes extérieurs, suivis d'un commence-

étonnement comment, après avoir mentionné ces deux arrêts et adopté le principe posé par la Cour de cassation, M. Devergie met au nombre des questions que le magistrat peut adresser aux experts, celle-ci : *A quelle dose telle substance est-elle capable de donner la mort?* Non, rien n'autorise le magistrat à faire une pareille question ; il y a plus : je défie l'expert le plus habile de la résoudre, ainsi que je le démontrerai plus loin.

Croira-t-on, par hasard, pouvoir réfuter l'opinion que je soutiens en invoquant l'art. 317 du Code pénal? On se tromperait étrangement. Voici la partie de cet article qui se rapporte à l'empoisonnement :

ment d'exécution qui n'avait manqué son effet que par des circonstances indépendantes de la volonté de l'accusée.

La poudre en question avait été jugée par des experts une substance qui pouvait donner la mort. La Cour impériale de Gênes déclara le fait de la tentative constant, et la dame Gadini fut condamnée à la peine de mort.

Sur le pourvoi en cassation contre cet arrêt, M. Darrieux fit valoir entre autres moyens ; qu'il était notoire que la poudre de cantharides avait des effets salutaires ou nuisibles à la santé, effets qui se déterminaient par la préparation, l'âge et l'organisation du sujet, et *spécialement*, par la *quantité* dans laquelle cette substance était administrée ; que la Cour d'assises n'avait point vérifié la *quantité* de poudre de cantharides qui était entrée dans la mixtion formant le corps du délit, et que cette quantité restant indéterminée et conséquemment pouvant être réduite par la pensée à la plus faible molécule, il était évident qu'on n'avait pas pu lui assigner, dans le cas particulier, des effets

« Celui qui aura occasionné à autrui une maladie ou incapacité de travail personnel, en lui administrant volontairement, de quelque manière que ce soit, des substances
qui, *sans être de nature à donner la mort,* sont nuisibles
à la santé, sera puni d'un emprisonnement d'un mois à
cinq ans, et d'une amende de 16 fr. à 500 fr. ; il pourra,
de plus, être renvoyé sous la surveillance de la haute police pendant deux ans au moins et dix ans au plus (§ 1,
2, 3, 4).

nuisibles ou salutaires et moins encore décider en fait, qu'elle
pût donner la mort.

La Cour suprême, sans s'arrêter à ce moyen de cassation et
s'attachant seulement au fait déclaré constant par l'arrêt attaqué,
que la dame Gadini était convaincue d'avoir, avec préméditation, tenté d'empoisonner sa belle-mère en lui administrant
une bouillie mêlée d'une substance capable de donner la mort,
rejeta le pourvoi par arrêt du 26 novembre 1812 (Rapport
de M. Vasse-St-Ouen).

Dans une autre affaire, dans laquelle la femme Anne Chevalier était accusée d'avoir tenté de donner la mort à la veuve
« Sampré de Leffond en jetant dans une seille d'eau, apparte-
« nant à cette dernière, des substances vénéneuses de l'arsenic,
« tentative manifestée par des actes extérieurs suivis d'un
« commencement d'exécution, et n'ayant manqué ses effets que
« par des circonstances indépendantes de sa volonté, la Cour
« sur la réponse affirmative du jury à cette question, *dans la-*
« *quelle ce dernier n'était pas interrogé sur la quantité de la sub-*
« *stance,* rejeta également le pourvoi par arrêt du 7 juillet 1814
« (Rapport de M. Bauchau).

« Si la maladie ou incapacité de travail personnel a duré plus de vingt jours, la peine sera celle de la réclusion (§ 5).

« Si le coupable a commis soit le délit, soit le crime spécifié aux deux paragraphes ci-dessus envers un de ses ascendans, tels qu'ils sont désignés en l'art. 312, il sera puni, au premier cas de la réclusion, et au second cas des travaux forcés à temps (§ 6). »

« Cet article, a-t-on dit, ne date que de 1832 ; il a été « inséré au Code en vue de compléter la pensée de l'art. « 301, qui applique la peine capitale toutes les fois que « la substance vénéneuse pouvait donner la mort, c'est- « à-dire était *en dose suffisante* pour la déterminer ; aussi « l'art. 317 n'a-t-il été ajouté que pour les cas où la « substance ne pouvait pas tuer ; et si les deux arrêts déjà « cités de la Cour de cassation, rendus en 1812 et en 1814, « ont appliqué la peine de mort, alors même que la dose « du toxique administré était faible, c'est parce que l'on « était effrayé du nombre d'empoisonnemens qui avaient « lieu à ces époques, et qu'on voulait réprimer le crime « avec sévérité ; à coup sûr aujourd'hui la Cour de cassa- « tion jugerait autrement. »

Je ne saurais admettre une pareille interprétation des art. 304 et 317 du Code pénal ; sans doute le dernier est le

19.

complément du premier, mais il est en même temps un commentaire très explicite de l'opinion que je soutiens, et qu'il vient corroborer. Ainsi on lit dans l'art. 301 que, pour qu'il y ait empoisonnement, il faut avoir fait usage de substances *qui peuvent donner la mort*. La loi a-t-elle entendu par ces mots parler de la *nature* des substances ou de *la dose* à laquelle elles seraient administrées, ou tout à-la-fois de la *nature* et de *la dose?* Évidemment elle n'a eu en vue que la *nature* de la substance; en effet, l'art. 317 tranche la question en suppléant à ce qu'il pourrait y avoir de peu explicite pour certains esprits dans la rédaction de l'art. 301: car on y lit expressément que les substances dont il y est fait mention *ne doivent pas être de nature à donner la mort,* tandis que l'art. 301 parle de *substances qui peuvent donner la mort,* c'est-à-dire qui sont de *nature* à l'amener. Pour me résumer, je dirai : Il n'est aucunement fait mention des *quantités,* soit dans l'art. 301, soit dans l'art. 317 : l'art. 301 exige que la substance puisse donner la mort, c'est-à-dire soit *de nature* à la *produire,* et applique la *peine de mort :* l'art. 317 veut que la substance *ne soit pas de nature* à occasionner la mort; aussi les peines qu'il inflige sont-elles infiniment moindres.

Abordons maintenant l'étude des documens scientifiques propres à réfuter cette première erreur. Je pense que je l'aurai victorieusement combattue si je prouve que, dans certains cas d'empoisonnement *nullement contestés*, l'expert peut se trouver dans l'impossibilité de déceler la moindre trace de la substance qui a produit l'intoxication, et que, dans d'autres cas, il ne pourra en extraire, quoi qu'il fasse, que des quantités infinitésimales. On sait, par mes expériences sur l'arsenic et sur l'antimoine, que si l'on empoisonne des chiens en appliquant sur le tissu cellulaire sous-cutané des cuisses 10 à 15 centigr. d'acide arsénieux ou de tartre stibié en poudre, les animaux, s'ils ne sont pas secourus, meurent au bout de dix, vingt ou trente heures; et si l'on analyse leurs foies quelques heures après la mort, on en retire des proportions pondérables d'arsenic ou d'antimoine. Mais on n'a pas oublié non plus que si, au lieu de laisser périr ces animaux, on les soumet à une médication diurétique, et que l'on parvienne à les faire uriner copieusement pendant les trois ou quatre premiers jours, les animaux guériront, et que l'urine ne tardera pas à charrier un composé arsenical ou antimonial dont la quantité ira en diminuant de plus en plus à dater d'une certaine époque : si l'on tue les animaux deux ou trois jours après que l'urine a cessé de contenir du poison, c'est-à-dire douze à quinze jours après l'empoisonnement, on ne trouvera plus dans le foie ni dans aucun autre organe la plus légère trace de substance arsenicale ou antimoniale ; évidemment aussi on ne découvrirait que des atomes ou des quantités impondérables d'arsenic et d'antimoine dans ces organes, si au lieu de tuer ces animaux le jour où tout le poison aurait été éliminé, on les avait tués la veille. Cependant ici l'empoisonnement est réel ; c'est l'expérimentateur qui l'a produit, et l'on serait bien mal venu, soit à en nier l'existence, soit à conclure, d'après la faible proportion de poison retrouvé, que la quantité appliquée sur la cuisse était insuffisante pour occasionner la mort.

S'agit-il maintenant d'une préparation arsenicale ou antimoniale introduite dans l'estomac, les résultats seront les mêmes. En effet, admettons que, par suite de vomissemens et de selles réitérés, les neuf dixièmes de la substance vénéneuse aient été expulsés, et que l'on n'ait pas gardé les matières évacuées, tandis que l'autre dixième aura été absorbé ; à coup sûr on ne décèlera aucune trace de poison dans le canal digestif ; et, pour ce qui concerne la partie absorbée, si la mort n'est survenue que plusieurs jours après l'empoisonnement, et qu'aucune nouvelle dose de toxique n'ait été administrée à l'individu, il pourra arriver qu'on n'en découvre plus dans le foie ni dans les autres organes, ou qu'on n'en retire que des traces impondérables.

Que si dans l'espèce, au lieu de supposer une évacuation complète par haut et par bas du poison ingéré, il n'y en a eu de rejeté que huit dixièmes environ au lieu de neuf, l'expert n'en trouvera à-peu-près qu'un dixième dans le canal digestif, quantité souvent excessivement faible.

Ce que je viens de dire des préparations arsenicales et antimoniales s'applique à plus forte raison à une foule d'autres poisons beaucoup plus difficiles à déceler. Qu'il s'agisse, par exemple, d'un empoisonnement, par les sels de baryte ou d'étain, par les acides oxalique ou cyanhydrique, par les composés de morphine, de strychnine ou de brucine; n'est-il pas absurde de croire que, lorsqu'il faudra constater la présence de ces corps dans les tissus où ils auront été portés après leur absorption, on aura des moyens assez énergiques d'en découvrir des quantités *notables*, quand on éprouve déjà les plus grandes difficultés *à constater leur présence?*

D'ailleurs, et ici je ferai valoir des considérations d'un autre ordre non moins importantes, qu'a-t-on voulu dire en imposant aux experts la nécessité de recueillir une quantité notable de la substance vénéneuse, et quelle est cette quantité? est-ce 1, 2, 3, ou 4 milligrammes? est-ce

1 ou 2 grammes? Faudra-t-il, suivant que les poisons seront plus ou moins actifs, que cette proportion soit double
ou triple? savons-nous quelle est la quantité de chaque
substance vénéneuse *nécessaire* pour empoisonner et surtout pour donner la mort, alors que cela varie prodigieu-
sement suivant l'âge, la constitution, l'état sain ou malade
du sujet? quel est l'expert qui entreprendrait de résoudre
un pareil problème? A coup sûr l'empoisonnement par
l'acide arsénieux est un de ceux que l'on connaît le mieux:
eh bien, que l'on demande à un homme de l'art quelle est
la quantité de cet acide nécessaire pour donner la mort,
il répondra qu'il n'en sait rien; s'il s'en rapporte aux travaux que j'ai publiés à cet égard, il pourra dire qu'il en
faut 10 centigrammes environ pour tuer un chien de taille
moyenne, voilà tout; pour ce qui concerne l'homme, il
devra se déclarer incompétent, aucun travail expérimen-
tal n'ayant été fait sur ce point, ni ne pouvant être
tenté. Or, si cela est vrai de l'acide arsénieux, que sera-ce
de tant d'autres poisons beaucoup moins connus, tels que
l'émétique, les sels de plomb, d'étain, de cuivre, l'acide
cyanhydrique, les sels de morphine, de brucine, etc.? D'ailleurs, et ceci nous paraîtra péremptoire, ne connaissons-
nous pas, ce que l'on a appelé dans ces derniers temps la
tolérance, condition dans laquelle les malades supportent,

sans qu'il y ait empoisonnement, des doses effrayantes de certains toxiques, qui, sans aucun doute, auraient produit la mort si ceux qui les prennent n'eussent pas été dans des circonstances particulières ?

Ce n'est pas tout : quelque soin que mette l'autorité judiciaire à choisir les experts, nous devons reconnaître qu'ils ne sont pas tous également aptes à se livrer à des opérations souvent délicates. Or il est aisé de sentir que dans telle espèce, un expert n'aura retiré qu'une petite proportion de substance vénéneuse d'un ou de plusieurs organes qui en auraient fourni beaucoup plus à des mains plus habiles, alors même que les procédés mis en usage seraient semblables. Ce serait bien autre chose si l'un des experts eût employé dans ses recherches une méthode vicieuse entraînant une perte considérable de poison, tandis qu'un autre aurait eu recours à un meilleur procédé d'extraction.

Enfin, on sait que les expertises médico-légales ne se font jamais sur un cadavre entier ; ce serait embarrassant, souvent inutile, et presque toujours dangereux, que d'adopter une pareille marche. Il est au contraire avantageux, comme je l'ai prescrit le premier en 1840, de n'agir que sur le foie. Mais est-ce à dire pour cela que les autres parties du corps ne renferment pas souvent une quantité quelconque de substance vénéneuse, et pouvons-nous savoir, si nous ne les analysons pas, quelle est cette quantité? Qui oserait dire aujourd'hui, et peut-être jamais, qu'en connaissant la proportion d'un toxique décelé dans un poids donné du foie ou de tout autre organe, on pourra calculer celle qui existe dans les autres parties du corps?

Ces diverses considérations me conduisent à conclure que les magistrats doivent soigneusement s'abstenir d'adresser aux experts des questions relatives à la proportion des substances vénéneuses qu'ils auront recueillies, dans le but de savoir si cette proportion était suffisante pour donner la mort; et cela par deux motifs impérieux qui peuvent être ainsi résumés : *la loi ne les autorise pas à le faire; les gens de l'art sont dans l'impossibilité de résoudre ces questions* (1).

(1) Il peut arriver que, dans certains cas, la *quantité* d'un toxique *énergique* trouvée dans le canal digestif ou dans les matières évacuées par haut et par bas, soit tellement abondante, que l'expert puisse affirmer qu'elle a été suffisante pour donner la mort, quels que fussent l'âge, la constitution et l'état sain ou maladif du sujet. Mais *souvent aussi*, surtout depuis que l'on cherche les poisons dans les organes où ils ont été portés *par absorption*, on ne parvient à en déceler que des quantités tellement faibles qu'elles sont insuffisantes pour pouvoir être *parfaitement* reconnues (je puis citer la strychnine, la brucine, la morphine, les acides cyanhydrique, oxalique, etc.). Cela étant, quel avantage y a-t-il à ne pas adopter d'une manière absolue le principe que je soutiens, surtout lorsqu'il est

Mais, dira-t-on, si vous ne voulez pas que l'on s'occupe de la *question de quantité* lorsqu'il s'agit de poisons qui n'existent pas naturellement dans le corps de l'homme, du moins reconnaîtrez-vous la nécessité de le faire dans tous les cas où le toxique décelé se trouve en très petite proportion dans les tissus normaux ; ainsi n'est-il pas avantageux, pour résoudre une question d'empoisonnement par les sels de cuivre, par la soude, par l'acide acétique, etc., de peser la quantité de toxique obtenue, afin de pouvoir affirmer, si l'on a retiré une quantité considérable de poison, que celui-ci ne provient pas de la portion qui est naturellement contenue dans le corps de l'homme, et qui, en général, est très faible, mais bien de celui qui a été donné par une main criminelle? J'admets volontiers que, *dans certains cas* d'empoisonnement par

bien démontré que ce principe est en tout point d'accord avec l'esprit des articles 301 et 317 du Code pénal?

Je n'admets qu'un seul cas où l'expert soit autorisé à faire intervenir la question de *quantité* en matière d'empoisonnement: c'est lorsqu'il est parfaitement avéré que la personne que l'on croit avoir succombé à une intoxication, avait fait usage quelque temps avant la mort, *comme médicament*, du toxique décelé par l'analyse. Ici la proportion de poison recueillie peut *quelquefois* fournir à l'expert un *élément* susceptible de l'aider à résoudre l'un des problèmes les plus difficiles de la toxicologie; mais, je le répète, ce ne sera jamais là qu'un des élémens de la solution du problème, et ce ne sera certes pas le plus important.

ces substances, les recherches médico-légales, tendant à déceler la portion qui aura été absorbée, fournissent des résultats tels que l'on puisse tirer de la quantité de poison obtenue *quelques inductions* utiles ; ce sera, par exemple, lorsqu'on recueillera *une quantité notable* et facilement pondérable de toxique, parce qu'en général les poisons naturellement contenus dans le corps de l'homme ne s'y trouvent qu'en petite proportion. Mais il en serait tout autrement si les quantités de poison extraites étaient *très faibles ;* en effet, comment décider alors, d'après *le seul élément* de quantité, s'il s'agit d'un toxique introduit dans l'économie animale par une main criminelle ou de celui qui existe naturellement dans nos tissus ?

Cela me conduit à conclure qu'en général on ne doit également attacher qu'une médiocre importance à *la quantité* de poison obtenue, lorsque les recherches portent sur ceux des poisons qui existent naturellement dans le corps de l'homme, et qu'il faut nécessairement recourir à la méthode que j'ai indiquée en 1840 et en 1842, et qui consiste à adopter un procédé susceptible de faire déceler le poison provenant d'un empoisonnement, tandis que ce procédé ne permet pas de découvrir la moindre trace de celui qui existe naturellement dans le corps de l'homme. Ainsi, pour citer un seul exemple, faites bouillir dans l'eau pendant une demi-heure le foie d'un homme empoisonné par un sel de cuivre : la dissolution contiendra assez de cuivre pour pouvoir en démontrer l'existence, tandis que le foie d'un individu qui n'aura pas été empoisonné, traité de même par l'eau bouillante, ne cèdera pas à ce liquide la moindre trace du cuivre qu'il contient naturellement. Si vous voulez obtenir celui-ci, il faudra incinérer le foie.

On me demandera peut-être, quelle doit être l'attitude de l'expert consulté sur un cas d'empoisonnement, lorsque le poison a été complétement expulsé des voies digestives et que déjà la portion absorbée a été complétement éliminée par l'urine ou par d'autres voies d'excrétion, ou bien quand il n'en reste que des traces : s'il lui est impossible de déceler la substance vénéneuse, dira-t-il que l'empoisonnement n'a pas eu lieu? Il s'en gardera bien; il devra, avant de se prononcer, examiner attentivement toutes les circonstances qui ont précédé et accompagné la maladie, ainsi que la nature des lésions cadavériques qui auront été constatées; les symptômes observés, la marche et la durée de l'affection, le mode de traitement employé, et les altérations des tissus, lui permettront dans certains cas, d'*élever des doutes* ou d'*établir des probabilités* sur l'existence d'un empoisonnement, et de fournir par là à l'instruction un élément important. Dans d'autres cas, il se bornera à déclarer *qu'il n'est pas impossible* que le malade soit mort empoisonné, tandis qu'il lui arrivera quelquefois de pouvoir affirmer que la mort reconnaît une autre cause que l'intoxication.

Si, au contraire, il découvre des traces impondérables de matière vénéneuse, que cette matière ne soit pas du nombre de celles qui existent naturellement dans le corps de l'homme, et que d'un autre côté, les symptômes éprouvés par le malade et les lésions constatées à l'ouverture du cadavre, soient analogues à ceux que détermine le plus ordinairement cette matière vénéneuse, il affirmera qu'il y a eu empoisonnement, sauf à décider ensuite si le poison dont il s'agit n'aurait pas été administré par un homme de l'art, comme médicament, dans le but de guérir une maladie quelconque. On conçoit, en effet, qu'il puisse arriver que certains individus éprouvent des accidens graves pour avoir pris des doses médicamenteuses d'un poison qui n'auraient occasionné rien de semblable chez d'autres personnes. Voici, à l'appui de ce fait, une observation curieuse : Il y a à peine un mois, je fus appelé pour voir la femme d'un de mes confrères qui était en proie à des accidens d'empoisonnement assez graves par suite d'une seule application, sur les deux conjonctives, de compresses imbibées de laudanum liquide de Sydenham ; ces accidens, qui diminuaient d'intensité par momens, et qui furent combattus par l'usage de boissons acidulées, de café, etc., ne cessèrent qu'au bout de soixante heures environ.

DEUXIÈME QUESTION.

Est-il indifférent, pour constater la présence d'une substance vénéneuse, d'agir à-la-fois sur plusieurs organes, ou de n'opérer que sur la totalité, ou seulement sur une partie de l'un de ces organes?

§ Ier.

Il importe d'autant plus d'agiter cette question, que certains experts n'hésitent pas aujourd'hui à la résoudre d'une manière qni pourrait compromettre souvent le succès des expertises : à les entendre, il est préférable d'expérimenter sur la huitième partie d'un foie empoisonné que sur la totalité de cet organe. Ainsi, dans l'affaire Lacoste, les experts de Paris, au lieu d'opérer sur 155 grammes de foie qu'on mit à leur disposition, partagèrent cette quantité en deux parties égales et carbonisèrent chacune d'elles isolément.

Quant aux intestins grêles et au mésentère, ils partagèrent
en deux portions inégales les 243 grammes qui leur furent
remis : l'une de 100 grammes, et l'autre de 143. Cette dernière portion, ainsi qu'on le prévoit déjà, leur fournit plus
d'arsenic que celle qui ne pesait que 100 grammes. Jamais
principe de toxicologie plus funeste n'a été mis en avant,
et il ne me sera pas difficile de démontrer que ce que l'on
a donné comme un progrès dans ces derniers temps ne
tend à rien moins qu'à nous faire reculer de dix siècles et à
désarmer ceux dont la justice réclame l'intervention. La
question est déjà jugée pour ceux qui ont fait ce simple
calcul : si 10 grammes de foie empoisonné par l'acide arsénieux par exemple, donnent 1 d'arsenic, 20 grammes
fourniront le double, 30 grammes le triple, et ainsi de
suite ; ceux-là seront donc étonnés que la question leur
soit présentée. Je partagerais cet étonnement avec eux si
je ne savais que les inventeurs de cette nouvelle méthode se
sont prévalus d'un principe vrai en lui-même, mais sans application possible à l'espèce. Ainsi, de ce qu'il est parfaitement reconnu qu'il y a des inconvéniens graves à carboniser ensemble *plusieurs viscères* à-la-fois, ils ont conclu,
contre toute raison, qu'il y avait les mêmes inconvéniens
à carboniser la totalité d'un de ces viscères plutôt qu'une
de ses parties. Afin de mieux me faire comprendre, je

supposerai deux empoisonnemens produits par l'acide arsénieux : ce que je dirai de ce toxique s'appliquera aux autres poisons. Admettons que le *foie, la rate, les reins, les poumons, le cœur* et quelques *muscles* de chacun de ces animaux pèsent 6 kilogr., et qu'il y ait dans ces divers organes 10 centigrammes d'acide arsénieux : admettons aussi que le foie de chacun de ces animaux renferme à lui seul 5 centigrammes de ce poison (on sait que cet organe en retient beaucoup), tandis que les 5 autres centigrammes seront répartis entre la rate, les reins, les poumons, le cœur et les muscles : que l'on procède à la recherche de l'arsenic chez un des sujets en opérant *à-la-fois* sur tous les organes : soit que l'on carbonise par les acides azotique ou sulfurique, ou que l'on incinère par le nitrate de potasse, on essuiera une perte considérable d'arsenic que j'évaluerai à 8 centigrammes, en sorte que l'expert n'en recueillera que *deux* centigrammes. Maintenant, pour l'autre cadavre, que l'on opère *de la même manière* sur le foie seul qui pèse 1 kil. et dans lequel, comme je l'ai déjà dit, il y avait 5 centigr. d'acide arsénieux; la perte ne sera que de 1 centigr. 3 milligr.; aussi l'expert obtiendra-t-il *trois centigrammes sept milligrammes* de poison, c'est-à-dire presque le double de ce qu'avaient fourni les organes réunis. Comment expliquer ces résultats? Rien n'est si facile : quoi que l'on fasse, pendant la carbonisation ou l'incinération de la matière organique, à l'aide des procédés indiqués, on perd de l'arsenic et la perte est en raison directe du poids de la matière qu'il faut détruire. Ainsi pendant la carbonisation ou l'incinération du mélange des 6 kilogrammes de foie, de rate, de reins, de poumons, etc., la perte doit être comparativement beaucoup plus grande que pendant la destruction du foie seul, qui ne pèse que 1 kilogramme. Cet organe, en effet, perd d'abord ce qu'il aurait perdu s'il avait été carbonisé seul, et de plus, ce que lui fait perdre la destruction d'une grande quantité de la matière animale avec laquelle il se trouve en contact.

Mais en sera-t-il de même lorsqu'on n'agira que sur le foie ? Non certes, car l'acide arsénieux contenu dans cet organe est également disséminé dans toute la masse; chacune de ses particules en contient autant que celle qui l'avoisine, et la perte qui résulte de la carbonisation n'est jamais que proportionnelle à la masse que l'on carbonise. Ainsi en supposant qu'elle soit de 3 milligrammes quand on détruit le cinquième du foie, elle sera de 15 milligrammes si on carbonise la totalité de l'organe; par contre, la quantité d'arsenic fournie par le charbon, provenant d'un cinquième du foie, sera dans l'hypothèse où je me suis placé, de 7 milligrammes, tandis qu'elle serait de 35 milligrammes si l'on avait opéré sur la totalité du foie.

Ces considérations expliquent suffisamment pourquoi dans les expertises que j'ai été chargé de faire depuis 1839, et dans les expériences tentées en 1840 devant la commission de l'Institut, j'ai agi sur la totalité de cet organe ou du moins sur toute la quantité que l'on mettait à ma disposition. Ceux qui m'ont reproché d'avoir opéré autrement et d'avoir toujours mélangé le foie à d'autres organes, auraient dû, avant de blâmer ma manière de faire, lire les mémoires que j'ai publiés dans le tome VIIIe de la collection de l'Académie de médecine, ainsi que le rapport de l'Académie des sciences (1).

§ II.

Veut-on savoir maintenant quelles sont les conséquences graves que pourrait avoir l'adoption du système que je combats et celles qu'il a déjà eues? Je vais en énumérer

(1) Suivant moi, il n'existe qu'un seul cas où l'on doive agir sur une portion du foie *seulement*; c'est lorsque les magistrats supposent que les opérations des premiers experts pourraient être contrôlées dans des expériences ultérieures; dans cette espèce on analyserait la moitié de l'organe et on conserverait l'autre moitié.

20.

quelques-unes. 1° On n'a pas oublié que par suite de l'élimination des poisons il arrive un moment où le foie d'un individu empoisonné ne contient plus la moindre trace de la substance vénéneuse, tandis qu'il en aurait fourni beaucoup le lendemain ou le surlendemain du jour de l'empoisonnement : il est évident dès-lors que la veille du jour où l'élimination devrait être terminée, l'organe dont je parle ne retiendrait qu'une quantité infinitésimale de cette substance. Qu'obtiendra-t-on à cette époque, si l'on n'opère que sur le huitième du foie ? Rien ; tandis qu'on aurait encore des chances d'extraire une certaine quantité du toxique si on agissait sur la totalité du foie.

2° Tout le monde se rappelle le bruit que l'on a fait dans ces derniers temps pour établir qu'il n'existe pas de cuivre dans le corps de l'homme à l'état normal. Un an après avoir lu à l'Institut un premier travail tendant à prouver que ce cuivre était un être de raison, MM. Flandin et Danger ont communiqué une nouvelle note pour réfuter un mémoire que trois de mes élèves, MM. Barse, Lanaux et Follin, avaient présenté à l'Académie des sciences, et dans lequel ils démontraient l'existence du cuivre dans le foie, n'importe de quel cadavre. Dans cette seconde note, MM. Flandin et Danger disaient que les expériences sur lesquelles ils appuyaient leur assertion avaient été faites devant un des membres de l'Académie des sciences, et qu'elles étaient conformes aux idées émises par M. Chevreul ; l'absence du cuivre dans les tissus de l'homme paraissait à ces messieurs une vérité parfaitement démontrée, tandis que j'avais commis une erreur grave en adoptant l'existence de ce cuivre ; cette erreur parut tellement grossière à l'un des membres de l'Institut qu'il s'écria : *Mais il faut ne pas savoir la chimie, pour avoir avancé un fait pareil!*

On fera aisément la part qui revient à chacun des intéressés dans cette discussion, en apprenant que l'existence du cuivre chez l'homme sain *ne peut plus être l'objet d'un doute pour personne*, et que si ces messieurs ne l'ont pas trouvé, alors même qu'ils avaient annoncé *pouvoir découvrir à l'aide d'un procédé nouveau des quantités infinitésimales de cuivre*, c'est que leur procédé est loin d'avoir la valeur qu'ils lui avaient accordée, et surtout qu'ils avaient commis la faute impardonnable *d'agir sur quelques grammes d'un foie ou d'un autre organe,* au lieu d'opérer sur une masse considérable de matière. Je dis que rien ne saurait excuser cette faute, puisque Sarzeau de Rennes, l'auteur de la découverte du cuivre dans le corps de l'homme, avait indiqué, en 1830, que pour réussir à démontrer la présence de ce métal, il fallait opérer au moins sur 500 grammes de matière.

3° Avant de passer outre, demandons-nous ce que evient actuellement la loi établie par MM. Flandin et Danger, savoir, *que l'existence des poisons dans le corps de l'homme est incompatible avec l'état de santé :* Déjà pour renverser cette loi, je n'avais eu besoin que de rappeler que l'on trouve dans l'homme sain du phosphore, de la soude et quelques acides libres, substances toutes vénéneuses ; la présence incontestable, et désormais incontestée, du cuivre dans nos tissus, porte à cette loi un tel coup qu'il ne nous reste plus qu'à l'oublier.

4° Signalons encore une conséquence grave de la deuxième erreur que je combats. J'avais dit que le sang des animaux empoisonnés par l'acide arsénieux, par le foie de soufre, etc., contenait ces poisons. MM. Flandin et Danger ont nié ce fait et dans une de leurs lectures à l'*Institut*, ils ont annoncé que le sang des animaux empoisonnés ne renfermait jamais le toxique qui leur avait été administré. J'ai répondu à mon tour, à l'Académie des sciences que je me proposais de démontrer à la commission, lorsqu'elle le désirerait, combien le dire de ces messieurs était contraire à la vérité. On peut maintenant expliquer la différence de ces résultats : c'est que le sang ne contient que des traces de la substance vénéneuse et qu'on ne la découvre pas quand on agit, comme l'ont fait MM. Flandin et Danger sur quelques grammes, tandis qu'on démontre aisément la présence de l'acide arsénieux, lorsqu'on opère sur une quantité sensiblement plus grande de matière.

Un dernier mot : à propos de ces assertions contradictoires sur l'existence du cuivre dans le corps de l'homme, plusieurs critiques, animés je n'en doute pas des meilleures intentions, ont accusé la science qui sert de base aux expertises médico-légales ; quelle foi devons nous ajouter, ont-ils dit, à la toxicologie dès que les uns nient positivement la présence dans nos tissus d'un métal que les autres prétendent au contraire y exister toujours ? La réponse est facile ; ce n'est pas la science qui est en défaut.

TITRE QUATRIÈME

CHAPITRE PREMIER.

Du cuivre et du plomb naturellement contenus dans le corps humain.

§ Ier.

La question de l'existence du cuivre et du plomb dans le corps de l'homme, très simple en apparence, préoccupe depuis long-temps les hommes qui font de la médecine légale, elle les divise même.

« Est-il possible que certaines substances considé-
« rées comme étant un poison pour l'homme, existent
« dans l'économie humaine par une cause quelconque,
« autre que celle d'un empoisonnement aigu ! »

En d'autres termes : « Peut-il arriver que des ex-
« perts chargés d'analyser le cadavre d'un individu
« qui a succombé à une mort naturelle, trouvent *peu*
« *ou beaucoup* d'une substance réputée vénéneuse, sans
« que pour cela il soit implicitement nécessaire de con-
« clure que l'action de cette substance sur l'économie
« fait partie des causes qui ont déterminé la mort ? »

Plusieurs toxicologistes ont présenté à l'Académie
des sciences des mémoires tendant à établir qu'il ne
faut pas toujours assigner une origine criminelle, et un
rôle actif dans la cessation des fonctions vitales, à la
présence de certains métaux , le cuivre et le plomb
par exemple, qu'on peut rencontrer dans l'analyse des
organes de certains individus. Je suis du nombre de
ceux qui admettent cette opinion.

D'autres toxicologistes, MM. Flandin et Danger,
ont soumis également à l'Académie plusieurs mémoires : dans les uns ils établissent une loi de *localisation des poisons*, en vertu de laquelle ils ont prétendu pouvoir déterminer le nom des organes dans
lesquels on trouve de préférence les poisons absorbés.
Dans d'autres mémoires, ils établissent une loi diamé-
tralement opposée à la première, la loi *d'incompatibilité des poisons avec l'état normal*. Ces messieurs
déduisent cette dernière d'expériences qui prouvent,
selon eux, que les animaux nourris pendant quatorze
mois avec des aliments chargés de cuivre ou d'arsenic
n'ont pas retenu un atome de métal absorbé et que le

poison borne son empire au trajet et à la surface du
tube intestinal. Avant d'aborder le fond du dernier
travail de MM. Flandin et Danger, qu'il me soit permis d'en attaquer la forme, car sous ce point de vue,
les usages de l'Académie des sciences n'ont pas été respectés.

Pour s'éclairer sur la valeur du système auquel
j'appartiens, et des deux systèmes contradictoires de
MM. Flandin et Danger, l'Académie a choisi dans son
sein une commission spéciale qu'elle a chargée de suivre
les expériences de chacun, d'examiner les travaux,
pour qu'elle lui fasse un rapport : Depuis un an, cette
commission d'enquête est à l'œuvre. Ses opérations
étaient loin d'être terminées, je n'avais pas encore eu
l'honneur d'être admis à opérer devant elle, la commission étudiait donc encore, elle n'avait pas formulé
d'opinion; eh bien! dans la séance du 30 septembre
dernier, MM. Flandin et Danger annoncèrent qu'ils
avaient opéré devant M. Pelouze, l'un des membres
de la commission; ils donnèrent leurs résultats comme
étant d'une exactitude incontestable; ils terminèrent
leur mémoire par ces mots :

« Sur la question que nous avons portée devant
« l'Académie, M. Chevreul a déjà, par deux fois,
« exprimé son opinion, qu'il a bien voulu dire con-
« forme à la nôtre. C'est pour nous l'assurance que la
« savante compagnie voudra mettre un terme à des
« incertitudes qu'une polémique, cherchant parfois

« l'équivoque, n'a cessé d'entretenir, et qui se repro-
« duiraient indubitablement encore, préjudiciables à la
« science et peut-être à la justice, au jour d'un procès
« criminel en cour d'assises ! ! ! »

Ainsi, la mission que l'Académie avait confiée à
des commissaires spéciaux, MM. Flandin et Danger
s'arrogèrent le droit de la remplir. Cette commission
devrait donc, à la rigueur, se trouver annulée par la
proclamation faite publiquement de l'opinion de l'un
de ses membres ? N'est-ce point là l'oubli le plus complet de toutes convenances en matière de discussion
scientifique ? Où se trouvent, dans ce cas, l'égalité pour
les parties, l'impartialité, l'indépendance du juge ? la
fidélité aux principes qui sont la sauve-garde de la
science a-t-elle été observée ? Évidemment non.

Qu'arriverait-il aujourd'hui si je venais, par un
mémoire, déclarer à mon tour à cette tribune qu'ayant
rendu un autre membre de cette même commission
témoin de mes expériences, j'oppose savant à savant,
système à système ? L'honorable compagnie crierait
au scandale et voterait pour exclure de ses archives
une pièce qui constaterait un pareil précédent, car
cette façon d'agir détruirait toute liberté d'action de
chaque membre d'une commission vis-à-vis de ses collègues, vis-à-vis de l'Institut, vis-à-vis du public.
Quoique partie intéressée dans la cause, j'ai cru devoir signaler hautement un fait au sujet duquel la
presse quotidienne s'est rendue le complice involon-

taire de MM. Flandin et Danger, en annonçant comme *chose jugée par l'Académie* les résultats de leurs expériences partielles sur l'incompatibilité des poisons avec les organes de l'homme, et en dénonçant aux gens du monde, comme erronés, tous les travaux tendant à établir un système contraire.

Eh bien! quoi qu'il en soit du passé, j'ai replacé la question sur ses bases primitives, et je suis venu, sans équivoque, poser de nouveau mon opinion face à face avec celle de MM. Flandin et Danger devant l'Académie.

Le mémoire lu dans la séance du 14 août 1843, de l'Académie des sciences, était ainsi conçu :

§ II.

DU PLOMB ET DU CUIVRE CONTENUS DANS L'ÉCONOMIE DE L'HOMME, EN DEHORS DES CAS D'EMPOISONNEMENT; MÉMOIRE PRÉSENTÉ A L'ACADÉMIE DES SCIENCES ET LU EN EXTRAIT; PAR M. JULES BARSE (DE RIOM).

Y a-t-il des poisons naturellement contenus dans le corps de l'homme? En d'autres termes, y a-t-il du plomb, du cuivre, *à l'état normal?* — Ce point de médecine légale divise les chimistes : dans le Mémoire que je présente aujourd'hui, je me propose d'établir :

Que l'on a trouvé du cuivre et du plomb dans des cadavres pris dans les hôpitaux de Paris : que par-conséquent on peut rencontrer ces métaux dans les organes d'individus morts sans qu'on puisse soupçonner qu'ils aient été victimes d'empoisonnement.

J'ai fait moi-même (1), soit les expériences au moyen desquelles ceux qui admettent le plomb et le cuivre normal arrivent à découvrir ces métaux, soit les expériences au moyen desquelles leurs antagonistes cherchent à établir que ces métaux n'existent pas.

Quant aux premières, il était naturel que je vinsse m'adresser à M. Orfila; j'ai été habitué par une expérience pratique de dix ans, à reconnaître la supériorité de ce savant soit dans l'invention, soit dans le choix des procédés à suivre dans les analyses toxicologiques. Je devais donc me mettre à même de suivre ponctuellement sa méthode dans l'espèce, afin de ne pas encourir le reproche d'avoir mal opéré, dans le cas oùj'aurais dû me ranger contre l'admission des poisons dans l'économie animale. Le travail de MM. Flandin et Danger venait d'être lu à l'Académie des sciences; deux chimistes s'occupaient de cette question : M. Follin, rédacteur de l'*Écho du Monde savant*, et M. Lanaux, préparateur de l'Ecole de médecine. J'entrepris une série de recherches en même temps que

(1) Ces expériences ont été faites au laboratoire particulier de M. Lesueur, chef des travaux chimiques de l'Ecole de médecine.

ces messieurs, et je vais présenter le travail de chacun de nous :

Le cadavre d'un individu mort trois mois après son entrée à l'Hôtel-Dieu, et qui, pendant son séjour à l'hôpital, n'avait subi qu'un traitement palliatif pour une affection du poumon, a été ouvert par moi. Le foie a été pris dans un capsule de porcelaine, il a été divisé en deux parties égales, pour chacune d'elles être analysée par deux d'entre nous séparément, et par des procédés différens. Le tube intestinal a été réservé pour une analyse spéciale.

Recherches faites par M. Follin. — Le tube intestinal a été lavé à plusieurs reprises dans de l'eau distillée pure et dans un vase de porcelaine ; après avoir été parfaitement débarrassé de toutes les matières qu'il contenait, il a été carbonisé par l'acide azotique, selon le procédé suivant qui appartient à M. Orfila : l'organe fut coupé par morceaux très menus, puis desséché dans une capsule de porcelaine : en cet état, il fut arrosé d'acide azotique, de manière à ce que la masse fût entièrement baignée de liquide ; on ajouta au mélange un quinzième du poids de l'intestin desséché de chlorate de potasse. La carbonisation fut faite sur un feu convenablement ménagé ; il n'y eut pas de déflagration, phénomène qui a toujours lieu quand on force la dose du chlorate ; le charbon fut chauffé dans un creuset de porcelaine, après avoir été pulvérisé. Ce commencement d'incinération fut soutenu pendant une

demi-heure environ, de manière à chasser complète-
ment toutes émanations gazeuses provenant, soit de
l'acide employé, soit de la matière organique. Ce charbon fut traité à chaud et à deux reprises successives,
dans une capsule de porcelaine par de l'eau distillée,
pour enlever les sels solubles, puis par un mélange
d'eau régale 15 grammes, et d'eau distillée 50
grammes. Le produit de l'ébullition fut filtré, évaporé
à siccité sur un feu très doux, pour chasser l'excès
d'eau régale. Le résidu fut alors repris à chaud par
l'eau distillée, légèrement aiguisée d'acide chlorhydrique; il devait contenir le cuivre, le plomb, le fer, et
quelques sels à base de potasse, provenant du chlorate.
Ce liquide fut soumis à un courant de gaz acide sulfhydrique qui dut précipiter le cuivre, le plomb, mélangés
d'un peu de soufre et de fer.

Ce précipité fut séparé de l'eau qui le surnageait, il
avait un aspect roussâtre. Il fut lavé à plusieurs reprises, puis dissous dans de l'acide azotique étendu.
La liqueur azotique fut traitée par l'ammoniaque en
excès qui dut précipiter le plomb en retenant les sels
de cuivre en solution. Le liquide ammoniacal décanté
fut évaporé à siccité, repris par de l'eau aiguisée d'a-
cide chlorhydrique et mis en contact avec une lame
de fer parfaitement décapée. La lame de fer se couvrit
bientôt d'une couche cuivreuse qui, traitée par l'ammoniaque caustique donna une liqueur d'un bleu intense. Cette liqueur bleue évaporée à siccité, puis

touchée par une goutte d'acide chlorhydrique et
desséchée de nouveau, fut traitée par le prussiate de
potasse ; elle donna un précipité rouge rosé parfaitement tranché et très intense. Le précipité plombique
fut alors repris par de l'acide chlorhydrique et desséché
lentement. En cet état, il fut touché en un point par
l'iodure de potassium qui vira au jaune serin très éclatant ; par l'acide sulfhydrique qui vira au brun noir.

Expériences faites par M. Lanaux. — M. Lanaux entreprit sur la moitié du foie une carbonisation
pure et simple sans aucun agent : il plaça sa matière
coupée en morceaux dans une capsule de porcelaine et
la maintint sur un feu ardent jusqu'à ce qu'il n'y eût
plus aucun dégagement de fumée. La carbonisation
fut très longue. Le charbon fut incinéré dans un creuset
de porcelaine et réduit au poids de 5 grammes. Ces
cendres furent traitées à chaud et à deux reprises par
de l'eau simple pour éliminer les sels solubles, puis par
quelques grammes d'eau régale étendue d'eau distillée.
Le produit fut filtré, évaporé à siccité pour chasser
l'excès d'acide, repris par l'eau distillée et précipité
par l'ammoniaque en excès. Le plomb et le fer s'étaient
précipités, le cuivre s'était séparé à l'état de dissolution dans la liqueur ammoniacale. Cette liqueur ammoniacale fut traitée comme il a été dit plus haut et
donna les réactions cuivreuses détaillées dans les expériences faites par M. Follin. Le précipité de fer et
de plomb fut alors desséché, dissous dans l'acide chlor-

hydrique, puis évaporé de nouveau à une douce chaleur pour chasser l'excès d'acide. Le résidu, touché
en un point par l'iodure de potassium, vira au jaune
serin très tranché ; par l'acide sulfhydrique précipita
en gris sale ; par le prussiate de potasse en bleu intense. Le fer avait masqué la réaction de l'acide sulfhydrique.

Expériences faites par moi-même.—Quant à moi,
j'ai suivi le procédé décrit par MM. Flandin et Danger, dans l'extrait de leur Mémoire ; j'ai fait dessécher
la moitié du foie dans une capsule de porcelaine, j'y ai
versé, avec la précaution nécessaire, le tiers en poids
d'acide sulfurique ; j'ai fait dessécher. Le charbon a
été porté au rouge obscur dans un creuset de porcelaine, réduit en poudre, traité par une quantité d'acide
sulfurique suffisante pour en faire une pâte, chauffé
sans le réduire tout-à-fait à sec, repris par l'eau et
laissé bouillir long-temps ; la liqueur a été filtrée, rap-
prochée au tiers de son volume, précipitée par l'ammoniaque en excès ; la liqueur ammoniacale a été dé-
cantée, puis soumise à la série des opérations décrites
plus haut pour constater la présence du cuivre, je n'ai
eu aucune réaction appartenant à ce métal. Le précipité isolé par l'ammoniaque a été traité convenablement pour en obtenir le plomb, mais aussi sans succès.

M. Orfila, témoin de mes recherches, m'attendait
à ce résultat prévu par lui. Ce savant me rappela sa
réponse aux échevins de Bruges au sujet du cuivre

contenu dans du pain, et me conseilla d'incinérer le charbon sulfurique resté comme résidu, de traiter les cendres comme il est dit dans ses ouvrages, et comme je l'ai exposé dans ce Mémoire. Je repris ce charbon au point où MM. Flandin et Danger l'abandonnent, dans les cas d'empoisonnement, comme parfaitement dépouillé du cuivre et du plomb qu'il pourrait contenir; je suivis le procédé de M. Orfila et j'obtins toutes les réactions cuivreuses et plombiques énumérées plus haut.

Je devins alors d'une défiance extrême à l'égard de la présence du plomb, présence que je n'avais constatée que par des caractères, sans jamais obtenir l'état métallique. Je cherchai un procédé qui permît d'apprécier les plus petites quantités de plomb révivifié, et j'imaginai le suivant : Je repris les résidus plombiques de mes expériences, je les convertis en oxyde à l'aide de la chaleur et du chalumeau : en cet état, je les mélangai avec du flux noir. Je renfermai ce produit dans une feuille de platine très amincie au laminoir : je chauffai au chalumeau la partie externe de la feuille correspondant au point où se trouvait l'oxyde à réduire. Pendant l'action de la chaleur, le platine entra en fusion et la feuille se perfora d'outre en outre. Examinée à l'intérieur au point mis en contact avec la matière, elle avait perdu son aspect brillant et argentin; la couleur du métal était en cet endroit d'un gris de plomb mat : évidemment il s'était formé

21.

un alliage de plomb revivifié et de platine, et les effets de cet alliage soumis à la chaleur s'étaient produits comme je l'attendais, dans le cas où la matière analysée aurait contenu du plomb. La feuille de platine fut lavée à l'eau distillée chaude, puis elle fut mise à digérer dans de l'acide azotique pur à chaud. La partie mate fut attaquée par l'acide ; la liqueur laissa un résidu qui, repris par l'eau distillée et traité par l'iodure de potassium, précipita en jaune ; par le chrômate de potasse en jaune ; par l'acide sulfhydrique en brun foncé. Tous les points de la feuille de platine, non touchés par le plomb revivifié, avaient conservé leur brillant et leur intégrité parfaite, soit sous la flamme du chalumeau, soit pendant l'action de l'acide azotique.

Ces expériences faites sur le cadavre d'un homme resté pendant trois mois à l'hôpital, pouvaient me laisser supposer que le cuivre et le plomb obtenus provenaient d'un régime exceptionnel : j'ai voulu répéter ces analyses et j'ai pris le cadavre d'un individu resté seulement pendant trois heures à l'hôpital. Les mêmes procédés m'ont donné une seconde fois les mêmes résultats.

Je n'indique pas les quantités de cuivre ou de plomb obtenues dans nos analyses. Je ne crois pas qu'il soit permis d'exciper de quelques expériences pour établir, même hypothétiquement, quelle est la tolérance des organes humains pour ces métaux. Je crois même qu'il serait dangereux de produire ces estimations, parce que des experts pourraient attribuer une trop grande importance à ces *maximum* posés, et considérer comme provenant d'un crime les quantités de cuivre ou de plomb excédantes.

Je dois maintenant expliquer quelles exigences j'ai apportées dans le choix des réactifs. J'ai choisi moi-même capsules, verres, baguettes, tubes, réactifs, tous les ustensiles ont été pris neufs, lavés à l'acide azotique, puis à l'eau pure : l'acide azotique et l'acide chlorhydrique, pris chez M. Rousseau, ont été essayés par un moyen que je crois parfaitement concluant. J'ai pris une quantité de moelle de sureau suffisante pour faire une pâte avec 150 grammes de chacun de ces acides ; j'ai carbonisé le mélange ; puis j'ai cherché dans les cendres les traces du cuivre et de plomb, j'ai acquis la certitude de l'absence de ces métaux. Pour filtrer les liqueurs, il a été fait usage de filtres préparés avec de l'amiante purifiée par l'eau régale, et avec du verre pilé, également purifié par cet agent énergique. Des précautions de ce genre ont été prises pour tous les autres réactifs, surtout pour l'eau distillée (1).

(1) On vend à Paris chez un certain fabricant de produits chimiques un papier, dit de Berzélius, qui peut entraîner le toxicologiste dans des erreurs funestes. Ce papier est fait à la mécanique ; lorsqu'on fait glisser les rayons visuels sur sa surface, il a un reflet rouge ; il pèse environ 8 à 9 grammes par feuille.

J'ai fait l'analyse de ce papier : 10 grammes donnent 80 milligrammes de cendres, dans lesquelles j'ai trouvé 6 milligram-

« Telles sont les expériences sur lesquelles s'appuie ma conviction de l'existence du cuivre et du plomb dans des cadavres pris dans les hôpitaux de Paris : est-ce à dire que ces métaux soient contenus *à l'état normal* dans le corps humain? Les faits, quelque nombreux qu'ils fussent, suffiraient-ils pour faire admettre comme principe toxicologique la présence nécessaire de métaux que l'on considère généralement comme étant si contraires à l'homme? Le phosphore, la chaux, le fer, le carbone, sont des substances que j'appellerai normales, parce qu'on n'a jamais fait une analyse sans les rencontrer ; par conséquent, on ne peut pas supposer une organisation privée de ces

mes d'oxyde de cuivre. Je suis prêt à donner la preuve de ce fait, attendu que j'ai eu le soin de faire apposer par le marchand lui-même, sur l'enveloppe d'un paquet de ce papier, dit de Berzélius, le sceau de la maison où se débite cette contrefaçon. Je ne saurais comment qualifier cette étrange manière de faire de la part d'un fabricant de produits chimiques, qui ne peut pas ignorer que les papiers à filtre ne doivent pas être préparés dans des cuves en cuivre, étalés sur des châssis en laiton, desséchés sur des cylindres en cuivre chauffés à la vapeur.

Quant à l'acide azotique, il en est dans le commerce qui après avoir été distillé, est vendu comme pur, tandis qu'il contient encore du cuivre. Il paraît que ce métal passe à la distillation avec l'acide azotique comme il passe avec l'acide acétique quand on distille l'acétate de cuivre pour obtenir le vinaigre radical. Si, pour juger la pureté de cet acide azotique, on en évapore une certaine quantité et qu'on cherche dans les résidus de la cornue, on ne trouve aucune trace cuivreuse. Si, au contraire, on fait une carbonisation de moelle de sureau ou de papier dont on connaît la pureté, avec ce même acide, on trouve le cuivre dans les cendres, parce que le métal ne passe pas dans l'acide azoteux qui se dégage.

principes constituans, qui y jouent d'ailleurs un rôle si
important; le cuivre, le plomb, l'arsenic, l'antimoine,
le mercure, ne sont-ils pas des substances accidentelles
qui ne peuvent exister qu'à des doses infiniment petites, à moins de troubler le système vital, et qui se
trouvent dans le corps de l'homme, par suite de certaines causes parfaitement explicables? A Paris, le
genre d'alimentation ne doit-il pas introduire dans
l'organisme du cuivre et du plomb? Dans les fabriques
de céruse, les ouvriers ne doivent-ils pas être saturés
de plomb comme les mineurs de Pont-Gibaud? A-t-on
enfin toujours trouvé du cuivre et du plomb dans toutes
les circonstances, dans toutes les analyses? non, sans
doute; car si les résultats mentionnés dans ce Mémoire,
réunis à ceux obtenus par MM. Orfila, Lesueur, Devergie, Hervy, etc., prouvent que ces métaux ont été
trouvés dans certain nombre de cas, en revanche,
plusieurs faits prouvent que ces métaux n'existent pas
toujours. Ainsi, dans l'analyse des organes d'un médecin célèbre, des chimistes, partisans du cuivre normal, ont vainement cherché à obtenir ce métal; ainsi,
dans une affaire d'empoisonnement par le plomb, j'ai
entrepris, en août 1842, des expériences comparatives
sur un sujet pris dans un cimetière de la ville du Puy,
et mon rapport judiciaire constate que je n'ai pas eu la
moindre réaction, soit cuivreuse, soit plombique;
d'autres chimistes viennent tout nouvellement encore
soutenir la même thèse; ils vont même bien plus

loin; ils affirment qu'il n'y a pas de cuivre ni de plomb dans le corps humain à l'état normal. Que l'on cesse donc d'appeler ainsi des substances qui ne sont pas nécessaires à l'organisation, et qui n'entrent dans notre corps que malgré tous nos efforts pour les éviter : si l'on persiste à employer un terme aussi impropre, il faudra bientôt admettre que tous les métaux font partie constituante de l'homme; car, selon qu'on prendra des cadavres d'ouvriers en verre, en mercure, en antimoine, etc., on trouvera dans l'analyse de leurs organes, du plomb, du mercure, de l'antimoine, etc.

« Les questions de médecine légale ne peuvent ni ne doivent être résolues par la méthode numérique ; avant d'attaquer ou de poser des doctrines qui touchent de si près aux intérêts sociaux, il faut soumettre long-temps son jugement à l'expérience.

« Mais, par cela qu'une seule fois, un individu soumis aux analyses les plus minutieuses, a été trouvé ne contenir ni plomb ni cuivre, on doit en conclure que le plomb et le cuivre ne sont pas dans l'économie à l'état normal, et j'appelle normal, encore une fois, tout ce qui est essentiel à l'organisme et sans quoi l'organisme ne pourrait exister.

« De même aussi, par contre, de ce qu'une seule fois, le cuivre et le plomb ont été trouvés dans un cadavre, *sauf le cas d'empoisonnement*, le toxicologiste doit s'emparer de ce fait et avoir constamment présente à la mémoire cette présomption d'innocence, en matière d'accusation criminelle. C'est une pensée noble d'avoir posé, en face des armes puissantes de la science, ce rempart qui maintiendra désormais le chimiste en deçà des bornes infinitésimales.

« Qu'on n'aille pas toutefois exagérer l'importance de ces conclusions, et en tirer des inductions contre la toxicologie : la société ne se trouvera pas désarmée contre le crime ; l'expert saura dévoiler l'empoisonnement, en tirant ses preuves, concurremment des poisons extraits des organes et de ces mêmes poisons extraits des déjections. Dans les cas où ces derniers élémens de recherches auraient été soustraits, l'expert trouvera dans les quantités, dans les procédés d'extraction, dans le choix des organes analysés des moyens d'éclairer la justice ; enfin, dans certaines circonstances, si le chimiste se voit forcé de s'abstenir, dans la crainte de confondre des métaux *accidentels* avec des métaux d'origine criminelle, il devra s'estimer heureux de n'avoir pas à dicter un arrêt terrible, et de laisser aux preuves morales la charge de décider l'opinion des juges.

« En résumé, les toxicologistes modernes les plus distingués ont établi des principes qui sont une sauvegarde précieuse pour les accusés. Ces principes sont contestés par des hommes qui font de la toxicologie dans un but purement scientifique (1) ; que ces mêmes

____

(1) MM. Danger et Flandin n'avaient jamais alors été investis d'une mission légale en matière d'empoisonnement.

hommes se placent en face d'une mission légale, qu'ils sentent le poids de la responsabilité de l'expert en matière d'empoisonnement, ils trouveront bientôt les secrets qui donnent tant d'autorité à tout ce qui peut tourner au profit de la défense. »

§ III.

Tel est le mémoire qui fut présenté à l'Académie des sciences, le 14 août 1843. A ce système, M. Flandin opposait alors sa loi de la localisation des poisons, il oppose aujourd'hui sa loi d'*incompatibilité*. Selon lui, jamais le chimiste ne découvrira un atome d'arsenic, de cuivre, de plomb, dans les muscles, dans le sang, dans l'urine d'un individu quelconque, sans qu'il ait introduit, avec les agens d'analyse, le métal qu'on retrouve comme résultat. M. Flandin a fait des expériences sur *un chien*. M. Pelouze, M. Chevreul en ont été témoins; ces savans sont du même avis, d'après le dire de M. Flandin : donc il faut reviser tous les ouvrages de toxicologie, donc il est certain que jamais le fondeur en cuivre ne sera imprégné de ce métal au point d'en avoir les os colorés, les cheveux verdis, l'urine saturée, quoique l'expérience prouve le contraire ! donc l'ouvrier cérusier, l'étameur de glaces, le mineur de mercure, d'antimoine, d'arse-

nie, ne devra la colique de plomb, la salivation mercu-
rielle, enfin toutes les affections consécutives de l'absorption lente d'un métal, qu'à l'action de la substance
vénéneuse dans le trajet et sur la surface du tube intestinal !

C'est avec une expérience faite sur *un chien* que
M. Flandin résout ce grand problème ! C'est avec une
analyse faite sur un chien que M. Flandin « met un
« terme à des incertitudes, qu'une polémique cher-
« chant parfois l'équivoque n'a cessé d'entretenir,
« et qui se reproduiraient indubitablement encore pré-
« judiciables à la science et peut-être à la justice au
« jour d'un procès criminel en Cour d'assises. »

Non, la polémique ne se terminera point ainsi !
à l'expérience faite sur le chien de M. Flandin, nous
opposerons cinquante expériences faites sur l'homme,
soit pendant la vie, soit après la mort ; nous offrons à
la commission de l'Institut de lui démontrer :

1° Que l'urine des ouvriers en cuivre contient du
cuivre ;

2° Que dans tous les cas où un homme aura succombé à la suite d'un travail prolongé dans une mine de
mercure, de cuivre, de plomb, d'antimoine, les organes internes de son cadavre contiendront une certaine
quantité de métal absorbé et insoluble.

3° Qu'en nourrissant, sous les yeux même de
M. Flandin, un chien avec des alimens contenant des
sels de *cuivre*, j'extrairai par mon procédé du métal

absorbé de ses organes internes, quand le procédé de M. Flandin ne permet pas de le découvrir.

Nous protestons contre l'importance que toute la presse a donnée aux doctrines de M. Flandin, nous demandons des juges ; en attendant nous sommes prêts à donner notre appui à tout homme que la doctrine nouvelle exposerait à la rigueur de la loi.

Enfin, comme M. Flandin, nous attendons que l'Académie des sciences « *mette fin à une polémique* « *qui ne manquera pas de se reproduire devant la* « *justice à la plus prochaine occasion.* »

Pour y parvenir, nous avons adressé à l'Académie des sciences la lettre suivante en date du 21 octobre dernier :

« Monsieur le président,

« Nous avons eu l'honneur de présenter à l'Académie des sciences dans la séance du 28 août 1843, un mémoire dans lequel nous établissions qu'il est possible que certaines substances considérées comme étant un poison pour l'homme, existent dans l'économie humaine sans qu'on puisse supposer un empoisonnement. Car en analysant par des procédés, différens de ceux indiqués par quelques chimistes, le foie et le canal intestinal d'individus morts dans les hôpitaux de Paris, nous étions parvenus à y constater la présence du cuivre et du plomb.

« Nous avons émis par conséquent l'opinion que des experts chargés d'analyser le cadavre d'un individu qui aurait succombé à une mort naturelle, pourront trouver peu ou beaucoup d'une substance réputée vénéneuse, du cuivre et du plomb par exemple. En opposition avec notre mémoire, MM. Flandin et Danger ont établi par des expériences faites sur des chiens, une *loi d'incompatibilité des substances vénéneuses avec l'état normal de l'homme.* Leur opinion serait en conséquence qu'il faudra croire à un empoisonnement dans tous les cas où, du foie d'un cadavre intact, des experts parviendront à extraire peu ou beaucoup de cuivre. MM. Flandin et Danger terminent celui de leurs mémoires qui a été lu le 30 septembre dernier par les phrases suivantes :

« Sur la question que nous avons portée devant l'A-
« cadémie, M. Chevreul a déjà, par deux fois, exprimé
« son opinion qu'il a bien voulu dire être conforme à
« la nôtre : c'est pour nous l'assurance que la savante
« compagnie voudra mettre un terme à des incertitudes
« qu'une polémique cherchant parfois l'équivoque n'a
« cessé d'entretenir, et qui se reproduiraient indubita-
« blement encore, préjudiciables à la science et peut-
« être à la justice au jour d'un procès criminel en Cour
« d'assises. »

«Nous venons, monsieur le président, rappeler à l'Académie que les premières expériences qui appuient notre mémoire du 23 août 1843 viennent d'être répétées par nous, et que du cuivre a été trouvé de nouveau dans le foie d'un individu mort dans l'un des hôpitaux de Paris.

« Toutefois, d'après des expériences qui ont été indiquées et dont nous avons constaté l'exactitude, nous croyons qu'il est possible de reconnaître si le cuivre et le plomb trouvés dans un cadavre proviennent d'un empoisonnement qui a causé la mort, ou si ces métaux existaient dans l'économie à l'état constitutionnel.

« Nous persistons donc plus que jamais dans notre première opinion, et nous nous joignons à MM. Flandin et Danger pour adresser à l'Académie des sciences la prière de mettre un terme à des incertitudes qui, selon nous, entraîneraient la justice à accuser, à condamner peut-être des innocens.

« Nous nous mettons donc aux ordres de la commission chargée de faire un rapport sur cette question, et nous venons solliciter la permission de la rendre témoin de nos expériences.

« Nous avons déposé sur le bureau de l'Académie des fragmens d'un tube en porcelaine sur les parois duquel on aperçoit une fritte bleuâtre contenant du cuivre qui provient de la moitié d'un foie incinéré dans ce tube par un courant d'air.

« Recevez, Monsieur le président, etc.

« *Signé :* Jules Barse, Lanaux et Follin. »

Dans la même séance, M. Devergie envoya une note relative au cuivre et au plomb qui se trouvent naturellement contenus dans les organes de l'homme. Ce chimiste établit que si MM. Danger et Flandin nient l'existence de ces métaux dans ces organes, c'est qu'ils se servent pour les rechercher d'un procédé qui ne les met pas à nu. Le procédé que M. Devergie emploie est le suivant : après avoir desséché la matière animale dans une capsule de porcelaine, on y met le feu pour la réduire en charbon ; on calcine celui-ci dans un creuset de porcelaine à une température rouge cerise et on lave à l'eau distillée le charbon à plusieurs reprises dans le cours de l'opération, afin d'obtenir une incinération complète. Les cendres sont reprises par l'eau d'abord, puis par l'acide chlorhydrique. On évapore la majeure partie de l'acide employé, puis on étend d'eau. On fait passer dans la solution aqueuse, qui doit être très légèrement acide, un courant d'acide sulfhydrique ; on abandonne la liqueur à elle-même, et les précipités se forment. On les rassemble, on les traite par quelques gouttes d'acide chlorhydrique, et l'on procède à la séparation du cuivre et du plomb en évaporant la plus grande partie du liquide pour chasser l'excès d'acide, reprenant par l'eau et précipitant le plomb par l'acide sulfurique.

« La réduction du cuivre et du plomb peut s'opérer, soit au chalumeau, soit, comme l'a fait M. Guibourt, par un courant d'hydrogène, lorsque ces métaux sont encore à l'état du sulfure : »

La presse scientifique s'émut au bruit de ces protestations énergiques contre les tendances désastreuses d'un médecin qui n'a pas l'habitude de faire de la chimie opératoire ; M. le docteur Donné, faisant le compte-rendu de cette séance, inséra l'article suivant dans le journal des *Débats* du 29 octobre :

« Une grave question est pendante en ce moment à « l'Académie des sciences : Peut-il exister naturelle- « ment du cuivre, du plomb, dans les organes de « l'homme, sans qu'il y ait eu empoisonnement ou « administration de ces substances comme médica- « ment ? ou bien, au contraire, l'existence de ces mé- « taux est-elle incompatible avec l'état normal, et » doit-elle être considérée comme un indice d'empoi- « sonnement ? Telle est la grande question que les tra- « vaux de M. Orfila ont soulevée et qu'il est urgent « de résoudre définitivement, non-seulement dans l'in- « térêt de la science et de la physiologie, mais surtout « dans l'intérêt de la justice et des accusations crimi- « nelles.

« Si en effet, comme l'a avancé M. Orfila et comme « l'admettent d'autres chimistes, M. Devergie en par- « ticulier, le cuivre et le plomb se rencontrent natu- « rellement dans les tissus des organes, dans le foie, « qui sert ordinairement aux expertises légales, la

« présence de ces substances vénéneuses n'implique
« pas nécessairement le fait d'empoisonnement, et
« l'on ne saurait apporter trop de réserve dans l'in-
« terprétation de cette circonstance à l'égard de l'ac-
« cusé.

« Si au contraire l'existence de ces substances mé-
« talliques est incompatible avec l'état normal, avec la
« vie ; si, comme l'affirment MM. Danger et Flandin,
« jamais le cuivre et le plomb, à quelque dose que ce
« soit, ne font naturellement partie de nos organes,
« leur présence devra toujours tourner contre l'accusé,
« si elle ne peut pas être expliquée par quelque cause
« accidentelle autre que l'empoisonnement.

« On voit qu'il ne va de rien moins, dans cette ques-
« tion, que de la vie ou de la mort des accusés, que de
« l'acquittement des coupables ou de la condamnation
« des innocens.

« En 1843, M. Barse a soumis à l'Académie un
« travail d'où il résulterait que certaines substances,
« considérées comme des poisons pour l'homme, exis-
« tent naturellement dans l'économie. Depuis lors,
« MM. Lanaux, Follin et Barse réunis ont déclaré
« avoir trouvé du cuivre et du plomb dans le foie de
« plusieurs individus morts dans les hôpitaux de Paris
« de maladies complétement étrangères à l'empoison-
« nement.

« MM. Flandin et Danger ont combattu cette opi-
« nion et les faits sur lesquels elle s'appuie, et ils ont

« cherché à établir la loi d'incompatibilité des poisons
« avec l'état normal de l'homme.

« Aujourd'hui MM. Barse, Lanaux et Follin vien-
« nent non-seulement soutenir leur opinion par de nou-
« velles expériences, mais ils déposent sur le bureau
« de l'Académie un tube de porcelaine contenant le
« cuivre résultant de l'analyse d'un foie humain; ils
« persistent donc plus que jamais, disent-ils, dans leur
« manière de voir, et ils prient l'Académie de mettre
« promptement un terme à des incertitudes capables
« de nuire à l'administration de la justice et de com-
« promettre des innocens.

« La question devient d'autant plus urgente que des
« causes d'empoisonnement par le cuivre et par le
« plomb vont être prochainement jugées en Cour
« d'assises. »

La *Gazette médicale* consacra un long article à
l'exposé de la question et prit soin de faire ressortir
que, malgré les annonces de M. Flandin et de ses amis
dans la presse, il ne fallait pas encore se hâter de livrer
à la rigueur des lois la poursuite de quelques parcelles
de cuivre et de plomb trouvées dans un cadavre. Voici
cet article :

« Une grave question est depuis long-temps pendante à
l'Académie des sciences. Le corps de l'homme renferme-
t-il, à l'état normal, des substances toxiques telles que le

cuivre et le plomb? Ces substances y peuvent-elles séjourner sans provoquer les accidens qui suivent ordinairement leur ingestion? Enfin, est-il possible, dans la supposition qu'il existe au sein de nos tissus une certaine quantité de cuivre et de plomb, de les distinguer des mêmes substances introduites accidentellement dans l'économie? On sent toute l'importance de ces questions, et sous le point de vue scientifique, et sous le point de vue judiciaire. Des chimistes renommés soutiennent l'une et l'autre thèse, et leurs conclusions sont également absolues. Avant d'entrer dans la discussion des faits, il ne sera pas sans intérêt de connaître d'une manière précise l'historique de la question.

« Vauquelin, en travaillant sur le sang, trouva du cuivre; mais le sang avait été coagulé dans une bassine en cuivre, et ce savant chimiste fut porté à croire que le cuivre trouvé ne provenait que de la réaction de l'ammoniaque qui avait pu se développer. D'un autre côté, cet homme célèbre découvrit du cuivre dans une plante.

« Plus tard, en 1817, Meissner annonçait l'existence du cuivre dans les cendres d'un grand nombre de végétaux, tant indigènes qu'exotiques; mais la quantité, dit-il, en est trop petite pour être évaluée.

« En 1830, M. Sarzeau (de Rennes) retirait 5 milli-

22.

grammes par kilogramme de cuivre du quinquina gris, 8 milligrammes par kilogramme du café Martinique ; 4m,666 par kilogramme de froment ; et il arrivait à cette conséquence que le poids du cuivre contenu dans le pain nécessaire pour alimenter la France pendant une année est de 3,650 kilogrammes. Le même chimiste prouvait encore qu'en traitant convenablement du *sang de bœuf*, on extrayait environ 1 milligramme de cuivre par kilogramme. On lit dans son mémoire le passage suivant : « Puisque le sang « de bœuf contient du cuivre, nécessairement il se trouve « dans les muscles, les os, *dans toute l'organisation.* Il est « ainsi prouvé que la majeure partie des alimens de « l'homme renferme du cuivre : on ne peut guère élever « de doutes sur sa présence *dans le corps humain.* Les « chimistes appelés à prononcer dans les cas d'empoison- « nement se trouveront ainsi avertis de se tenir sur leurs « gardes lorsque, examinant des quantités assez fortes de « matières animales, ils ne rencontreront que des traces « de cuivre. »

« En 1839 , MM. Hervy et Duvergie publièrent une note portant qu'il existe du cuivre et du plomb dans le corps de l'homme non empoisonné.

« En 1840, M. Orfila fit connaître un moyen de distinguer, dans les recherches médico-légales, si le cuivre et le plomb obtenus à la suite d'une analyse médico-légale proviennent d'un empoisonnement ou de la petite portion de ces métaux qui existe naturellement dans le corps de l'homme. Ce moyen fort simple consiste à traiter le foie par l'eau distillée bouillante ; au bout d'une demi-heure, l'eau a dissous une quantité de la préparation cuivreuse ou plombique qui a empoisonné, suffisante pour pouvoir être décelé, tandis que ce liquide n'exerce aucune action sur le cuivre et le plomb naturellement contenus dans le corps de l'homme ; pour obtenir ces deux métaux, il faut incinérer l'organe et agir sur les cendres avec des acides assez énergiques.

« En 1843, MM. Flandin et Danger nièrent l'existence et du cuivre et du plomb dans le corps de l'homme sain. A-peu-près à la même époque, M. Félix Boudet retirait, de 105 grammes du poumon d'un individu qui n'était pas mort empoisonné, un culot de cuivre métallique.

« En août 1843, MM. Barse, Lannaux et Follin présentaient à l'Académie des sciences un mémoire dans lequel ils réfutaient l'assertion de MM. Flandin et Danger ; il résultait en effet de leurs expériences qu'en agissant sur une quantité convenable de matière, ils 'obtenaient du cuivre et du plomb.

« Au commencement d'octobre 1844, MM. Flandin et Danger combattirent de nouveau les assertions des chimistes qui avaient adopté l'existence du cuivre et du plomb dans les individus sains ; on n'en trouve pas, disaient-ils, alors même que l'on en a fait prendre à des chiens pendant quatorze mois; d'ailleurs la présence des poisons est incompatible avec l'état de santé. A cet égard, on leur avait fait observer que le phosphore, la soude libre et certains acides vénéneux se trouvent dans l'économie animale sans que la santé soit dérangée.

« Enfin, dans la séance du 28 octobre de l'Académie des sciences, MM. Barse, Lanaux et Follin d'un côté, et M. Devergie de l'autre, viennent d'insister plus que jamais sur la présence du cuivre dans l'organisme.

« Telle est en quelque façon la généalogie des faits et des idées. La précision qui a dû être apportée dans les analyses de chacune des parties ne permet guère de penser que l'une ou l'autre se trompe absolument. Ainsi la revivification du métal effectuée dans la dernière expérience de M. Barse, paraîtrait devoir lever tous les doutes. D'un autre côté cependant les résultats déjà obtenus, et peut-être prématurément annoncés par deux des membres de la commission de l'Académie des sciences, chargée de juger ce débat, sembleraient contredire le fait annoncé par MM. Barse, Lanaux et Follin. Que dire de cette contradiction flagrante ? N'est-il pas à présumer que les uns et les autres ont opéré sur des sujets appartenant à des catégories diverses, peut-être d'âges, de conditions et de professions différens? Il est inutile pour le moment de se livrer à d'autres conjectures. Peut-être la diversité des conditions de l'expérience expliquera-t-elle comme souvent la diversité des résultats, sans qu'il soit besoin pour cela de mettre en question l'habileté des expérimentateurs. »

Sur notre invitation, M. Pelouze, le membre de la commission dont on avait publié déjà l'opinion, accepta de reprendre la question dans les termes où je l'avais posée dans mon premier mémoire.

Nous nous transportâmes à l'école pratique, ayant chacun de notre côté apporté des vases, de la pureté desquels nous étions sûrs. Nous fîmes avec MM. Follin et Lanaux l'ouverture de deux cadavres pris au hasard et nous partageâmes le foie de chacun d'eux pour faire l'analyse de chaque moitié, nous trois à l'École de médecine, et M. Pelouze à son laboratoire en notre absence.

Nous ne tardâmes pas à apporter à M. Pelouze le cuivre que nous avions extrait des deux portions de viscères des deux cadavres.

M. Pelouze répéta l'expérience par notre procédé; dans les deux cas, il obtint également du cuivre! Alors vinrent les explications sur le procédé de M. Flandin, ce procédé, que l'auteur annonce assez exact pour déceler un *cent millième!* Nous apprîmes que, quand il annonce que ses incinérations sont faites dans un courant d'oxygène, M. Flandin commet une méprise étrange, car c'est par le *chlorate de potasse* que M. Flandin brûle ses matières organiques. M. Pelouze a su fort bien nous dire qu'il voyait là toute l'imperfection du procédé, car il peut se former du chlorure de cuivre qui est *volatil* et qui ne reste pas dans les cendres par conséquent.

Eh bien! en présence de ces faits, que devient l'assurance de MM. Flandin et Danger? que deviennent ces invectives incessantes de ceux qui nous accusent, nous, de faire *de la science imprudente et vantarde?*

Puissent tous les éloges pompeux adressés à MM. Flandin et Danger ne pas entraîner avec eux une réputation mal assise!

Pourrait-on ici prétendre que mes paroles sont vives? A ceux-là je répondrais par la citation suivante :

On lit dans le compte-rendu du procès *Pouchon*, publié par M. Flandin, pages 114 et 115 :

« Ici, messieurs (c'est M. Flandin qui parle en
« pleine Cour d'assises, dans mon pays natal, devant
« les magistrats qui m'ont donné de tout temps leur
« confiance), permettez-moi le récit d'un petit incident,
« que je prends sous la responsabilité de mon serment.

« Au mois de juillet dernier, M. Danger et moi, pré-
« sentâmes à l'Académie des sciences un mémoire sur
« l'empoisonnement par le cuivre , dans lequel nous
« élevions des doutes sur l'existence du cuivre et du
« plomb normal; peu de jours après M. *Barse*, que
« je n'avais pas encore l'honneur de connaître, se fit
« présenter à moi par M. *Chevallier*, pour me dire
« qu'il s'estimait heureux de la publication que nous
« venions de faire, qu'il s'appuierait de notre autorité
« près de la Cour d'assises du *Puy*, pour soutenir qu'il
« n'existe point de plomb normal dans le corps hu-
« main, ce dont il s'était assuré de son côté par des ex-
« périences lors de l'expertise qu'il avait été chargé
« de faire sur le cadavre de Pouchon.

« Or, messieurs, quelques jours plus tard le 14 août,
« dans un travail qui lui est commun avec deux élèves
« du laboratoire de M. *Orfila* (1), M. Barse , à notre
« grand étonnement, annonça à l'Académie des scien-
« ces qu'il avait trouvé, non pas, il est vrai , du cui-
« vre et du plomb *normal*, mais du cuivre et du plomb
« *accidentel*, dans les organes d'individus non empoi-
« sonnés! M. Barse changeait le mot, mais il ne chan-
« geait pas la chose : AU PUY, MESSIEURS, IL SEMBLAIT
« DONC QU'ON AVAIT CHERCHÉ POUR NE PAS TROUVER,
« TANDIS QU'A PARIS, ON AVAIT RECOMMENCÉ LES EX-

____

(1) C'est le mémoire inséré dans ce chapitre qui contient ces
expériences.

« PÉRIENCES DANS D'AUTRES PRÉOCCUPATIONS, ET POUR
« SATISFAIRE A D'AUTRES IDÉES ! ! !

« *M. le président :* Vous ne croyez pas, monsieur,
« à l'existence du plomb normal?

« *M. Flandin :* Non, monsieur ! je ne redoute
« que le plomb normal des chaudières en fonte ou des
« réactifs ; je ne crois pas plus à l'existence du plomb
« normal qu'à celle du cuivre ou de l'arsenic normal !!

« *M. le président :* Il n'est pas question de l'arse-
« nic normal.

« *M. Flandin :* Je le sais, monsieur le président,
« et *je vous demande pardon* de cet oubli : mais
« c'est votre question qui a en quelque sorte provo-
« qué ma réponse : S'IL EXISTAIT DES POISONS DANS
« NOS ORGANES A L'ÉTAT SAIN, IL N'Y AURAIT PAS DE
« TOXICOLOGIE ET NOUS NE DEVRIONS PAS ÊTRE ICI ! ! »

Voici des faits qui parlent haut et clairement : j'ai
été accusé publiquement d'avoir rempli une mission
judiciaire sous des influences telles que j'ai pu oublier
mon serment d'agir en honneur et conscience : M. Flandin est bien coupable d'avoir adressé cette injure à un
expert qui n'avait employé à son égard que des formes polies. Aujourd'hui que la raison commune, la
raison générale a décidé entre nous, il ne reste plus à
M. Flandin qu'une chose à faire, c'est de tenir l'engage-
ment solennel qu'il a pris devant les magistrats : « Il
« existe des poisons dans nos organes à l'état sain,

« il n'y a plus de toxicologie pour M. Flandin, il ne doit
« plus paraître en Cour d'assises. » S'il reniait une
fois de plus ses antécédens, s'il tentait de persister
dans la carrière, les magistrats et les experts sauront
lui rappeler son devoir.

CHAPITRE II.

Quand les hommes de l'art sont appelés devant les Cours d'assises, doivent-ils être considérés comme experts ou comme témoins ?

Le réglement des frais judiciaires, porte que les experts, quand ils seront appelés en Cour d'assises *pour rendre compte de leurs opérations*, seront taxés comme *témoins*, pour l'indemnité de voyage.

A l'époque où cet article fut rédigé, on ne demandait aux gens de l'art que de reproduire oralement, la déposition écrite qu'ils avaient faite dans leur rapport médico-légal. Le rôle de l'expert était par conséquent à-peu-près semblable à celui d'un témoin ordinaire ; le médecin venait déposer sur des faits qui lui étaient connus, et sur lesquels la justice avait le droit de lui demander son témoignage.

Mais aujourd'hui, les complications de l'expertise médico-légale sont devenues telles, que la mission de l'expert commencée au début de l'instruction, ne se termine qu'avec les débats du procès. Pendant l'information préliminaire, l'homme de l'art prépare les matériaux de l'expertise ; plus tard il dresse le rapport des opérations auxquelles il s'est livré, puis en Cour d'assises il vient non-seulement exposer ce qu'il sait de l'affaire, mais poursuivre son office d'expert, en écoutant les témoignages, en appréciant les faits, en commentant les opinions, en discutant chaque problème avec les contre-experts, le ministère public, le défenseur. Comment pourrait-il en être ainsi, dans le cas d'assimilation de l'expert au témoin? N'est-ce pas enfreindre l'esprit de la loi qui défend que le témoignage d'un témoin soit discuté par un témoin? quels sont en réalité les souvenirs qu'on invoque en interrogeant les gens de l'art dans les affaires de nos jours? leur parle-t-on de l'accusé, de ses proches, de ses antécédens, de sa moralité, de ses actions? nullement. On invoque les souvenirs de ses études ; on lui demande d'interpréter le livre de la science à mesure qu'un fait scientifique se présente au débat. A son opinion, on oppose une opinion contraire, ce n'est plus le procès de l'accusé qui se déroule, c'est celui de la science ou plutôt celui de ses interprètes. Eh bien! dans cette situation, l'homme de l'art vient-il *rendre compte de ses opérations ?* évidemment non; à moins qu'on ne considère comme opérations, les travaux antérieurs qu'il a faits pour acquérir le savoir qu'on met à contribution.

Il faut donc le dire ; l'article du réglement applicable aux experts en général, n'est plus applicable aux experts en matière de médecine légale. Qu'un expert en écriture soit considéré comme témoin, c'est tout simple ; ce qu'il a écrit, il le dira ; sans commentaires, sans variantes ; mais qu'un toxologiste soit réduit à ce rôle, c'est entraver la justice dans sa marche comme je vais tâcher de le démontrer.

Les témoins doivent être entendus séparément ; c'est-à-dire que celui qui dépose ne doit point avoir entendu les dépositions antérieures. Donc en considérant les experts comme témoins, on rend impossible la discussion pour laquelle ils ont été convoqués. Aussi qu'imagine-t-on de faire ? on convient avec eux à l'avance qu'ils feront un simulacre de déposition très court, afin de pouvoir arriver promptement tous dans l'enceinte de la Cour d'assises. Ensuite le président ordonne au premier entendu, de répéter sa déposition en lui donnant tous les développemens convenables ; on en fait autant du second témoignage, du troisième, puis on engage la discussion sur les points divergens. Or, je le demande : ce mode de procéder est-il décent, est-il légal ? n'est-il pas évident si l'on persiste à considérer l'expert comme témoin, qu'en faisant faire une seconde déposition, la déposition réelle, en présence des autres experts, on enfreint ce vœu sacramentel de la loi qui impose le secret respectif des témoignages ?

Un second moyen qui n'est peut-être pas plus conforme à l'esprit de la loi, a été imaginé pour concilier les exigences du débat avec le texte de l'article du réglement que j'ai cité. On fait entendre tous les hommes de l'art, comme de simples témoins, puis on ordonne en vertu du pouvoir discrétionnaire du président, que ces messieurs prêteront serment d'expert, séance tenante, et qu'ils entendront les divers témoignages qui vont être produits sur le fait à juger, pour donner leur avis. Alors les hommes de l'art jouissent de deux qualités simultanément, ils sont témoins et ils sont experts. Je doute qu'il soit permis de cumuler ces deux fonctions ; il répugne à ma raison de l'admettre.

Que disent les auteurs sur ce point ? M. Berriat-Saint-Prix, page 131, en commentant un arrêt du 13 juin 1835, dit que « les médecins, experts, etc., *doivent* « prêter serment de donner leur avis en honneur et « conscience, même devant la Cour d'assises et sous « peine de nullité. S'ils sont appelés comme experts et « comme témoins, ils doivent prêter et ce serment et « celui des témoins (arrêt du 13 août, *Bulletin crimi-* « *nel*, n° 318), voir pour une exception, *idem*, « n° 261. »

On le voit : c'est comme expert que l'homme de l'art doit comparaître, il peut devenir témoin, mais non pas pour les faits de son ministère : c'est dans les cas où il sait, sur le fait imputé à l'accusé, des choses pour lesquelles son témoignage est utile, choses pour

lesquelles il aurait comparu comme témoin s'il n'eût
pas été appelé comme expert.

Et je ne suis pas seul à le juger ainsi : il y a dans
la magistrature un désir constant de rendre dignes tous
les actes de la justice. J'ai vu plusieurs fois déjà, dans
ma carrière, des assignations à titre d'*expert* me parvenir dans les affaires d'empoisonnement dont j'avais
fait le rapport médico-légal. Alors mon rôle était large-
ment tracé ; et, sous mon serment d'expert, la justice
était libre de me faire procéder selon toutes les exigences de la cause.

Il est à désirer que ces précédens, déjà nombreux,
deviennent d'un usage constant ; d'autant plus que les
experts qui ne seraient appelés que comme témoins
seraient parfaitement en droit de se renfermer strictement dans la lettre de leur rapport, de refuser de donner un renseignement quelconque en dehors des pièces
écrites, et de décliner leur compétence pour faire partie d'une expertise ordonnée séance tenante : il **faut**
pour donner son avis, en toute conscience, avoir été
libre de méditer à loisir, à tête reposée, dans le silence du cabinet, au milieu de ses livres ; on a voulu,
il est vrai, contester ce droit à l'expert : MM. Chauveau et Faustin Hélie s'expriment ainsi dans leur
théorie du Code pénal :

« Supposons qu'un avocat, un médecin, un expert,
« soient requis de procéder à une vérification, à une
« opération chirurgicale, à une expertise ; leur refus

« ne motiverait nullement l'application de la loi, car il
« serait peut-être absurde et certainement ridicule, de
« contraindre, par une pénalité, un jurisconsulte à
« examiner un point de droit, un médecin à faire une
« autopsie, un maître d'écriture à vérifier une pièce
« fausse. Quelle confiance pourraient inspirer des ex-
« perts contraints par la force à expertiser ! Quel bé-
« néfice la justice retirerait-elle d'un pareil concours ?
« D'ailleurs les opérations qui exigent un concours
« intellectuel ont rarement un caractère d'urgence
« tel qu'elles ne puissent être ajournées.

« La Cour de cassation a paru adopter cette dis-
« tinction qui est évidemment dans le texte et dans
« l'esprit de la loi en décidant *que le refus, fait par*
« *une sage-femme, de se rendre auprès d'une indi-*
« *gente qui réclamait son secours pour accoucher, ne*
« *rentre sous aucun rapport dans la disposition de*
« *l'article 475 n° 12 du Code pénal; qu'il n'existe*
« *d'ailleurs dans notre législation aucune peine qui*
« *puisse être appliquée à un tel refus tout inhumain*
« *et blâmable qu'il soit* (1);

« Mais la même Cour a décidé, au contraire, par un
« arrêt postérieur : « *que les officiers de police judi-*
« *ciaire peuvent, en vertu de l'article 42 du Code*
« *d'instruction criminelle, se faire accompagner s'ils*
« *le jugent nécessaire d'une ou de deux personnes*

______

(1) Arrêt cass. Le juin 1850 (Bull. n° 156).

23

« présumées, par leur art ou profession, capa-
« bles d'apprécier la nature et les circonstances du
« crime ou du délit à constater; que ces personnes
« encourent la peine prononcée par l'article 475,
« n° 12, du Code pénal, lorsqu'elles négligent ou re-
« fusent d'obtempérer à leurs réquisitions; qu'il ne
« leur suffit point, pour échapper à cette condamna-
« tion, d'alléguer qu'elles n'ont pas pu y obéir; qu'elles
« doivent justifier de ce fait devant le tribunal saisi
« de la prévention; d'où il suit que celui-ci est tenu
« d'apprécier la preuve produite et de déclarer ex-
« pressément, s'il les relaxe de la poursuite, qu'elles
« se sont réellement trouvées dans l'impossibilité, qui
« peut seule rendre leur refus ou leur négligence ex-
« cusable (1). »

« Cet arrêt tranche la question sans donner aucune
« raison de la décider. Il ne prouve point que l'article
« 475 doive s'étendre à un concours intellectuel (2) il
« ne prouve point que l'expertise destinée à constater
« un crime, soit une de ces circonstances urgentes, ca-
« lamiteuses, qui appellent instantanément le concours
« de tous les citoyens et leur fassent un devoir de por-
« ter aide aux magistrats. Autre chose est l'arresta-

(1) Arr. cass. 8 août 18.. (Journal du droit criminel, t... n. p...).
(2) Il ne prouve point surtout que l'expert ou le magistrat soit tenu de prêter un serment aussi grave que celui
dont il s'agit, quand l'expert doute qu'il pourra remplir sa
mission.

« tion du coupable, la défense ou les services donnés à
« la victime ; autre chose est la constatation même du
« crime. Cette obligation n'est pas d'une telle urgence
« que tous les citoyens doivent être forcés d'y concou-
« rir. Il n'y a danger de mort pour personne. L'hu-
« manité n'est pas compromise par un défaut de
« constatation immédiate. L'esprit de l'article 475 est
« d'apporter une sanction à la loi sociale qui veut que
« les citoyens se portent réciproquement secours, dans
« les périls qui les menacent ; et quand le crime est
« commis, quand il ne s'agit que d'en recueillir les
« traces, il n'y a plus de péril, plus d'urgence, et c'est
« détourner cet article de son sens légal que de l'ap-
« pliquer au refus d'obtempérer à des réquisitions qui
« n'ont pour objet que cette constatation (1).

Ailleurs, les mêmes auteurs reprennent sous un autre point de vue cette même question : les experts peuvent-ils être considérés comme des témoins ? Les dispositions de l'article 235 pour refus de comparution
peuvent-elles s'étendre aux experts ? « Nous ne le pen-
« sons pas, disent-ils, les experts ne déposent point
« comme les témoins des circonstances d'un fait qu'ils
« ont vu ou qui est venu à leur connaissance ; ils sont
« appelés à vérifier les circonstances, à constater le
« fait : ils remplissent une mission de la justice, ils font

____

(1) *Théorie du code pénal*, par MM. Chauveau et Faustin Hélie,
t. VI.

23.

« l'office du juge lui-même, auquel ils apportent les
« notions, les connaissances spéciales qui lui man-
« quent . . . . Il suit de là tout
« d'abord que l'application de l'article 80 doit être
« écartée, *puisque les experts ont un caractère tout*
« *différent des témoins, puisque la loi ne les a, nulle*
« *part, assimilés à ceux-ci.*

« Mais une autre différence justifie les dispositions
« restrictives de l'article 236 et celles des articles 80,
« 304 et 355 du Code d'instruction criminelle. C'est
« le délit qui crée les témoins, c'est le juge qui choisit
« les experts. Les premiers reçoivent de l'événement
« et de la loi une mission forcée ; les autres reçoivent
« de la justice une mission purement volontaire puis-
« que d'autres peuvent l'exercer. De là, nécessité
« dans un cas, faculté dans l'autre de déposer. Dans
« l'un et dans l'autre cas, il y a devoir moral, parce
« que les experts doivent comme les témoins à la jus-
« tice le concours de leurs lumières ; mais si ce devoir
« a dû être sanctionné à l'égard des témoins par une
« disposition pénale parce qu'il ne peut dépendre d'un
« individu de paralyser la justice, la même sanction
« n'a pu exister vis-à-vis des experts, parce que cha-
« cun est libre dans l'exercice de sa profession, parce
« que le refus d'un expert peut bien entraver momen-
« tanément, mais ne peut enchaîner l'action de la jus-
« tice, parce qu'enfin il serait absurde de contraindre
« par corps un expert à procéder à une vérification, à

« donner son opinion, à faire une appréciation quel-
« conque. » (1)

Oui, quels que soient les précédens, contraindre l'expert, ce serait absurde, je dirai plus encore, ce serait
dangereux. La mission est trop délicate pour lui imposer de la remplir *ex abrupto* à heures et jours fixes :
l'homme de l'art doit mûrir longuement sa pensée,
avant de la communiquer aux autres ; car la pensée une
fois émise entraîne la pensée du jury qui prononce ir-
révocablement.

Supposons que le cas de refus d'opérer se présente :
alors qu'arriverait-il? impossibilité de passer outre ;
renvoi de l'affaire à une autre session ; mise en cause de
l'homme de l'art récalcitrant : et pour quelle cause, je
le demande? Pour refus de témoignage? Il ne sait rien
du fait imputé à l'accusé. Pour refus de ses lumières?
Mais en vertu de quel pouvoir obligerait-on un individu quelconque à se trouver *capable* dans un moment
donné de remplir une mission d'expert?

Je comprends qu'on dise à un témoin : « *Vous avez
« juré de dire toute la vérité;* en conséquence, la jus-
« tice vous ordonne de lui exposer ce que dans votre
« honneur et conscience vous savez des faits qui sont
« imputés à l'accusé. Si vous cachez une partie de

---

(1) Faustin Hélie et Chauveau, t. III.

« votre témoignage, vous êtes coupable envers la mo-
« rale, envers la loi: vous devez à la Cour *tout ce que*
« *vous savez , et rien que ce que vous savez.* » A
cette interpellation, le témoin ne peut, sans être coupable, rester muet et se taire sur des faits qu'il a connus et dont il a le souvenir.

Mais supposons que, dépassant ces limites du témoignage, le témoin se permette d'aborder la discussion de ces mêmes faits, qu'il en tire des inductions,
qu'il demande à corroborer son opinion par les dépositions qui ont précédé la sienne, qu'il combatte les
dires contraires au sien , qu'il résume ensuite le débat
et qu'il impose son opinion : dans ce cas, je le demande, quel est le magistrat le plus ignorant de
ses devoirs qui ne s'interposerait aussitôt et ne ra-
mènerait le témoin, égaré par son zèle peut-être, à
l'esprit de nos institutions, à l'observation des formalités prescrites par le Code d'instruction criminelle!

Eh bien ! ce que la loi, la morale, la magistrature
défendent au témoin, elles le prescrivent à l'homme
de l'art quand il paraît en Cour d'assises. Donc l'homme
de l'art n'est pas témoin, donc il est expert.

Autre preuve : L'homme de l'art est en Cour d'assises, il a fait sa déposition, il vient d'entendre celle
de ses collègues, il vient d'écouter la lecture de divers
procès-verbaux; le président des assises le rappelle et
lui pose cette question, comme cela a eu lieu dans un

grand nombre de procès : « Ce que vous venez d'en-
« tendre, monsieur, a-t-il modifié votre *opinion* rela-
« tivement à la question médico-légale? » Qui pourrait
soutenir que, dans ce cas, ce soit au témoin qu'on s'a-
dresse et non pas à l'expert? Le témoin doit-il une *opinion*, c'est-à-dire l'expression de ce qu'il pense de
toutes les preuves qui viennent de se dérouler devant
lui?

Et lorsque, au lieu de répondre séance tenante à
cette interpellation, l'homme de l'art, en homme sage,
demande à se recueillir en silence avant de formuler
cette opinion, dira-t-on qu'il fait acte de témoignage?
Ne serait-ce point là méconnaître jusqu'à la définition
consacrée pour indiquer le caractère de chacune des
opérations de l'entendement? Témoigner, c'est dire ce
qu'on sait, ce qu'on a vu, ce qu'on a *senti ;* mais ce
n'est pas apprécier l'importance de ce qu'on sait ,
de ce qu'on a senti ; ce n'est pas apprécier l'importance de ce que les autres savent, de ce que les autres ont senti , et surtout , ce n'est pas diriger la
conscience des juges dans l'appréciation de tous les témoignage .

Il n'y a donc pas de confusion possible entre l'expert
et le témoin. C'est à tort bien évidemment que jusqu'à
ce jour la magistrature a cru devoir s'astreindre à
subir les entraves qui résultent de ce classement contraire à la raison. Il faut donc en revenir à l'opinion
de M. Berriat-Saint-Prix , mentionnée plus haut, et

dire que les hommes de l'art appelés en Cour d'assises doivent prêter le serment d'expert.

Il reste maintenant à finir d'éclaircir une question bien secondaire, celle de la taxe des gens de l'art appelés en Cour d'assises. Je me résigne à la traiter à fond dans ce livre, où je peux l'envisager en général et sans application immédiate. Cela semble plus convenable que d'attendre qu'elle soit débattue entre l'expert et le juge taxateur.

Dès que l'expert ne peut plus être considéré comme témoin, c'est que son ministère devant les tribunaux n'est plus le même que lors de la rédaction du tarif des frais criminels. Il est, j'espère, suffisamment démontré par tout ce qui précède, et surtout par les citations empruntées à MM. Berriat-Saint-Prix, Faustin-Hélie et Chauveau que l'homme de l'art est toujours en état d'expertise jusqu'à la clôture du débat ; dèslors, ce n'est plus l'art. 25 du tarif qui lui est applicable, c'est le texte de l'art. 24, ainsi conçu :

« Dans le cas de transport à plus de 2 kilomètres,
« les médecins, chirurgiens, sages-femmes, experts,
« interprètes, outre la taxe fixée ci-dessus pour leurs
« vacations, seront indemnisés de leurs frais de voyage
« et de séjour, de la manière déterminée dans le cha-
« pitre VIII ci-après :

« Il est accordé des indemnités aux médecins, etc.,
« lorsqu'à raison des fonctions qu'ils *doivent remplir*,
« et *notamment* (ce qui n'exclue pas les autres cas,

« dans les cas prévus par les articles 20, 43 et 44 du
« Code d'instruction criminelle ; ils sont obligés de
« se transporter à plus de 2 kilomètres. Cette in-
« demnité est fixée à 2 fr. 50 c. par myriamètre par-
« couru soit pour aller, soit pour le retour, etc. »

Il résulte donc de cet article très clairement que les
gens de l'art, quand ils *doivent remplir* une mission
quelconque, car la loi n'a pas limité les cas (elle a dit
notamment dans les articles 20, 43 et 44), sont des
experts, taxés comme des experts.

On invoquerait en vain, en définitive, le texte de
l'article 25 ainsi conçu : « Dans tous les cas où les mé-
« decins, experts, etc., seront appelés soit devant le
« juge d'instruction, soit aux débats *à raison de leurs*
« *déclarations*, visites, ou rapports (toutes choses
« faites et non à faire), les indemnités dues pour
« cette *comparution*, leur seront payées comme à des
« témoins. » Il faudrait pour soutenir cette thèse, soutenir également que dans aucun cas il ne pourra être
fait d'expertise en Cour d'assises et d'appel à des experts à titre d'experts. Donc, encore une fois, une expertise faite à Paris ou sur le lieu du crime, ne peut
pas permettre de citer comme témoins des gens à
qui on ordonnera, une fois venus, une seconde expertise.

Je crois avoir suffisamment fait pressentir tous les
avantages de ne plus procéder en vertu de l'article 25
du réglement dans l'assignation des gens de l'art ; les

experts peuvent du reste exposer à la fin de leur rapport quelles sont les causes qui doivent les faire appeler
autrement que comme témoins : la magistrature, j'en
suis persuadé, ne refusera jamais d'adopter une réforme qui assure la bonne administration de la justice.

CHAPITRE III.

De l'institution d'un collége d'experts en médecine légale.

Si l'on admet la nécessité d'établir des règles en matière d'empoisonnement, on doit considérer l'institution d'un collége d'experts comme un bienfait dont il faut disposer le plus tôt possible. Ce serait le moyen de rendre uniformes toutes les expertises médico-légales. On ne verrait plus des matières de conviction livrées par la justice à des hommes peu versés dans la pratique de ces opérations, et peu familiarisés avec toute l'étendue de la mission d'un expert au point de vue de la morale, de la logique, et de la loi. De plus, les laboratoires du collége seraient disposés spécialement dans le but des expertises; et l'on sait combien sont rares encore aujourd'hui les laboratoires de chimie complets. Dans une institution de ce genre, la société trouverait toutes les garanties possibles : l'accusation, la défense, l'expert surtout, seraient enfin tranquillisés, les premiers sur la moralité des opérations, les autres sur le sort de leurs conclusions. Le collége, en effet, représenterait une autorité compétente en matière médico-légale, et les rapports émanés de son sein se trouveraient revêtus d'une dignité imposante.

Préoccupé de ces pensées, j'ai rédigé en un certain nombre d'articles, le plan sur lequel on pourrait créer cette institution. Je suis loin de présenter ce canevas comme acceptable dans toutes ses parties ; je n'ai eu l'intention que de provoquer mes collègues à l'accomplissement de l'œuvre. Je suis tout disposé à recevoir leurs observations. Voici les statuts sur lesquels j'appelle l'attention des personnes intéressées.

ARTICLE PREMIER.

Le collége des experts en médecine légale sera composé de . . . . membres. Il sera divisé en deux sections égales en nombre, médecine et chimie.

ARTICLE 2.

Le doyen de la Faculté de médecine est *de droit* membre et président ; le directeur de l'École de pharmacie, membre et vice-président. L'administration du

collége se composera du président, du vice-président,
d'un secrétaire et d'un trésorier. Ces deux derniers
fonctionnaires seront pris parmi les membres du collége et élus par leurs collègues (1).

Les nominations, aux places vacantes de membres,
seront faites par le ministre de la justice sur une liste
de trois candidats présentés par le collége.

ARTICLE 3.

Le collége est institué pour répondre aux besoins de
la justice en matière d'expertises, soit civiles, soit criminelles, dans tous les cas où la médecine et la chimie
peuvent être consultées. Dans l'accomplissement des
missions ordonnées par commission rogatoire ou faites
sur ordonnances des magistrats, le collége suivra les
lois et réglemens en usage en matière d'expertise judiciaire.

ARTICLE 4.

Toute expertise sera faite par trois membres au
moins. Dans les cas où la justice aura désigné les noms

____

(1) Ces deux emplois ne pourront jamais être confiés à un
seul membre.

des experts à commettre, ce choix sera observé et les membres désignés devront accepter la mission à moins d'empêchement légitime.

La compagnie désignera d'office et un mois à l'avance le nom des experts qui devront opérer dans tous les cas où la justice n'aura pas déterminé un choix.

Tous les rapports seront revêtus du timbre du collége et de la signature du secrétaire.

ARTICLE 5.

Aucun membre ne pourra faire partie d'une mission judiciaire avec des experts choisis en dehors du collége, sans avoir versé préalablement dans la caisse de la compagnie une somme de . . . .

ARTICLE 6.

Tous les fonds provenant des expertises chimiques, ou opérations médico-légales quelconques, seront divisés en deux parties. Une moitié sera versée entre les mains du trésorier et appartiendra à la caisse du collége. L'autre moitié sera conservée par ceux qui auront procédé à l'expertise. Sont exceptés de cette règle : 1° les fonds réclamés pour réactifs et ustensiles (ces objets

étant fournis par le collége, seront remboursés intégra-
lement au collége); 2° les indemnités de voyage et frais
de séjour.

ARTICLE 7.

Tous les mois il y aura réunion des membres, rapport du secrétaire sur les opérations et rapport du
trésorier sur les comptes. Tous les trois mois, les
fonds recevront les destinations suivantes :

1° Paiement des frais de la compagnie;

2° Retenue d'un cinquième restant pour former une
caisse de prévoyance ;

3° Le surplus sera divisé entre tous les membres de
la compagnie par égales parties.

ARTICLE 8.

Le collége proposera chaque année un prix à décer-
ner au meilleur mémoire présenté sur l'objet de sa
création. La valeur de ce prix sera délibérée en assemblée générale et proportionnée aux ressources de la
compagnie.

ARTICLE 9.

Il sera créé un Bulletin mensuel des travaux du
collége. Ce Bulletin sera composé moitié des rapports

en médecine légale émanés du collége, moitié d'articles de fond ou de chronique.

Ce Bulletin sera proposé en échange des journaux scientifiques et vendu au public par abonnemens annuels.

Chaque membre aura droit à l'insertion chaque année d'un même nombre de feuilles d'impression dans le Bulletin.

Les bénéfices du journal seront versés par moitié à la caisse de prévoyance, moitié aux signataires des articles insérés dans le volume de l'année écoulée. Chaque membre devra s'inscrire un mois à l'avance pour les articles qu'il voudra faire insérer. Le secrétaire du collége sera chargé de compléter le journal dans le cas où aucun membre n'aurait proposé de travaux.

ARTICLE 10.

Les membres du collége devront agir entre eux de manière à resserrer de plus en plus les liens de la confraternité. Dans les cas où quelqu'un aurait à se plaindre d'un collègue, il en sera référé à la compagnie en assemblée générale à laquelle tous les membres devront assister et donner leur vote au scrutin secret. Le collége votera au scrutin secret l'application de l'une des peines suivantes :

1° Réprimande au sein de la compagnie ;

2° Réprimande avec insertion au Bulletin ;

3° Exclusion de la compagnie.

Pour les deux premières peines, la majorité simple sera suffisante. Pour l'exclusion il faudra la réunion des deux tiers des suffrages.

ARTICLE 11.

Un traitement annuel sera alloué au secrétaire e au trésorier. Le chiffre en sera déterminé par la compagnie.

ARTICLE 12.

La compagnie pourra voter une cotisation mutuelle pour subvenir aux frais en cas d'insuffisance de recettes.

L'administration actuelle se compose de :

MM.   , président.

                             , vice-président.

                             , trésorier.

                             , secrétaire.

CHAPITRE IV.

Résumé général.

Je disais en commençant ce livre, que mon but était de ramener les principes de la toxicologie à des formalités constantes et invariables.

J'ai tâché de présenter ces principes d'une manière accessible à l'esprit de tous ceux qui *peuvent* ou qui *doivent* invoquer les lumières de la science ;

J'ai abordé, avec hardiesse peut-être, mais avec la conviction de faire une œuvre utile, la classification raisonnée des travaux de ceux qui m'ont précédé, j'ai donné des règles, j'ai institué des formalités ;

Je réclame de la critique un examen sévère de ces innovations : le point de vue auquel je me suis placé, n'ayant encore été choisi par personne, je verrai avec satisfaction des autorités compétentes signaler quelles sont les imperfections de ce *Manuel*, et combler les lacunes qui peuvent y exister.

Une seule chose me toucherait : ce serait qu'on méconnût la droiture, la pureté des intentions qui m'ont dirigé, et qui doivent distinguer les hommes qui se dévouent à la science.

Puissé - je avoir contribué à faire reconnaître par leurs caractères particuliers, le génie du mal, l'esprit de cupidité et d'envie que repoussent également une saine morale et les lois de la société.

Car, il faut qu'on le sache bien, la toxicologie légale a traversé une période critique : une plaie la rongeait; vive, ardente, elle menaçait d'envahir complétement son économie. C'est avec un sentiment de douleur profonde que l'homme de bien prévoyait la marche rapide qu'aurait fait le crime dans quelques années.

Voyez les effets de ces attaques incessantes contre la science depuis 1839 : considérez le nombre, observez la nature des crimes d'empoisonnement, et jugez ce que deviendrait la société, si la toxicologie restait stationnaire dans les mains des *savans* consciencieux !

Les idées du crime prendraient un essor nouveau, elles suivraient une impulsion progressive, par suite des observations recueillies dans les discussions judiciaires, dans les livres, par le *savant* mal intentionné. Bientôt, le criminel parviendrait à connaître les limites du domaine de la toxicologie légale, il se formerait un camp retranché inaccessible à la justice. L'empoisonneur dresserait, en effet, pour en éviter l'emploi, la liste

24.

des agens toxiques indiscrets et dangereux pour lui;
il mettrait en réserve tous les agens fidèles et discrets,
tous ceux qui conservant un mutisme complet en face
des prévisions du légiste, assurent l'impunité.

Ce résultat, qu'on prenne garde de le rendre plus
prochain encore, en proscrivant, peut-être avec imprudence, la vente des poisons le plus ordinairement
employés. Il ne faut pas se le dissimuler; circonscrire le nombre des poisons , ce n'est pas circonscrire le nombre des intentions criminelles: par conséquent c'est forcer l'empoisonneur à recourir à des
agens dont les effets seront tout aussi sûrs que ceux
de l'arsenic, tandis que la constatation du crime sera
plus difficile.

Ce n'est qu'avec la plus grande réserve que je dois
soulever le voile qui couvre encore notre faiblesse en
matière de *toxicologie organique*, mais je n'en appelle
pas moins l'attention sérieuse de nos législateurs sur
cette grave question de proscrire la vente de l'arsenic :
ce métal, s'il est familier au criminel, possède au moins
l'avantage immense d'être familier au criminaliste.

Savoir trouver, savoir distinguer un poison contenu
dans les organes d'un cadavre, est une bien faible partie de ce que doit connaître un toxicologiste. Je l'ai dit,
je le répète en terminant : l'expert devrait joindre à une
intelligence développée, un esprit mathématique , un
raisonnement sain , une conscience honnête : il fau-

drait qu'il eût embrassé dans sa jeunesse, les études qui ouvrent cette carrière, qu'il eût passé les plus belles années de sa vie dans les veilles, à sonder les mystères de l'économie humaine, à surprendre le point où finit la série des substances dont l'assimilation est nécessaire à l'entretien de la vie, à l'harmonie des organes et de leurs fonctions, et le point où commence l'intoxication, le désordre, la cessation des fonctions vitales.

Quand, après s'être fondé sur des études sérieuses, sur des expériences multipliées, cet homme se serait fait des doctrines, des convictions, cela ne suffirait point encore : connaître la science, c'est très bien; mais il faut pouvoir l'interpréter dans une langue intelligible pour tous. Une élocution facile, une logique serrée, de la clarté, de la méthode, un style pur, nerveux, concis; telles sont les qualités qui devraient encore s'allier à un caractère ferme, à une probité à toute épreuve.

Ces qualités, le magistrat les recherche et la loi les suppose dans toute commission d'expertise; et cependant aujourd'hui, les membres d'une commission médico-judiciaire ne sont plus respectés à l'égal des mandataires de la justice, le serment qu'ils prononcent d'agir en leur honneur et conscience, ne les investit plus du caractère sacré qui accompagne tout citoyen appelé à représenter la loi; leur mission n'est plus, aux yeux de certaines gens une mission de justice d'im-

partialité. Cet homme, lorsqu'il vient exposer, la main
sur sa conscience, devant Dieu et devant les hommes,
les résultats de sa magistrature temporaire , n'a plus
droit au respect, à la confiance.

Aujourd'hui, l'expert toxicologiste est livré sans
appui, sans défense aux attaques de tout homme qui
se lève pour le combattre; on souille en sa personne, le
caractère si noble du magistrat qui accuse avec
calme, avec fermeté , avec indépendance, avec conviction. Accuser, aujourd'hui, c'est commettre un crime,
c'est mériter d'être posé sur la sellette de l'infamie et
d'entendre son honneur, sa probité , son talent, ses
croyances , discutées, combattues, insultées.

En vain, l'honnête homme proteste contre des imputations aussi graves, en vain, sa parole exprime la
profonde conviction qui l'anime; il est là, le monde entier le regarde, le mensonge le flétrit.., la justice n'intervient pas !

L'expert toxicologiste est en France, l'homme à qui
la justice demande le plus, c'est l'homme qu'elle protége le moins.

Voyez cet agent subalterne' dans l'exercice de ses
fonctions! ce garde-champêtre, cet agent de police; il
a fait un rapport sur une contravention aux réglemens
de simple voirie; il est digne de foi jusqu'à preuve du
contraire. On lui fait une injure, la loi intervient avec
sévérité : elle défend son mandataire, car l'humble personnage serait peut-être incapable de se défendre lui-

même. Mais un expert en matière de médecine légale? oh ! la loi n'a que faire d'intervenir pour protéger cet homme qui vient de discuter un arrêt de vie ou de mort : cet homme, il se défendra lui-même : et s'il ne se défend pas...? Après lui un autre viendra jouissant d'une considération non encore ébranlée, et ce nouvel athlète restera debout jusqu'à ce que l'opinion publique ait comme précédemment brisé sa nouvelle *idole!*

Quoi qu'il en soit, et malgré les invectives incessantes qui contribuent plus qu'on ne pense à augmenter le nombre des empoisonnemens, l'amour du bien suffit encore pour diriger certains esprits vers une carrière aussi pénible : la pensée d'être utile à l'ordre social est assez puissante pour engager dans ces opérations des hommes d'une éducation exceptionnelle, et qui par leur position, leur talent, leur fortune, leurs travaux antérieurs , seraient libres de cueillir avec bien moins de peine des fruits dans le domaine de la renommée.

La magistrature, je le sais par expérience, est prête à mettre en pratique les moyens de faire cesser le mal; il n'y avait donc qu'à lui faire connaître le remède. Eh bien! je le déclare avec le savant auteur de la *Théorie du code d'instruction criminelle :* Instituez des formalités, car « la justice n'est proprement autre chose que formalités. »

APPENDICE.

INDICATION DES PRINCIPAUX CARACTÈRES DES POISONS
LE PLUS GÉNÉRALEMENT EMPLOYÉS.

Je conseille de faire intercaler, par le relieur, des feuillets de papier blanc à chaque page de l'appendice, afin de pouvoir inscrire les caractères nouvellement signalés, et les observations personnelles.

ARSENIC.

Caractère générique : placé dans l'appareil de Marsh, l'arsenic et ses composés, sauf quelques exceptions, donnent naissance à de l'hydrogène arsénié.

Arsenic métallique : corps ayant une couleur gris d'acier et beaucoup d'éclat. Sa pesanteur spécifique est de 5,700. Volatil à 180 degrés, sans entrer en fusion. Sa vapeur répand une forte odeur d'ail, analogue à celle du phosphore. En se condensant, elle donne naissance à des cristaux irréguliers. A l'air libre, ces vapeurs métalliques s'oxydent, perdent leur odeur et se convertissent en acide arsénieux. Il est soluble à froid dans l'acide azotique concentré ou étendu. Les chlorures d'oxyde de sodium, de potassium et de calcium (eaux de javelle et de Labaraque) le dissolvent également à froid, surtout lorsqu'il est en lames ténues ou en taches sur la porcelaine. On étudie ses autres caractères en faisant l'histoire de ses combinaisons.

Acide arsénieux : oxyde blanc d'arsenic, arsenic blanc, poudre blanche des empoisonneurs ; il ressemble à du sucre pilé. Il est inodore, d'une saveur âpre, non corrosive, légèrement styptique. Pesanteur spécifique, 3,7385 quand il est transparent, et 3695 quand il est opaque. Soluble dans 103 parties d'eau à $+$ 15, dans 9,33 d'eau bouillante. S'il est opaque, il se dissout dans 80 parties à $+$ 15, et dans 7,72 à chaud. Mis sur des charbons ardens, il fournit son oxygène au carbone, et le métal se volatilise pour s'oxyder de nouveau. Chauffé dans un creuset ou dans un tube, il se volatilise et peut être sublimé.

Il précipite en *jaune serin* par l'*hydrogène sulfuré*.

Le précipité est soluble dans l'ammoniaque, avec

décoloration de la liqueur. Le précipité *renaît* quand on sature l'ammoniaque par un acide.

Le sulfate de cuivre le précipite en *vert* de Scheele.

Le nitrate d'argent neutre le précipite en *jaune serin*, soluble dans l'acide nitrique et dans l'ammoniaque.

L'acide nitrique à chaud le transforme en acide arsénique.

Toutes les combinaisons de l'acide arsénieux chauffées au rouge dans un tube avec du flux noir, donnent de l'arsenic métallique.

Acide arsénique : solide, blanc, incristallisable, plus vénéneux que l'acide arsénieux, parce qu'il est soluble, décomposable à la chaleur rouge en oxygène et en acide arsénieux. Il attire l'humidité de l'air.

Le nitrate d'argent le précipite en *rouge brique* soluble dans l'ammoniaque.

Chauffé avec du flux noir dans un tube sans le contact de l'air, il donne de l'arsenic métallique sur lequel on peut faire tous les essais caractéristiques.

Sulfure d'arsenic : le sulfure arsénique, persulfure d'arsenic, est insoluble dans l'eau ; il est jaune citron. Il ne se décompose point par la chaleur, il fond et se volatilise. Soluble dans les alcalis à froid et mieux à chaud. Chauffé avec du flux noir, il donne de l'arsenic métallique. Ce sulfure, mis dans l'appareil de Marsh, ne donne point d'hydrogène arsénié. Pour que cette réaction s'opère, il faut décomposer au préalable le sulfure par un excès d'acide azotique. Cette remarque est applicable à la plupart des composés d'arsenic qui ne sont pas oxygénés.

Sulfure jaune d'arsenic : ce sulfure du commerce est un mélange en proportions variables d'acide arsénieux et de sulfure. Chauffé avec du flux noir, il donne de l'arsenic métallique. Chauffé avec de l'acide azotique en excès, il se transforme en acide *arsénieux* et *arsénique.*

Sulfure rouge d'arsenic : réalgar. Il contient plus de soufre que le précédent; il est rouge et donne toutes les réactions des autres sulfures.

Hydrogène arsénié : gaz incolore, composé d'un volume d'arsenic et trois volumes d'hydrogène condensés en deux volumes. Ce gaz est décomposé par l'acide nitrique, par le nitrate d'argent, par la solution de potasse concentrée, par la chaleur rouge. Sur cette dernière propriété est fondé l'appareil de Marsh : c'est en chauffant ce gaz *dans un tube* qu'on obtient des anneaux métalliques, et en le brûlant à l'*orifice* d'un tube qu'on obtient des taches d'arsenic métallique (1).

(1) Voir le *Manuel de l'appareil de Marsh,* par MM. Chevallier et Jules Barse, pour l'histoire complète de l'arsenic et de l'antimoine.

ANTIMOINE.

Caractère générique : placé dans un appareil de Marsh, il forme de l'hydrogène antimonié.

Antimoine métallique : métal solide , d'un blanc argentin, inaltérable à l'air sec, à la température ordinaire. A 425 degrés de chaleur, il fond, entre en ébullition, s'embrase à la chaleur rouge et brûle sans flamme avec une fumée blanche qui se condense sur les corps froids environnans. Sans le contact de l'air, il fond en une masse très brillante. Il est insoluble dans les chlorites de soude, etc.

L'acide nitrique concentré le dissout à froid et à chaud, et le transforme en acide *antimonieux* mêlé de *protoxyde d'antimoine*. Cette dissolution nitrique évaporée à siccité, touchée par le nitrate d'argent, vire au *rouge brique,* et par l'hydrogène sulfuré elle vire au *jaune orangé.*

L'acide sulfurique faible est sans action sur lui. Concentré et bouillant, il le transforme en *sulfate de protoxyde.*

L'acide chlorhydrique à froid est sans action sur lui. A chaud, il n'en dissout pas si l'antimoine est pur.

L'eau régale le dissout promptement même à froid.

Protoxyde d'antimoine : blanc, fusible à la chaleur rouge, très volatil, insoluble dans l'eau. Il ne rougit pas le tournesol. Soluble dans les acides végétaux, il précipite en *jaune orangé* par l'action de l'hydrogène sulfuré, et en *rouge brique* par le nitrate d'argent.

Acide antimonieux : corps blanc, infusible, fixe, indécomposable par la chaleur seule, ramené par l'antimoine métallique à l'état de protoxyde. Son hydrate est blanc et rougit la teinture de tournesol. Insoluble dans l'eau, soluble dans les acides végétaux ; précipitant en *jaune-orangé* par l'hydrogène sulfuré et en *rouge-brique* par le nitrate d'argent.

Hydrogène antimonié : gaz incolore, décomposable par la chaleur, par les acides, par le nitrate d'argent. Chauffé au rouge dans un tube de verre, il dépose de l'antimoine métallique. Brûlé à l'orifice d'un tube, il dépose des taches de métal sur la porcelaine. On opère sur ces dépôts métalliques les réactions distinctives mentionnées pour l'antimoine métallique.

CUIVRE.

Métal solide, de couleur rouge, d'une odeur et d'une saveur sensibles et désagréables , fusible , non volatil, soluble dans les acides, et formant avec l'ammoniaque une liqueur d'un beau bleu. Une lame de fer plongée dans une solution de cuivre acidulée légèrement , se couvre d'une couche de ce métal revivifié par l'action électro-chimique. La couche déposée sur la lame de fer est soluble dans l'ammoniaque concentré qui se colore en bleu. Cet *ammoniure de cuivre* évaporé, laisse un résidu brun qui , dissout dans l'acide nitrique et évaporé de nouveau, laisse un résidu blanc bleuâtre qui vire au *rose* par le cyanure jaune de potassium , et au *brun* par l'acide sulfhydrique. L'alcool cuivreux brûle avec une flamme verte. L'acide arsénieux précipite les sels de cuivre en *vert de Scheele.*

MERCURE.

Métal, blanc, brillant, fluide, volatil ; recueilli sur une lame de cuivre, il la blanchit. Cette couche blanche disparaît quand on la chauffe. Une lame de cuivre et mieux encore une feuille d'or, placée dans une dissolution de mercure se couvre de ce métal qu'on peut ensuite reconnaître à ses caractères. Il est soluble dans l'acide nitrique , précipite de sa dissolution en *blanc* par l'eau, en *noir* par l'hydrogène sulfuré. Le deutochlorure précipite en *rouge* par l'iodure de potassium. Ce dernier précipité est soluble dans l'excès d'iodure. Le protochlorure qui est blanc, insoluble dans l'eau, vire au jaune par l'action de l'iodure de potassium sans excès; il y a une partie du mercure mise à nu et revivifiée. L'iodure jaune formé est également soluble dans l'excès d'iodure de potassium. Les oxydes de mercure chauffés à une température convenable donnent de l'oxygène et du mercure métallique.

PLOMB.

Métal solide, gris bleuâtre, brillant, odorant, facile
à rayer avec l'ongle, malléable, ductile, très fusible;
quand il est fondu à l'air libre, il s'oxyde, passe au
jaune puis au rouge (minium). Soluble dans l'acide nitrique, dans l'acide chlorhydrique et dans l'acide acétique. Il est attaqué par l'acide sulfurique et se transforme en sulfate insoluble; il est précipité de ses dissolutions à *l'état métallique* par une lame de zinc, en
brun ou *noir* par l'hydrogène sulfuré, en jaune par les
chrômates, par l'iodure de potassium sans excès. Revivifié sur une feuille de platine, il forme un alliage
qui rend ce dernier métal très fusible. Le plomb est
revivifié de ses oxydes quand on le chauffe avec du
charbon et un corps gras.

CHLORE.

Corps gazeux, d'une couleur jaune verdâtre, d'une odeur forte et suffocante, soluble dans l'eau, détruisant les couleurs végétales, précipitant le nitrate d'argent en *flocons blancs*, qui sont insolubles dans l'acide nitrique, mais solubles dans l'ammoniaque d'où on peut les précipiter par l'acide chlorhydrique.

IODE.

Corps solide d'un gris noir, ressemblant à la plombagine, d'un éclat métallique, peu soluble dans l'eau, soluble dans l'alcool ; il fond à une chaleur de 107°, se volatilise à 175 et répand des vapeurs violettes très belles, il colore en bleu la solution d'amidon dans l'eau.

ACIDE NITRIQUE.

Eau forte, acide azotique : liquide incolore s'il est pur, d'une odeur forte et suffocante, volatil. Il forme avec la potasse le *sel de nitre* qu'il est facile de reconnaître en le faisant fuser sur les charbons ardens. Mis en contact avec le cuivre, il dissout le corps en répandant des vapeurs d'acide *nitreux*, rutilantes et très faciles à reconnaître. Il *jaunit* la peau, il *rougit* la morphine.

ACIDE SULFURIQUE.

Huile de vitriol : incolore, liquide, inodore, volatil, répandant des vapeurs blanches suffocantes, très âcres, charbonnant les matières organiques, chauffé avec du charbon fin ou avec de la sciure de bois, il dégage de l'acide sulfureux dont l'odeur est très connue. Il donne des précipités blancs insolubles avec les sels de baryte, de plomb et de chaux.

25.

ARGENT.

On précipite l'argent de ses dissolutions savoir : en *blanc* par les chlorures, à l'état métallique par une lame de cuivre, en *noir* par l'hydrogène sulfuré, en rouge brique par l'acide *arsénique*, en jaune orangé par l'acide arsénieux , en *rouge orangé* par le chrômate de potasse, en *jaune* par le sous-phosphate de soude.

OR.

On précipite l'or de ses dissolutions par la chaleur qui décompose l'hydrochlorate, par le fer qui précipite l'or par l'effet d'électro-galvanisme. La potasse, l'ammoniaque, les acides acétique, cholestérique, les hydrocyanates le nitrate de mercure, les huiles essentielles, sont les réactifs de ce métal.

EAU DE JAVELLE.

Liqueur incolore, ou colorée en rose par un sel de manganèse, ayant l'odeur du chlore, reconnaissable par les caractères du chlore et par ceux de l'alcali dont elle est formée, soude, potasse ou chaux.

BARYTE.

Oxyde blanc ou gris tirant sur le vert, alcalin, verdissant le sirop de violettes, se précipitant de ses dissolutions, en *blanc* insoluble dans les acides, par l'acide sulfurique. A l'état de nitrate il communique à la flamme de l'alcool une teinte jaune. Les carbonates alcalins précipitent la baryte en blanc, le précipité est soluble avec effervescence dans l'acide nitrique.

PHOSPHORE.

Corps solide, transparent, d'un aspect corné, incolore, flexible. Il a une odeur d'ail très prononcée, il fond à 43 degrés centigr. et ressemble à de l'huile blanche ; à 200 degrés il se volatilise ; il brûle avec une flamme très vive dans le gaz oxygène et donne de l'acide phosphorique. Il prend feu dans l'air ordinaire dès qu'on le frotte avec un corps quelconque.

COBALT, MORT AUX MOUCHES.

Corps de couleur blanche grisâtre, à cassure d'un gris métallique; on le reconnaît aux caractères de l'*arsenic* qu'il contient abondamment en même temps que du fer et du soufre.

ÉTAIN.

Métal solide, semblable à de l'argent, fusible, non volatil ; l'acide azotique le transforme vivement en bioxyde d'étain *blanc* insoluble dans l'eau ; les hydrocyanates précipitent l'étain en blanc, l'hydrogène sulfuré en jaune, ou en brun selon l'état d'oxydation du métal.

CHAUX.

Oxyde blanc, verdissant le sirop de violettes, peu soluble dans l'eau, donnant par l'oxalate d'ammoniaque un précipité blanc soluble dans l'acide nitrique. Les acides carbonique, sulfurique, arsénieux, oxalique, donnent des précipités blancs, insolubles dans l'eau.

HYDROGÈNE SULFURÉ.

Gaz , acide, incolore, invisible, ayant une forte odeur d'œufs pourris. L'eau à la température ordinaire en dissout trois volumes. Sa solution rougit la teinture de tournesol, puis la décolore; elle précipite en *noir* les sels de plomb , d'argent, de mercure et de bismuth ; en *jaune* l'acide arsénieux; chauffé au rouge dans un tube, ce gaz se décompose et laisse déposer du soufre ; le chlore le décompose également en s'emparant de son hydrogène : dans ce cas il se dépose du soufre, et il se forme de l'acide chlorhydrique.

ACIDE PRUSSIQUE.

Liquide transparent, incolore, d'une saveur d'abord fraîche et ensuite irritante ; rougissant le tournesol. Son odeur est semblable à celle de l'huile d'amandes amères, mais plus forte. Sa vapeur est très délétère. L'acide prussique est volatil , soluble dans l'eau, plus soluble dans l'alcool ; il s'enflamme à l'air quand on l'approche d'un corps en ignition. Les alcalis le saturent et le sel formé précipite en *bleu* plus ou moins foncé par les sels de fer selon leur degré d'oxydation.

Le sulfate de cuivre, les solutions d'urane , les solutions de nickel sont des réactifs de l'acide prussique. Si on fait chauffer de la vapeur d'acide prussique avec du *potassium*, l'acide est décomposé ; il se dégage un volume de gaz hydrogène qui est exactement la moitié de celui de la vapeur acide employée, il reste un composé de cyanogène et de potassium. Enfin l'acide prussique précipite l'azotate d'argent en *blanc* ; le produit est lourd, cailleboté, peu altérable par la lumière, insoluble dans l'eau et dans l'acide azotique à froid, soluble dans cet acide bouillant avec dégagement d'acide prussique, et soluble dans l'ammoniaque. Mis en contact *sans potasse*, avec un mélange de sulfate de protoxyde et de sesqui-oxyde de fer, il ne précipite pas ; dès qu'on ajoute de la potasse il se produit du bleu de Prusse.

FIN.

TABLE DES MATIÈRES.

A.

E.

P.

Q.

R.

26.

FIN DE LA TABLE DES MATIÈRES.

EXTRAIT DU CATALOGUE

DE **LABÉ**, LIBRAIRE DE LA FACULTÉ DE MÉDECINE DE PARIS.

PLACE DE L'ÉCOLE-DE-MÉDECINE, 4.

ALIBERT (le baron). — PHYSIOLOGIE DES PASSIONS, ou nouvelle doctrine des sentimens moraux, 2 vol. in-8, 3ᵉ édit., augmentée de deux chapitres sur les PASSIONS, l'AMOUR et la JALOUSIE. 1837, ornée de 17 belles gravures. 16 fr.

LE MÊME OUVRAGE, 4 vol. in-18, édition classique, ornée de 4 gravures. Paris, 1843. 7 fr.

Cette édition étant destinée aux jeunes gens des deux sexes, nous avons cru devoir supprimer les deux chapitres sur l'*Amour* et la *Jalousie*, que contient l'édition in-8; par ce moyen nous procurons à la jeunesse, un livre utile à son instruction morale, et dont la lecture est du plus haut intérêt.

Le but moral de cet ouvrage, sur lequel tout est dirigé dans les différentes parties qui le composent, a inspiré une foule de détails précieux, peu susceptibles d'analyse, et qu'on trouvera avec plaisir dans les chapitres sur l'amour conjugal, l'amour maternel, l'amour paternel, l'amour filial, dont les titres annoncent assez l'importance.

On lira surtout avec le plus grand intérêt l'épisode philosophique qui termine si agréablement l'ouvrage ; c'est le banquet de Plutarque avec sa famille; le tableau des mœurs domestiques est peint ici avec tout le charme de son antique simplicité.

BARRAS, docteur en médecine de la Faculté de Paris, médecin des prisons. — TRAITÉ SUR LES GASTRALGIES ET LES ENTÉRALGIES, ou maladies nerveuses de l'estomac et des intestins, tome 1ᵉʳ, 4ᵉ édition, 1844. 1 vol. in-8. 7 fr. 50 c.

Tome 2ᵉ, 2ᵉ édition, revue et considérablement augmentée,

1 vol. in-8, 1839.   7 fr.
Prix des deux volumes ensemble.   14 fr.

BAUTIER. — TABLEAU ANALYTIQUE DE LA FLORE
PARISIENNE, d'après la méthode adoptée dans la Flore
française de MM. De Lamarck et de Candolle, etc., 5ᵉ éd.,
revue, corrigée et augmentée. 1843, in-18, broché. 3 f. 50 c.

BESUCHET DE SAUNCIS. — LA GASTRITE, considérée
dans ses effets, dans ses causes et dans son traitement, ouvrage mis à la portée des personnes étrangères à l'art de
guérir, 4ᵉ édit., revue et considérablement augmentée.
in-8. 1843.   4 fr.

BULLIARD. — HERBIER DE LA FRANCE, dictionnaire de
botanique, histoire des champignons et des plantes vénéneuses et suspectes de la France, 1780-1793 ; 7 vol. in-fol.,
602 planches, figures coloriées. Il n'en reste plus que quelques exemplaires parfaitement complets.
Cartonné à la Bradel.   350 fr.
Relié en basane, filets.   400
Et en feuilles   300

CABANIS. — RAPPORT DU PHYSIQUE ET DU MORAL
DE L'HOMME, 4ᵉ édition revue et augmentée de notes par
E. Pariset, secrétaire perpétuel de l'Académie royale de
médecine de Paris, 1824, 2 vol. in-8, imprimés sur papier
satiné. Au lieu de 14 fr.   8 fr.

CHEVALLIER, professeur adjoint à l'École de pharmacie
de Paris, membre de l'Académie royale, etc., et **IDT**, pharmacien à Lyon. — MANUEL DU PHARMACIEN, ou précis
élémentaire de pharmacie, etc. 2 forts volumes in-8. 2ᵉ édition, considérablement augmentée. 1831.   7 fr.

Les auteurs ont, dans cette édition, apporté tous les changemens
que nécessitaient les progrès des sciences pharmaceutiques. Pour répondre au désir des pharmaciens, ils y ont ajouté un très grand nombre de formules, exprimées en poids anciens et nouveaux; sans adopter la nouvelle nomenclature pharmaceutique, ils ont fait connaître :
1º la nomenclature de M. Chéreau et ses modifications; 2º celle
donnée plus récemment par M. Béral.

CHEVALLIER, RICHARD et **GUILLEMIN.** — DIC-
TIONNAIRE DES DROGUES SIMPLES ET COMPOSÉES,
ou Dictionnaire d'histoire médicale, de pharmacologie et de
chimie pharmaceutique. 1827-1829, 5 vol. in-8. fig. 34 fr.

Cet ouvrage réunit toutes les connaissances relatives à la pharmacie. La botanique, l'histoire naturelle, la chimie, y sont traitées avec le plus grand soin; la description des instrumens, des procédés, est succincte, mais faite avec clarté et précision: les formules, tirées des meilleurs auteurs, y sont rapportées avec exactitude. Chaque produit est traité de la manière suivante: 1° sa nomenclature; 2° l'historique de sa découverte; 3° sa description; 4° son mode de préparation; 5° ses usages; 6° s'il est vénéneux, les moyens les plus propres à le faire reconnaître; 7° les antidotes à lui opposer lors de son introduction dans l'économie animale; 8° les résultats des analyses faites par les chimistes français et étrangers; 9° les doses auxquelles on administre ce produit employé comme agent thérapeutique.

COLOMBAT (de l'Isère). — TRAITÉ COMPLET DES MALADIES DES FEMMES et de l'hygiène de leur sexe. Nouvelle édit., augmentée des lésions relatives à la conception, à la grossesse, à l'accouchement, à l'allaitement. 3 vol. in-8. 1843. Prix. 17 fr.
Ce traité théorique et pratique, présentant un tableau complet de la pathologie et de la thérapeutique médico-chirurgicales des maladies particulières aux femmes, est divisé en dix sections qui comprennent : 1° L'histoire des changemens physiques, moraux et physiologiques qui s'opèrent chez la femme à chaque phase de son existence; 2° les variétés de conformation, l'anatomie chirurgicale des organes sexuels et les sympathies de la matrice; 3° les différens modes d'exploration des parties génitales, et l'histoire du spéculum; 4° les causes générales avec un tableau synoptique des maladies des femmes; 5° les lésions de forme et de développement; 6° les lésions de situation; 7° les lésions physiques; 8° les lésions vitales; 9° les lésions de fonctions; 10° l'hygiène spéciale de la femme. Ce qui distingue surtout cet ouvrage et le rend doublement utile, c'est qu'aucune monographie sur le même sujet ne traite de l'hygiène des femmes, et n'est aussi complète sous le rapport historique et littéraire. Toutes les opinions et les tentatives des médecins anciens et modernes y sont signalées avec impartialité, et en rapportant un grand nombre de faits curieux, épars dans une multitude de traités, de mémoires, de recueils et de journaux français et étrangers, l'auteur a toujours cité scrupuleusement les sources où il a puisé.

COLOMBAT. — NOUVEAU TRAITÉ DU BÉGAIEMENT, ou recherches théoriques et pratiques sur les causes, les variétés et le traitement de tous les vices de la parole, 3ᵉ édit. Paris, 1843, 2 vol. in-8, figures. 12 fr.

DORVAULT, pharmacien, ex-pharmacien des hôpitaux, lauréat de l'École de pharmacie de Paris. — L'OFFICINE,

408

ou Répertoire général de pharmacie pratique, contenant :
1° LE TARIF GÉNÉRAL DE PHARMACIE et des branches ac-
cessoires, précédé du tarif des manipulations ; 2° LE DIS-
PENSAIRE PHARMACEUTIQUE, ou conspectus des pharmacopées
légales et particulières : allemande, américaine, anglaise,
belge, espagnole, française, hollandaise, italienne, polo-
naise, russe, sarde, suédoise, etc. ; des formulaires, matières médicales et recueils divers de médecine et de pharmacie des mêmes pays, précédé de tableaux présentant la
concordance de divers points médicaux de l'Europe entre
eux, et avec le système décimal : d'une instruction sur les
aréomètres et les thermomètres ; d'un calendrier pharmaceutique ; d'un aperçu sur la classification et la nomenclature
pharmaceutique ; d'une instruction sur la manière de tenir le
livre-copie des prescriptions magistrales ; des signes abré-
viatifs et d'une proposition des signes nouveaux de pondération médicinale ; 3° LA PHARMACIE LÉGALE, comprenant la
législation pharmaceutique, ou recueils des lois, décrets, ar-
rêtés et pièces diverses concernant l'exercice de la pharmacie : la toxicologie, ou petit traité des moyens propres à faire
reconnaître les poisons et à combattre leurs effets : l'essai
pharmaceutique des médicamens simples ou composés, ou
petit traité des moyens propres à faire reconnaître leur nature et leur falsification : 4° L'APPENDICE PHARMACEUTIQUE,
comprenant la pharmacie vétérinaire et un miscellanée d'articles qui intéressent la pharmacie pratique. 1 vol. grand
in-8 compacte de près de 700 pages, imprimé sur deux co-
lonnes et contenant la matière de cinq vol. in-8 ordinaires.
Prix broché : 9 fr. ; par la poste, 11 fr. ; cartonné, 11 fr. à
Paris.

(Les exemplaires cartonnés ont les quatre parties indiquées à l'extérieur par des colorations différentes à la manière de celles des
Codes.)

Le succès qu'obtient ce livre parmi les médecins et les pharmaciens, prouve son utilité pour les deux professions. Par la diversité
de sa matière il dispense de l'achat d'une foule d'ouvrages spéciaux.

DUGÈS, professeur à la Faculté de médecine de Montpellier.
— TRAITÉ DE PHYSIOLOGIE COMPARÉE DE L'HOMME
ET DES ANIMAUX. 1838-1839. 3 vol. in-8 avec planches.
18 fr.

ENGEL, docteur médecin de la Faculté de Vienne. — DE
L'HYDROTHÉRAPIE, ou Du traitement des maladies par
l'eau froide ; de ses rapports avec la médecine dans l'état

actuel ; suivi d'observations pratiques, in-8. **Paris**, 1840.
2 fr. 50 c.

GALISSET, avocat aux conseils du roi et à la Cour de cassation ; et **J. MIGNON**, vétérinaire, ex-chef de service de physique, chimie et d'anatomie à l'École d'Alfort, etc., etc. — NOUVEAU TRAITÉ DES VICES RÉDHIBITOIRES ET DE LA GARANTIE DANS LES VENTES ET ÉCHANGES D'ANIMAUX DOMESTIQUES, OU JURISPRUDENCE VÉTÉRINAIRE, d'après la loi du 20 mai 1838, contenant : la législation sur les vices rédhibitoires et la description de ces vices ; celle qui concerne les ventes d'animaux atteints de maladies contagieuses, suivie des règles et formes judiciaires à observer par les parties en contestation, et terminée par des modèles de requêtes, d'ordonnances, d'assignations, de procès-verbaux, de rapports, etc. 1 fort vol. in-8. Paris, 1842. 6 fr.

HOLLARD (H.). — NOUVEAUX ÉLÉMENS DE ZOOLOGIE, ou Étude du Règne animal. 1 fort vol. in-8, orné de 22 pl. gravées représentant un grand nombre de sujets. 1839. Prix : fig. noires, 8 fr. 50 c.
Fig. coloriées, 14 fr.
Ouvrage publié d'après le nouveau programme de l'Université, rédigé par M. le professeur de Blainville pour les cours d'histoire naturelle.

Cet ouvrage est conçu sur le plan le plus propre, sans contredit, à rendre l'étude de la Zoologie la plus facile possible ; aussi a-t-il obtenu des professeurs des meilleures maisons d'éducation l'accueil le plus favorable.

HOLLARD. — ÉTUDE DE LA NATURE pour servir à l'éducation de l'esprit et du cœur, comprenant les faits les plus importans de la Physique et de la Chimie générale, de l'Astronomie, de la Météorologie, de la Géologie, de la Botanique et de la Zoologie. Ouvrage couronné par la Société de la Morale Chrétienne qui lui a décerné un prix de 1.500 fr. Paris, 1843. 4 vol. in-12. 12 fr.

LASSAIGNE (J.-L.), professeur de chimie et de physique à l'École royale vétérinaire d'Alfort, à l'École spéciale de commerce de Paris, etc., etc. — ABRÉGÉ ÉLÉMENTAIRE DE CHIMIE CONSIDÉRÉE COMME SCIENCE ACCESSOIRE A L'ÉTUDE DE LA MÉDECINE, DE LA PHARMACIE ET DE L'HISTOIRE NATURELLE. TROISIÈME ÉDITION, revue, corrigée et augmentée, Paris, 1842. 2 vol. in-8 de plus de 700 pages chacun, et un

atlas de planches accompagné de 16 tableaux coloriés où
sont figurés, avec leurs couleurs naturelles, les précipités
formés par les réactifs dans les solutions des sels métalliques employés dans la médecine et la pharmacie.   16 fr.

Ces tableaux, rendus fidèlement, seront consultés avec fruit dans
plusieurs circonstances ; ils retraceront toujours aux yeux les teintes
si variables et si difficiles à décrire qui se manifestent en mettant ces
corps en cont: et avec les réactifs ; ils représenteront à tout moment
aux élèves les effets dont ils auront été témoins dans les cours qu'ils
ont suivis, et pourront les guider dans les recherches où il s'agirait de
prononcer sur la nature d'une préparation métallique.

MANUEL (Nouveau) D'ANATOMIE DESCRIPTIVE, d'après
les cours de MM. Béclard, Bérard, Blandin, Breschet, Chas-
saignac, Cloquet, Cruveilhier, Gerdy, Lisfranc, Marjolin,
Velpeau, etc. Nouvelle édition, avec un précis d'anatomie
générale mis au niveau des travaux les plus récemment publiés sur cette science. 1 fort vol. in-18. 1837.   3 fr. 50 c.

MANUEL à l'usage des aspirans au grade de bachelier ès-
sciences, comprenant toutes les parties exigées sur les mathématiques, la chimie, la botanique, la zoologie et la géologie. 1 fort vol. in-18, en caractère mignonne, avec planches
au trait, etc., par MM. d'Orbigny, Ganot, Leblond et Rivière,
docteurs ès-sciences, etc., etc. Paris, 1837.   6 fr.

MENVILLE, médecin du ministère des travaux publics.
— HISTOIRE MÉDICALE ET PHILOSOPHIQUE DE LA
FEMME, considérée dans toutes les époques principales de
sa vie, avec tous les changemens qui surviennent dans son
physique et son moral : l'hygiène applicable à son sexe, et
les maladies qui peuvent l'atteindre à toutes les différentes
périodes de son âge. 1845. 3 vol. in-8.   22 fr. 50 c.

MILLOT. — L'ART DE PROCRÉER LES SEXES A VO-
LONTÉ, ou Histoire physiologique de la génération humaine, etc. ; sixième édition, avec des notes additionnelles
pour mettre cet ouvrage à la hauteur des connaissances modernes. 1828. 1 vol. in-8, orné de 15 gravures.   7 fr.

ORFILA. — SECOURS A DONNER AUX PERSONNES
EMPOISONNÉES ou asphyxiées. 4ᵉ édition, corrigée et
augmentée. 1829. in-12, br.   3 fr. 50 c.

OZANAM. — Histoire médicale, générale et particulière des
MALADIES ÉPIDÉMIQUES, contagieuses et épizootiques,
qui ont régné en Europe depuis les temps les plus reculés

jusqu'à nos jours, 2ᵉ édit., revue, corrigée et considérablement augmentée. 4 vol. in-8. 1835.   12 fr.

PARCHAPPE, médecin en chef de l'asile des aliénés de la Seine-Inférieure, professeur de physiologie à l'École préparatoire de médecine et de pharmacie de Rouen. — TRAITÉ THÉORIQUE ET PRATIQUE DE LA FOLIE, in-8. 1841. 7 f.

PARCHAPPE. — DU CŒUR, DE SA STRUCTURE ET DE SES MOUVEMENS. in-8. 1844.   3 fr. 50 c.

PELLETAN (Jules). — DE LA MIGRAINE ET DE SES DIVERS TRAITEMENS. Deuxième édition, in-8. Paris, 1843.   2 fr. 50 c.

PINET, avocat à la Cour royale de Paris. — DE LA MIGRAINE. in-18. 1838.   1 fr. 50 c.

POTTON. — DE LA PROSTITUTION ET DE SES CONSÉQUENCES DANS LES GRANDES VILLES, dans la ville de Lyon en particulier; de son influence sur la santé, le bien-être, les habitudes de travail de la population; des moyens d'y remédier. In-8. 1842.   6 fr.

RICHARD. — ÉLÉMENS D'HISTOIRE NATURELLE MÉDICALE, contenant des notions générales sur l'histoire naturelle, la description, l'histoire et les propriétés de tous les alimens, médicamens ou poisons tirés des trois règnes de la nature. TROISIÈME ÉDITION, revue, corrigée et considérablement augmentée, ornée de 10 planches représentant les formes cristallines des minéraux, les espèces de sangsues officinales, les divers insectes vésicans et les vers intestinaux de l'homme. 3 vol. in-8, dont le premier contient *la Zoologie*, le deuxième *la Minéralogie*, et le troisième *la Botanique médicale*. 1838.   19 fr.

RICHARD. — FORMULAIRE DE POCHE à l'usage des praticiens, ou Recueil des formules les plus usitées dans la pratique médicale, avec l'indication des doses exprimées en poids officinaux et en poids anciens, SEPTIÈME ÉDITION refondue sur un plan entièrement neuf, et contenant, 1° le Tableau général des Eaux minérales; 2° celui des contre-poisons; 3° les secours à donner aux asphyxiés et aux noyés; Paris, 1840 ; 1 fort volume in-32 sur jésus vélin.   3 fr.

TAVEAU (Oʳᵉ).—HYGIÈNE DE LA BOUCHE, ou Traité des soins qu'exigent l'entretien de la bouche et la conservation des dents, etc., etc. Cinquième édition, augmentée. 1 vol. in-8. 1843.   5 fr.

412

TREBUCHET, avocat à la Cour royale de Paris. — CODE
ADMINISTRATIF DES ÉTABLISSÉMENS DANGEREUX,
INSALUBRES OU INCOMMODES. 1842. 1 vol. in-8.   5 fr.

TREBUCHET, avocat, **ELOIN**, ancien magistrat, et
E. LABAT, archiviste de la préfecture de police. — NOU-
VEAU DICTIONNAIRE DE POLICE, ou Recueil analytique et raisonné des Lois, Ordonnances, Réglemens et Instructions concernant la police judiciaire et administrative,
en France, précédé d'une introduction historique sur la police, depuis son origine jusqu'à nos jours. 1835. 2 très forts
vol. in-8.   10 fr.

VIGNÉ. — TRAITÉ DE LA MORT APPARENTE, des principales maladies qui peuvent donner lieu aux inhumations
précipitées, des signes de la mort. 1 vol. in-8. 1841.   6 fr.

IMPRIMÉ CHEZ PAUL RENOUARD,
Rue Garancière, n. 5.